CAS CLINIQUES 2007

Hôpital Saint-Antoine

(71e édition)

IMAGERIE MÉDICALE

Pathologies

ostéo-articulaire
neurologique
sénologique
thoracique
digestive
ORL

DANGER

LE PHOTOCOPILLAGE TUE LE LIVRE

Ce logo a pour objet d'alerter le lecteur sur la menace que représente pour l'avenir de l'écrit, tout particulièrement dans le domaine universitaire, le développement massif du «Photocopillage».
Cette pratique qui s'est généralisée, notamment dans les établissements d'enseignement, provoque une baisse brutale des achats de livres, au point que la possibilité même pour les auteurs de créer des œuvres nouvelles et de les faire éditer correctement est aujourd'hui menacée.
Nous rappelons donc que la reproduction et la vente sans autorisation, ainsi que le recel, sont passibles de poursuites.
Les demandes d'autorisation de photocopier doivent être adressées à l'éditeur ou au Centre français d'exploitation du droit de copie, 3, rue Hautefeuille, 75006 Paris.
Téléphone : 01 43 26 95 35

Dépôt légal : janvier 2007

I.S.B.N. : 2-84023-496-3

Imprimé en France

CAS CLINIQUES 2007

Hôpital Saint-Antoine
(71e édition)

IMAGERIE MÉDICALE

Pathologies

ostéo-articulaire
neurologique
sénologique
thoracique
digestive
ORL

Coordonné par Lionel ARRIVÉ et Jean-Michel TUBIANA

avec la participation de
L. Arrivé, L. Azizi, M. Balu, A. Belkacem, J.-L. Brasseur, E. Bridel, J.-M. Corréas, H. Dahan, H. Djouhri, L. Duperray, P. Garrigoux, C. Hoeffel, N. Jomaah, C. Lacombe, P. Le Hir, M. Lewin, L. Monnier-Cholley, N. Mourra, B. Noblinski, C. Pradel, M. Raynal, L. Rotenberg, J.-M. Tubiana, F. Zeitoun

Sauramps médical

11, bd Henri IV - 34000 Montpellier
Tel. : 04 67 63 68 80 - Fax : 04 67 52 59 05
E.mail : sauramps.medical@wanadoo.fr

Sincères remerciements à Allan Banas, Pascale Dono, Corinne Szerman qui participent pleinement à la préparation et à l'organisation de nos journées.

Les images proposées dans cet ouvrage et lors de nos journées sont le fruit de l'excellent travail de l'équipe de manipulateurs du service de radiologie. Nous leurs en sommes reconnaissants.

SOMMAIRE

PATHOLOGIE VISCÉRALE

J.-M. TUBIANA

CAS 1

Patiente de 23 ans, opérée par voie laparoscopique, d'une microlithiase vésiculaire et d'une lithiase de la voie biliaire principale. Au deuxième jour postopératoire, fistule biliaire extériorisée par le drain de redon sous hépatique. L'opacification rétrograde par voie endoscopique retrouve une fuite biliaire rapportée au moignon cystique : prothèse biliaire mise en place. Hospitalisation pour fièvre avec subictère conjonctival et collection sous phrénique.

Deux clichés de cholangio-IRM vous sont présentés : le premier (1a) juste au moment de l'hospitalisation, le second (1b) trois mois plus tard.

1. Quelles anomalies voyez-vous ?
2. Quel est votre diagnostic ?
3. Quel en est le mécanisme ?

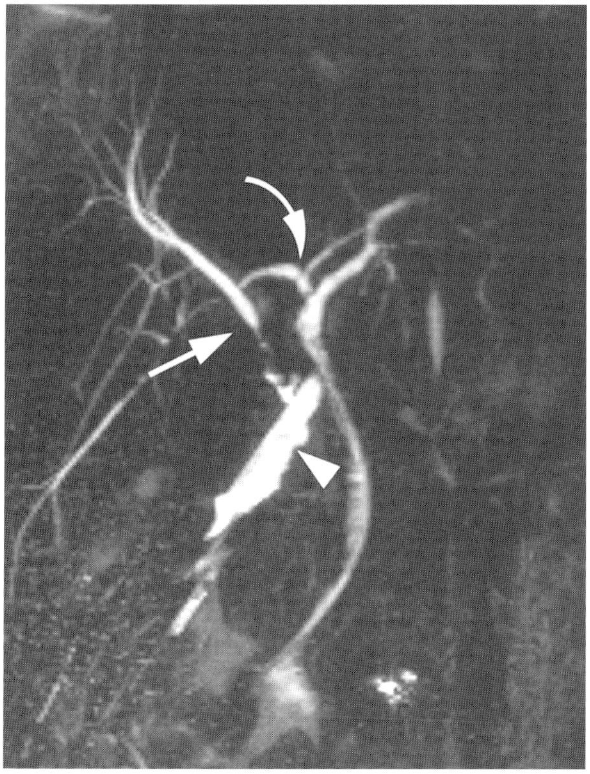

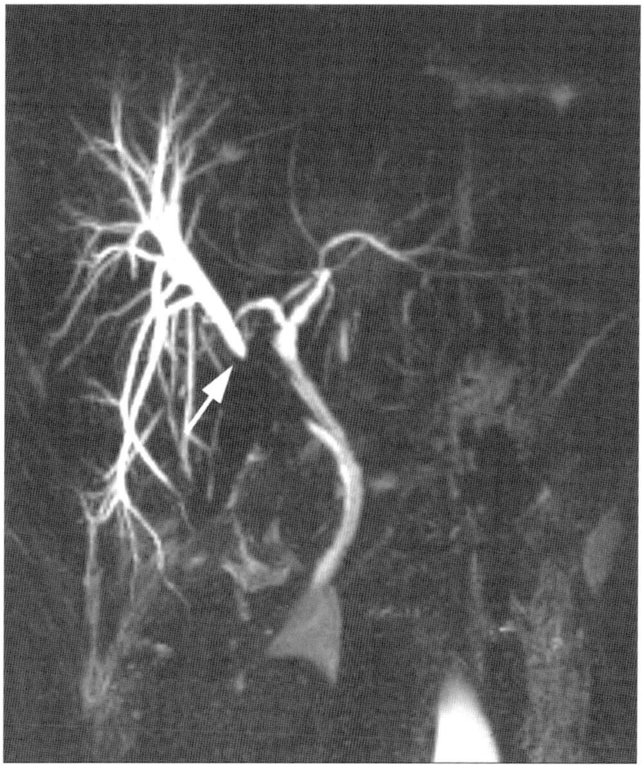

CAS 1 : PLAIE PEROPÉRATOIRE DES VOIES BILIAIRES

1. Sur cette cholangio-IRM, on voit un aspect normal du canal cholédoque. Il existe une implantation des voies postérieures droites à la terminaison du canal principal gauche (flèche courbe). Epanchement liquidien au niveau du hile hépatique (tête de flèche). Cet épanchement est situé sur l'axe de la voie biliaire sectorielle antérieure droite (flèche). Sur le deuxième cliché, la cholangio-IRM, réalisée trois mois plus tard, il existe une dilatation des voies sectorielles antérieures droites, en amont d'une sténose de la partie terminale de ce canal sectoriel (flèche).

2. Le diagnostic est celui de plaie des voies biliaires par section d'un canal sectoriel antérieur droit de trajet aberrant.

3. L'intervention confirme la présence d'une collection inter hépato diaphragmatique et d'un écoulement biliaire franc provenant du sommet du pédicule hépatique et en particulier, d'une lésion du canal sectoriel antérieur droit. Le moignon cystique est vu, sans écoulement biliaire à ce niveau. On draine l'abcès sous phrénique et le hile hépatique.

COMMENTAIRE

L'avènement des cholécystectomies par voie laparoscopique, l'augmentation des transplantations hépatiques et des chirurgies hépatiques complexes ont augmenté l'incidence des plaies peropératoires des voies biliaires. Ainsi pour la cholécystectomie par laparoscopie, les incidents sont actuellement compris entre 0,25 et 0,75 % pour les lésions majeures et entre 0,28 et 1,7 % pour les lésions mineures versus 0,15 % en moyenne pour la cholécystectomie traditionnelle.
Les traumatismes de la voie biliaire peuvent être classés en fuite biliaire, sténose, section complète ou excision d'un segment de la voie biliaire avec ou sans obstruction de la voie biliaire proximale par des clips chirurgicaux.

Les facteurs favorisant une lésion opératoire sont relatifs :
- Au patient : obésité, cirrhose, hypertension portale, antécédent de chirurgie abdominale,
- A l'anatomie du pédicule hépatique méconnue par l'opérateur : anomalie du canal cystique, canal sectoriel aberrant, anomalie de la convergence biliaire principale, anomalie vasculaire,
- Aux altérations inflammatoires de la vésicule biliaire : cholécystite aiguë, cholécystite chronique dans sa forme scléro-atrophique,
- A l'expérience de l'opérateur.

Dans ce cas présenté, il s'agissait d'une section d'un canal sectoriel antérieur droit aberrant, se jetant dans le cholédoque et pris par le chirurgien pour un canal cystique.
La voie biliaire n'ayant pas été réparée immédiatement par méconnaissance du processus, il a été décidé d'attendre une sténose et dilatation d'amont de ce canal sectoriel pour pouvoir dans un second temps effectuer une anastomose bilio digestive sur une anse montée.

RÉFÉRENCES

- Hoeffel C. et al.
  Normal and pathologic features of the post operative biliary tract at 3D MR cholangiopancreatography and MR Imaging.
  Radiographics 2006 (novembre).
- Nuzzo G., Giuliante F., Persiani R.
  Le risque de plaies biliaires au cours de la cholécystectomie par laparoscopie.
  J Chir 2004 ; 141(6) : 343-53.

CAS 2

Patient de 70 ans, opéré d'une lithiase biliaire symptomatique par cholécystectomie sous laparoscopie. Au cinquième jour postopératoire, douleurs abdominales brutales avec hypotension et tachycardie. Hémoglobine à 7 g/dl. Le patient est hospitalisé en urgence. On réalise un scanner abdominal dont deux coupes réalisées au temps artériel et centrées sur la partie basse du foie et immédiatement en sous hépatique vous sont présentées.

1. Quelles sont les anomalies observées sur ces deux coupes de scanner ?
2. Quel est votre diagnostic ?
3. Quel en est le mécanisme ?

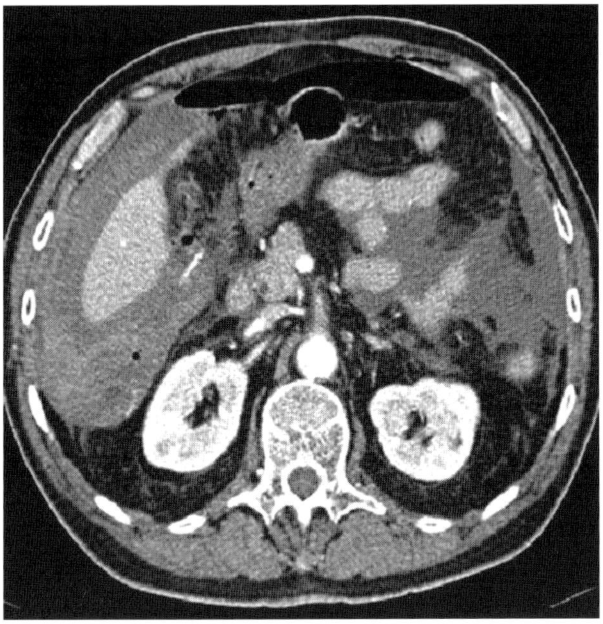

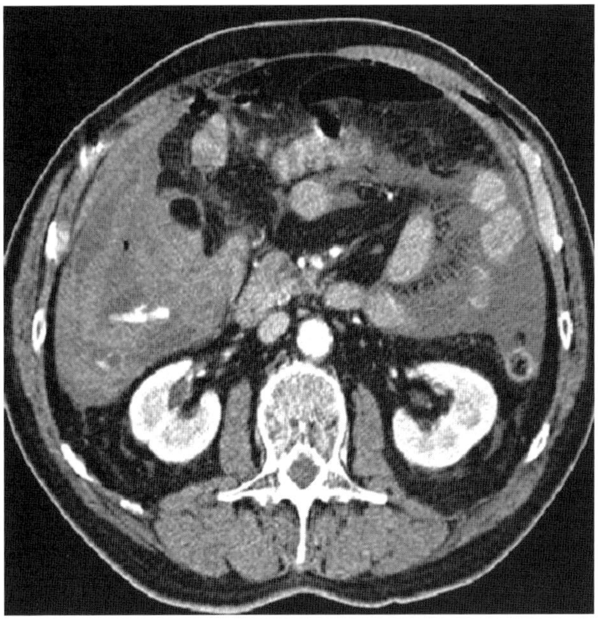

CAS 2 : HÉMOPÉRITOINE PAR PLAIE DE LA BRANCHE DROITE DE L'ARTÈRE HÉPATIQUE

1. Sur la coupe 2a, on met en évidence un épanchement péri hépatique, autour de la partie inférieure du foie (segment VI). Cet épanchement est dense, manifestement hémorragique. Au niveau de la partie basse du hile hépatique il existe, à la partie interne du segment VI, une image linéaire dense correspondant à une fuite de produit de contraste d'origine artérielle. La coupe plus bas située (2b) confirme l'existence d'un hémopéritoine avec une hémorragie active marquée par cette ligne horizontale, dense au centre de l'hémopéritoine.

2. Le diagnostic est donc celui d'un hémopéritoine par plaie vasculaire artérielle au niveau du hile hépatique.

3. L'intervention chirurgicale découvre un hémopéritoine très abondant, évalué à plus de 4 litres avec une hémorragie active au niveau d'une section complète de la branche droite de l'artère hépatique. Celle-ci est complètement sectionnée et sera ligaturée.

COMMENTAIRE

De même que les variations anatomiques biliaires peuvent être la source de plaies des voies biliaires, les variations anatomiques vasculaires peuvent être source de plaies artérielles lors de la cholécystectomie sous laparoscopie. Ces anomalies d'origine artérielle sont présentes dans 13 à 20 % des cas et concernent une anomalie de trajet de l'artère hépatique propre, à droite de la voie biliaire, de l'artère hépatique droite et de l'artère cystique en avant du canal hépatique commun. Cette méconnaissance des variations anatomiques peut être à l'origine de gestes impropres et de tentatives d'hémostase à l'aveugle. Ces plaies artérielles peuvent se manifester soit par une ischémie de la portion du foie concernée qui va s'atrophier, soit par un pseudo anévrysme de l'artère hépatique cause possible d'hémobilie, soit encore par un hémopéritoine, comme dans le cas présenté.

RÉFÉRENCES

- Nuzzo G., Giuliante F., Persiani R.
  Le risque de plaies biliaires au cours de la cholécystectomie par laparoscopie.
  J Chir 2004 ; 141(6) : 343-53.
- Lohan D., Walsh S., Mc Loughlin R., Murphy J.
  Imaging of the complication of laparoscopic cholecystectomy.
  Eur Radiol 2005; 15: 904-12.

CAS 3

Cette patiente de 43 ans a eu en juillet 2005 une hystérectomie pour fibrome hémorragique. Deux mois plus tard, sont apparues des pertes vaginales associées à de la fièvre et des douleurs à l'exonération des selles. Une coloscopie montre une lésion ulcéro bourgeonnante à 15 cm de la marge anale, correspondant à la biopsie à un bourgeon charnu inflammatoire. On réalise un cliché d'abdomen sans préparation et un scanner qui vous sont présentés.

1. Quel est votre diagnostic sur le cliché d'abdomen sans préparation ?
2. Le scanner confirme-t-il ce diagnostic ?

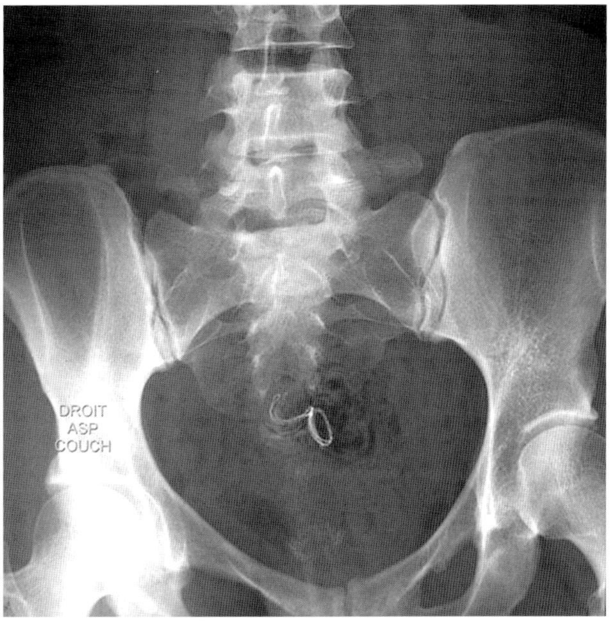

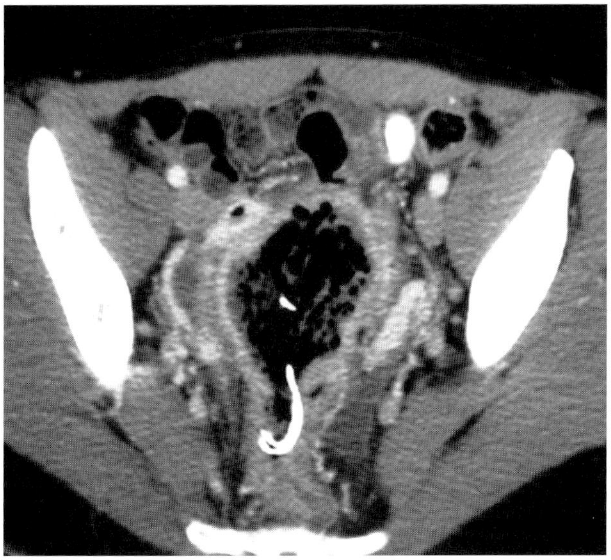

CAS 3 : ABCÈS PELVIEN SECONDAIRE À UN TEXTILOME. FISTULE RECTO-VAGINALE

1. Le cliché d'abdomen, sans préparation, centré sur le pelvis (3a), montre à l'évidence une hyperclarté localisée se projetant sur la partie basse du sacrum, faite de bulles aériques de tailles variables, groupées et bien limitées. La partie centrale de ces clartés aériques est occupée par une opacité linéaire très dense. Il s'agit donc à l'évidence d'un textilome marqué par un fil de baryum.

2. Le scanner centré sur le pelvis retrouve la masse formée par le textilome visible sous la forme de multiples bulles aériques. De même, on retrouve le fil de baryum très dense. Ce textilome refoule le colon sigmoïde.
   L'histoire clinique et les images radiologiques évidentes font porter le diagnostic d'abcès pelvien développé sur un textilome avec probable fistule rectovaginale.
   L'intervention chirurgicale montre un écoulement vaginal purulent avec, dans le cul-de-sac vaginal droit, un pertuis inflammatoire par lequel s'écoule ce liquide purulent. L'ouverture de ce pertuis permet l'extraction aisée du corps étranger (une compresse marquée). L'exploration endo-anale permet de retrouver un trajet fistuleux rectovaginal, développé sur la face antéro-latérale droite du rectum et près d'une coque d'abcès.

COMMENTAIRE

Les textilomes sont les corps étrangers intra abdominaux les plus fréquents. Leur symptomatologie est variable en fonction du délai entre l'intervention et la clinique. Les textilomes anciens sont le plus souvent asymptomatiques. Cependant, ils peuvent être responsables de douleurs, d'occlusion, exceptionnellement ils peuvent migrer dans un organe creux (tube digestif, vessie, vagin). Le diagnostic est facilement porté sur le cliché d'abdomen sans préparation si le textilome est radiomarqué ; ce cliché devrait être réalisé en fin d'intervention lorsque le décompte des compresses et des champs laisse planer un doute. L'aspect granité aérique est typique que ce soit sur l'abdomen sans préparation ou le scanner. De même, le diagnostic peut être très fortement évoqué en échographie où on observe un aspect arciforme très échogène et un important cône d'ombre postérieur.

RÉFÉRENCES

- Choi B.I., Kim S.H., Yu E.S. et al.
  Retained surgical sponge: diagnosis with CT and sonography.
  AJR 1988 ; 150 : 1047-50.
- Kobuto T., Itai Y., Ohtomo K. et al.
  Retained surgical sponges: CT and US appearance.
  Radiology 1987 ; 165 : 415-18.

CAS 4

Patient opéré d'un adénocarcinome de la charnière rectosigmoïdienne : anastomose colorectale. Deux mois plus tard, désunion de l'anastomose avec collection pré sacrée. Nouvelle intervention : Hartmann et colostomie iliaque gauche. Deux mois plus tard, nouvelle hospitalisation pour récidive de l'altération de l'état général associée à de la fièvre et une anémie inflammatoire. On réalise un scanner et une IRM pelvienne dont deux coupes vous sont présentées.

1. Quelles sont les anomalies visibles sur ces deux examens ?
2. Quelle est l'hypothèse diagnostique ?
3. Quelle thérapeutique proposez-vous ?

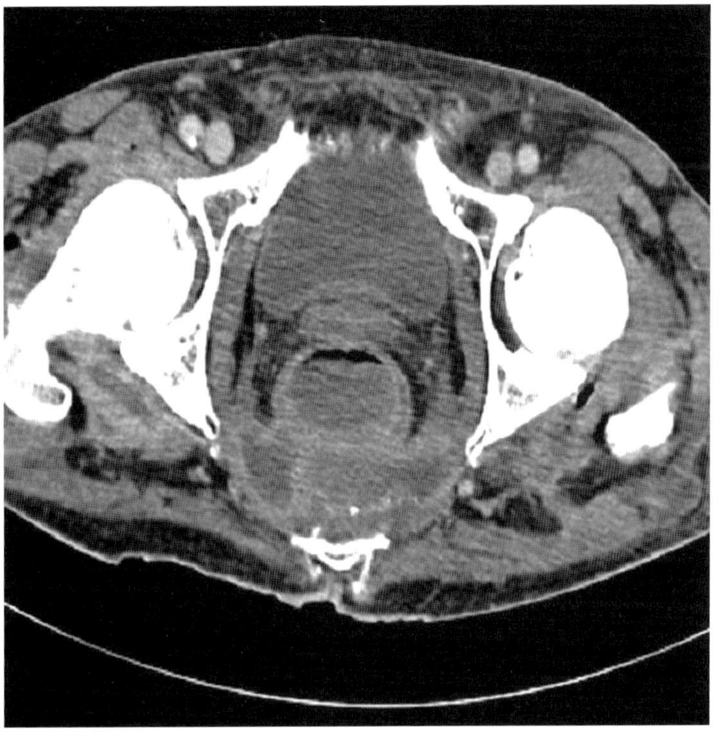

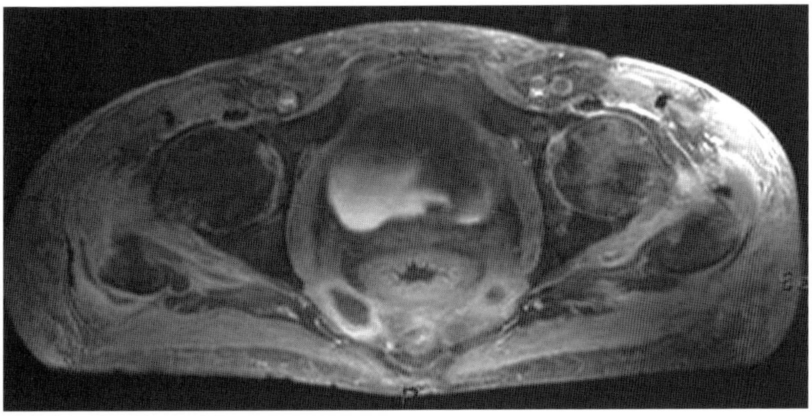

CAS 4 : ABCÈS RÉTRO-RECTAL

1. Il existe un volumineux abcès pré sacré en arrière du rectum avec prolongement de cet abcès dans les muscles pyramidaux et fessiers. Il s'y associe une bursite de la bourse du fessier droit et un début de trochantérite à droite. Lame d'épanchement coxofémorale gauche associée à une synovite.

2. Le diagnostic est celui d'abcès rétrorectal et ayant fusé dans les parties molles par rupture du moignon rectal.

3. On propose un drainage de cet abcès en pré opératoire.
   A l'intervention chirurgicale, le moignon rectal, long de 6 cm est ouvert mais il n'existe plus de collection pelvienne résiduelle. On réalise une amputation du moignon rectal et de l'anus.

COMMENTAIRE

L'intervention de Hartmann, qui consiste en une colectomie gauche avec colostomie iliaque gauche et fermeture du moignon rectal, est principalement indiquée en urgence en cas de péritonite par diverticulite sigmoïdienne perforée. Le rétablissement de la continuité est, en règle générale, fait secondairement. Elle est parfois indiquée à titre définitif pour cancer du moignon du bas rectum pour éviter les risques péritonéaux d'une amputation abdomino-périnéale. Dans notre cas, elle avait été réalisée secondairement après échec d'une anastomose colorectale avec désunion.
La désunion anastomotique est la principale complication des colectomies, observée dans 1 à 5 % des cas. Elle peut se traduire par une fièvre avec hyperleucocytose, une diarrhée, un abcès péri anastomotique ou encore une fistule entéro-cutanée extériorisée par l'incision ou par un trajet de drainage.

RÉFÉRENCE

• Zins M., Sauvanet A.
Imagerie de l'appareil digestif opéré.
Flammarion Médecine-Sciences Ed. 1999.

CAS 5

Patiente de 21 ans, obèse, traitée par gastroplastie sous cœlioscopie. Dans les suites opératoires, suppuration d'un boîtier ayant conduit à deux changements de boîtier. Ablation de l'anneau associée à une suture gastrique. Persistance de la suppuration avec ouverture de deux orifices à la peau, l'un au niveau de l'incision médiane, le second dans l'hypochondre gauche. On réalise un scanner et une fistulographie par l'orifice du flanc gauche.

1. Quel est votre diagnostic ?
2. Enumérez les complications secondaires au traitement de l'obésité par gastroplastie sous cœlioscopie.

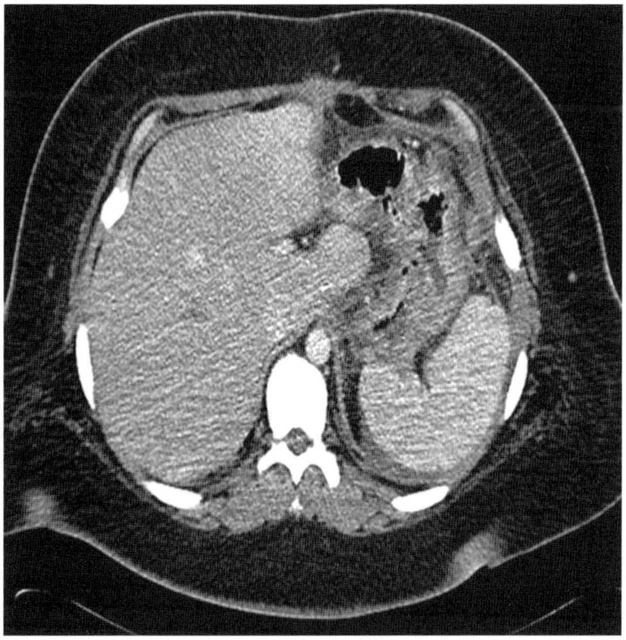

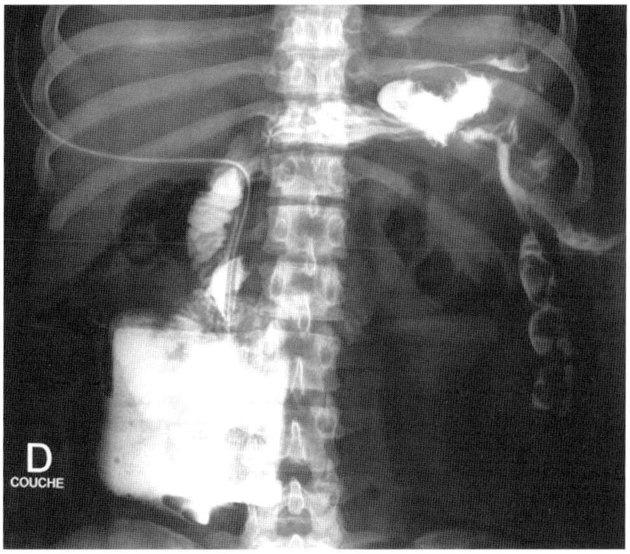

CAS 5 : FISTULE GASTRO-COLO-CUTANÉE

1. Sur le scanner, il existe un épanchement péri gastrique contenant quelques bulles d'air. La fistulographie montre une opacification de la grosse tubérosité de l'estomac et une opacification du colon gauche. Une fistulographie par l'orifice médian avait été réalisée par ailleurs qui mettait en évidence une fistule entéro-cutanée.
L'intervention va consister en une résection du corps gastrique, une anastomose gastro-gastrique, une résection jéjunale, une résection colique gauche, une anastomose jéjuno-jéjunale et une anastomose colo-colique.

2. Cf. commentaire.

COMMENTAIRE

La radiologie joue un rôle important dans la surveillance des gastroplasties par anneau. Un transit œsogastrique est réalisé en postopératoire immédiat (24/48 heures) pour vérifier la perméabilité œso-gastrique, vérifier la position de l'anneau et vérifier l'absence de perforation gastrique. Un TOGD est réalisé, 6 à 8 semaines plus tard, avant la ponction du boîtier pour gonflage et immédiatement après le gonflage de l'anneau.
Les complications peuvent siéger au niveau de l'anneau, du cathéter ou de la chambre d'injection.
En ce qui concerne l'anneau, il peut glisser, en postopératoire précoce ou plus tardivement (7 à 24 % des cas). Un corps étranger peut se bloquer dans l'anneau avec dilatation aiguë ou chronique de la poche au-dessus. L'anneau peut également migrer à travers la paroi gastrique, complication tardive rare.
Au niveau du cathéter, il peut être déconnecté entre le boîtier et le cathéter ou entre le cathéter et l'anneau. C'est une complication rare (1 % des cas).
Au niveau de la chambre d'injection, l'infection de la chambre d'injection est une complication grave. Ailleurs, on peut observer une bascule du boîtier, rendant impossible la ponction percutanée de cette chambre d'injection.
Enfin, on a décrit des hématomes pariétaux et des fistules gastriques lors de la mise en place des trocarts ou lors des différentes ré-interventions pour complications.

Références

- Pierredon-Foulongne M.A., Nocca D., Fabre J.M., Bruel J.M., Gallix B.P.
  Traitement de l'obésité morbide par anneau gastrique ajustable : un suivi clinique et radiologique.
  J Radiol 2005; 86: 1763-72.
- Wiesner W., Schöb O., Hauser R.S., Hauser M.
  Adjustable laparoscopic gastric banding in patients with morbid obesity: Radiographic management, results and postoperative complications.
  Radiology 2000 ; 216 : 389-94.

CAS 6

Patient opéré pour reflux gastro-œsophagien par le procédé de Nissen. Absence de symptomatologie de reflux mais apparition d'une bronchopathie chronique avec quintes de toux en post prandial précoce, en position allongée, en procubitus ou décubitus, associées à des douleurs pseudo-angineuses. On réalise un scanner et un transit œso-gastrique.

1. Décrivez les anomalies observées.
2. Quel est votre diagnostic et quel en est le mécanisme ?

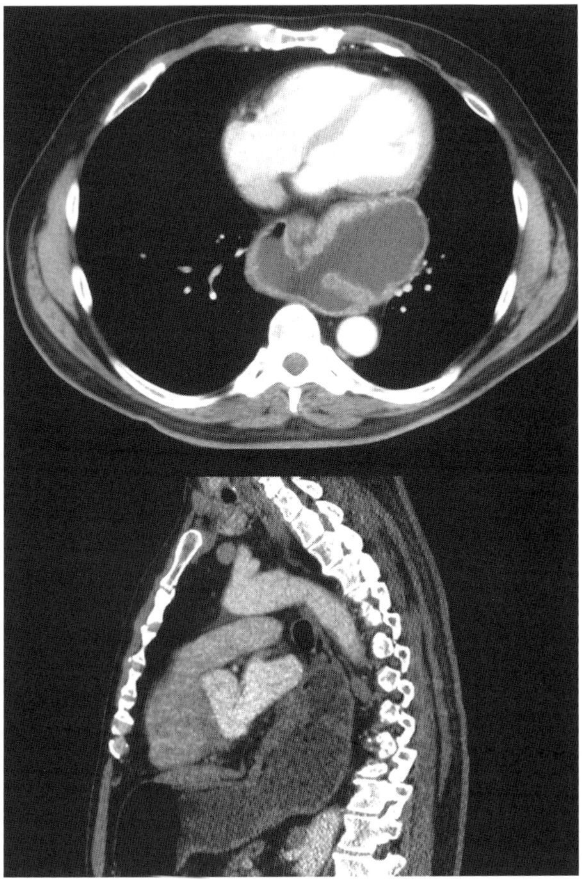

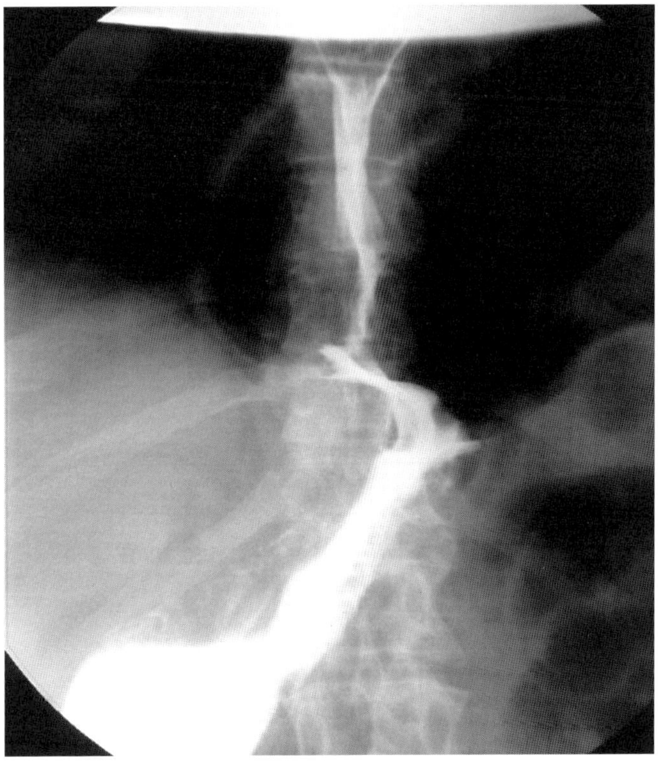

CAS 6 : VOLVULUS INTRA-THORACIQUE DE L'ESTOMAC APRÈS INTERVENTION DE NISSEN

1. Sur la coupe de scanner axiale, on voit une volumineuse poche liquidienne, bien limitée par la paroi gastrique et qui correspond à la hernie intrathoracique de l'estomac, bien visible sur la coupe de reconstruction sagittale. Le transit œso-gastrique montre un cardia en place avec un Nissen efficace, surmonté d'une volumineuse image aérique intrathoracique, correspondant au volvulus de l'estomac.

2. A l'intervention chirurgicale, on découvre un volvulus intrathoracique de la majeure partie de l'estomac qui s'est fait en faisant monter la grande courbure gastrique en avant. L'orifice hiatal est largement ouvert admettant deux poings.

COMMENTAIRE

L'intervention de Nissen pour reflux gastro-œsophagien consiste à réaliser une valve aux dépens de la grosse tubérosité entourant l'œsophage abdominal. Afin de prévenir l'ascension du montage dans le thorax, il faut resserrer les piliers du diaphragme en arrière de l'œsophage et fixer la valve à l'anneau hiatal.
Les complications de cette intervention sont une fistule digestive en cas de plaie du bas œsophage ou de la grosse tubérosité, une dysphagie transitoire persistant moins de deux mois ou après un délai de trois mois, dans ce cas, dû à une malfaçon du montage par rapprochement excessif des piliers, une valve trop serrée ou trop haute.
Dans notre cas, le Nissen était en place et efficace mais les piliers du diaphragme n'avaient pas été assez resserrés et cela a abouti à un élargissement de l'orifice hiatal permettant le volvulus intrathoracique de l'estomac.

RÉFÉRENCES

- Hatfield M., Shapir J.
  The radiologic manifestations of failed antireflux operations.
  AJR 1985 ; 144 : 1209-14.
- Cohen W.N.
  The fundoplication repair of sliding esophageal hiatus hernia: its roentgenographic appearance.
  AJR 1968 ; 104 : 625-631.

CAS 7

Patient de 20 ans opéré, il y a une semaine, d'une colectomie subtotale par voie cœlioscopique pour poussée aiguë de rectocolite hémorragique, résistante au traitement. A J7, apparition d'une douleur basithoracique gauche, associée à une dyspnée et à un ballonnement abdominal. Absence de fièvre. Pas d'arrêt du transit dans la stomie. On réalise une radiographie de l'abdomen sans préparation et un scanner thoraco-abdomino-pelvien qui vous sont présentés.

1. Quel diagnostic évoquez-vous ?
2. Quel en est le mécanisme ?

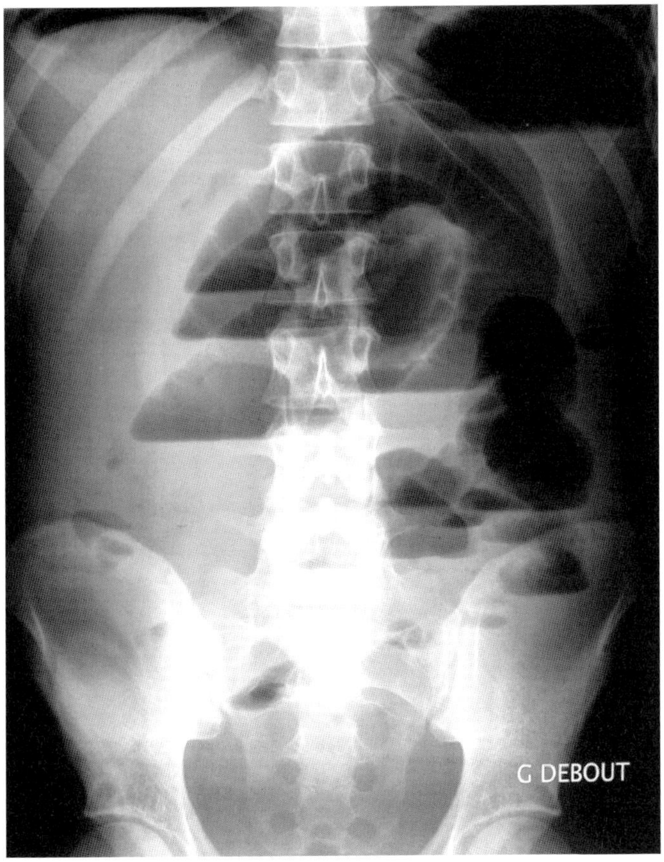

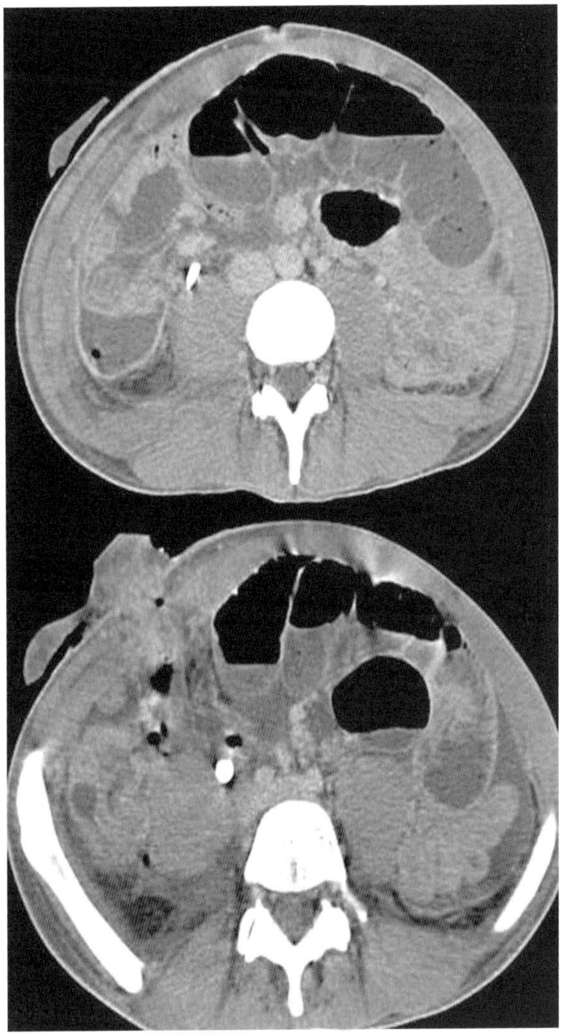

CAS 7 : OCCLUSION POSTOPÉRATOIRE PAR ABCÈS SOUS-HÉPATIQUE DROIT

1. Sur les clichés d'abdomen sans préparation, réalisés debout, il existe une distension de l'intestin grêle avec des niveaux hydroaériques, localisés dans la partie médiane et dans l'hypochondre gauche. On peut remarquer, en projection de l'aile iliaque droite, quelques bulles aériques isolées. Sur les deux coupes de scanner de l'abdomen, on retrouve une distension du grêle, associée à des anses grêles de calibre normal, la jonction grêle dilaté/grêle plat se situant dans la fosse iliaque droite où il existe des anses grêles agglutinées et une image de collection avec un niveau liquide, une bulle d'air et un rehaussement de la paroi de cet abcès.

2. Le diagnostic est donc celui d'une occlusion mécanique du grêle, secondaire à un abcès intra péritonéal.
A l'intervention chirurgicale, les anses grêles sont distendues et inflammatoires avec un épanchement sérohématique banal de la cavité péritonéale. Après décloisonnement des anses grêles dans le flanc droit où se situe la jonction grêle plat/grêle dilaté, on constate qu'il existe un abcès séropurulent, cloisonné en avant par deux anses iléales, recouvertes de fausses membranes et en arrière par la loge rénale et le duodénum.

COMMENTAIRE

Devant une occlusion postopératoire, on doit distinguer deux entités : l'iléus paralytique et les occlusions par obstruction.
L'iléus paralytique est habituel dans les trois jours succédant l'intervention. La pathogénie de ces iléus postopératoires est complexe avec de multiples facteurs, agissant simultanément ou à différents temps dans le développement de cet iléus. Ces facteurs incluent les effets inhibiteurs sympathiques, les facteurs hormonaux, neurotransmetteurs, une réaction inflammatoire et les effets de l'anesthésie et des analgésiques. En imagerie, le diagnostic d'iléus réflexe repose sur la distension de l'intestin grêle proximal et distal sans zone de transition associée à un colon distendu par le gaz et du liquide.
A l'opposé, dans une obstruction mécanique du grêle, on observe une dilatation du grêle proximal, une zone de transition et un grêle distal plat. Le colon est habituellement plat et contient un peu de liquide et de gaz.
Dans l'obstruction mécanique partielle, le grêle en aval de l'obstruction n'est pas complètement plat et la zone de transition est plus difficile à voir ; le colon contient des quantités modérées de gaz et de liquide.
Les étiologies des occlusions mécaniques postopératoires sont les brides, les abcès, les hématomes, les invaginations, les sténoses ischémiques et les hernies.

Références

- Frager D.H., Baer J.W., Rothpearl A., Bossart P.A.
Distinction between postoperative ileus and mechanical small-bowel obstruction: value of CT compared with clinical and other radiographic findings.
AJR 1995 ; 164 : 891-94.
- Luckey A., Livingston E., Tache Y.
Mechanism and treatment of postoperative ileus.
Arch Surg 2003 ; 138(2) : 206-14.

PATHOLOGIE VISCÉRALE

L. ARRIVÉ

CAS 1

Cet homme de 55 ans, traité par chimiothérapie pour leucémie lymphoïde chronique est hospitalisé pour hématémèse.
Un scanner est réalisé avec injection de produit de contraste et reconstruction vasculaire.

1. Quels sont les différents vaisseaux opacifiés sur la coupe transversale ?
2. Que pensez-vous de l'image nodulaire hypervasculaire à la face antérieure du foie ?
3. Comment interprétez-vous la reconstruction vasculaire ?
4. Quel est le mécanisme de l'hématémèse ?

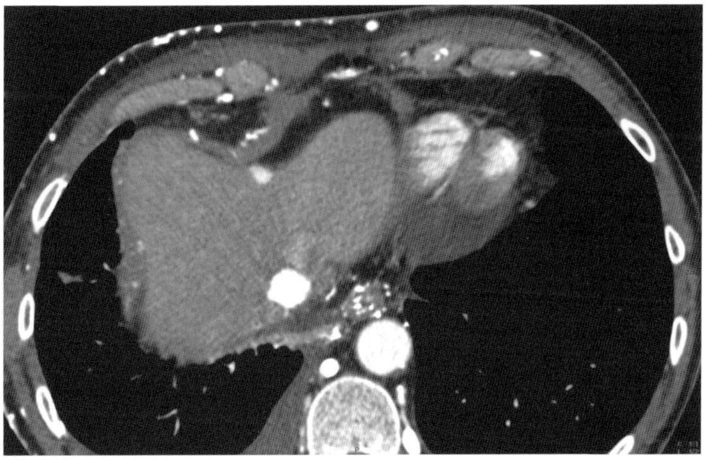

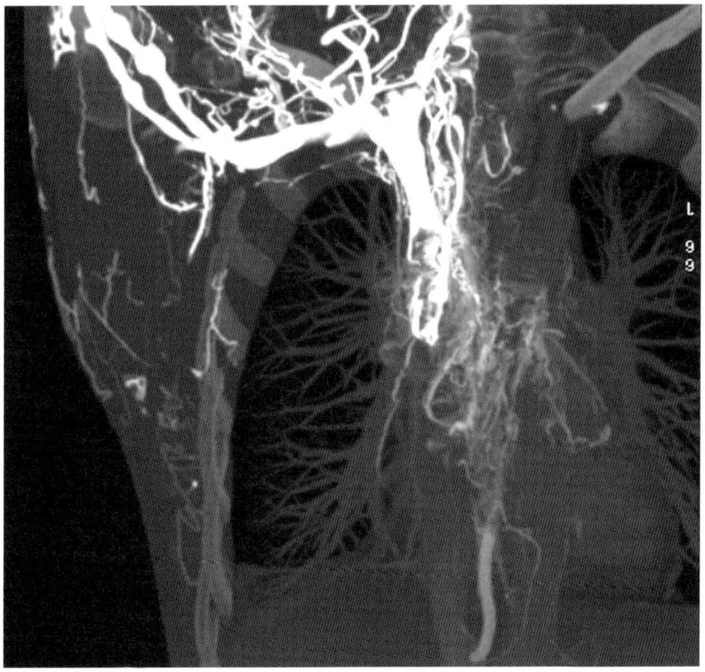

CAS 1 : THROMBOSE CAVE SUPÉRIEURE À L'ORIGINE DE VARICES ŒSOPHAGIENNES RÉALISANT UNE DÉRIVATION CAVOPORTE

1. Sur la coupe tomodensitométrique transversale réalisée après injection de produit de contraste, l'aorte est normalement opacifiée. En revanche, il existe un rehaussement très inhabituel de la veine cave inférieure, de la veine azygos, de la veine hémiazygos, de veines pariétales antérieures et de multiples petites veines dans la paroi de l'œsophage. Cette opacification très inhabituelle des veines azygos et hémiazygos, du système pariétal antérieur et l'opacification trop intense de la veine cave inférieure, permet de porter sans ambiguïté le diagnostic de thrombose cave supérieure.

2. La petite formation arrondie hypervasculaire à la face antérieure du foie correspond en fait à un rehaussement dans le territoire du ligament rond, traduisant l'existence de dérivations cavoportes, du territoire cave au territoire porte dans la région de la veine paraombilicale.

3. La reconstruction vasculaire montre bien la thrombose cave supérieure et la revascularisation d'une grosse veine azygos par un réseau médiastinal péri- et para-œsophagien.

4. Le mécanisme de l'hémorragie digestive est donc le développement de varices œsophagiennes qui fonctionnent comme des dérivations cavoportes.

COMMENTAIRE

En cas de thrombose cave supérieure, les dérivations les plus fréquemment observées sont cavo-caves, dans les territoires antérieur, moyen et postérieur. Très rarement lorsque ces anastomoses cavo-caves sont insuffisantes, il peut se développer des anastomoses cavoportes qui peuvent se faire par le biais du système capsulaire périhépatique, de la veine para-ombilicale utilisée à contresens ou très rarement par le biais de varices œsophagiennes qui vont utiliser la veine gastrique gauche.
Ces varices œsophagiennes peuvent être à l'origine d'hémorragie digestive, comme les varices œsophagiennes observées en cas d'hypertension portale.
Le traitement de ces varices œsophagiennes revient à lever l'obstacle cave supérieur.

RÉFÉRENCES

• Dahan H. et al.
Cavoportal collateral pathways in vena cava obstruction: imaging features.
AJR 1998 ; 171 : 1405-1411.

• Papazian A. et al.
Upper esophageal varices. Study of 6 cases and review of the literature.
Gastroenterol Clin Biol 1983; 7: 903-310.

CAS 2

Cet homme de 33 ans sans aucun antécédent particulier est exploré lors de la découverte d'une splénomégalie et d'une masse dans la région du hile du foie.
Un scanner est réalisé qui inclut des coupes sans injection, des coupes au temps artériel et des coupes au temps portal.

1. Quelles sont les différentes anomalies relevées sur les coupes tomodensitométriques ?
2. Que pensez-vous du rehaussement de la rate aux temps artériel et portal ?
3. Avez-vous des hypothèses diagnostiques ?

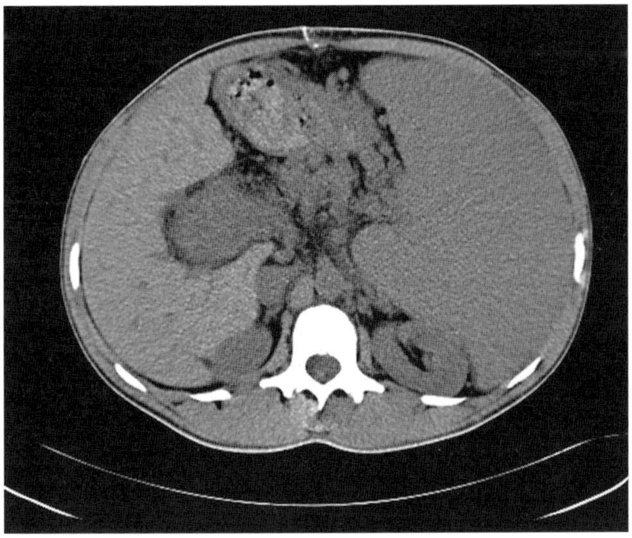

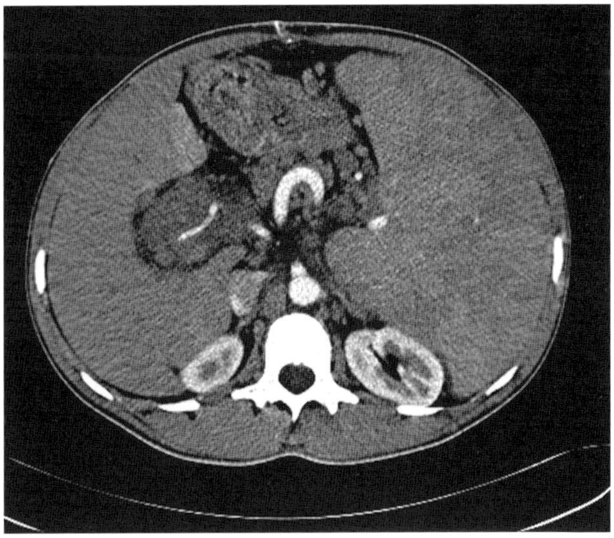

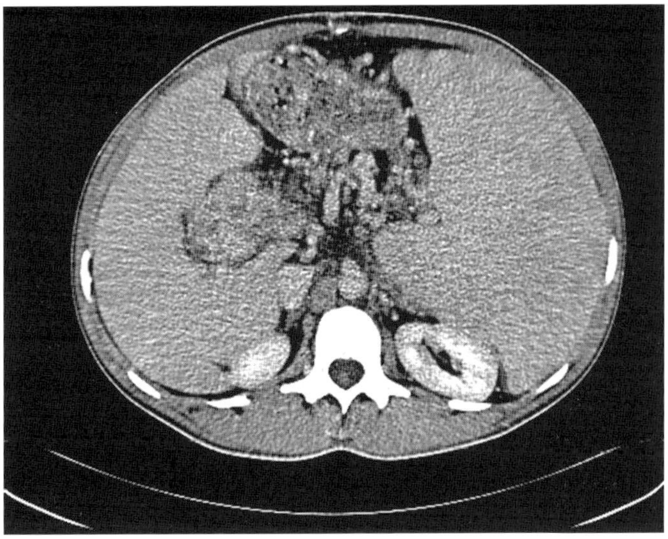

CAS 2 : CAVERNOME PORTAL PSEUDO-TUMORAL

1. Sur la coupe réalisée avant injection de produit de contraste, il existe principalement une très volumineuse splénomégalie et une formation arrondie dans le hile du foie. Cette formation arrondie, située au niveau du hile du foie paraît englober sans sténoser l'artère hépatique, elle présente une absence de rehaussement au temps artériel et un rehaussement qui paraît un peu hétérogène sur le temps portal.

2 La rate est très volumineuse, son rehaussement est globalement homogène sur les temps tardifs avec un rehaussement discrètement hétérogène comme c'est l'habitude sur le temps artériel. On ne met pas en évidence de lésion splénique focale.

3. En fait, la clé du diagnostic repose sur la visualisation de gros vaisseaux anormaux autour de l'estomac, sur sa face antérieure, mais également sur sa face postérieure. Il faut alors se demander si la pseudomasse observée au niveau du hile du foie n'est pas l'accumulation de multiples vaisseaux réalisant un cavernome portal pseudotumoral.

COMMENTAIRE

Un cavernome portal est un réseau formé de veines dont le calibre initialement millimétrique ou microscopique est augmenté et au sein desquelles chemine un sang portal hépatopète. Il est la conséquence d'une occlusion le plus souvent thrombotique et toujours chronique du système porte extrahépatique.

Son diagnostic repose principalement sur l'imagerie. Le cavernome portal n'a pas de retentissement clinique en tant que tel. Le retentissement est lié à l'hypertension portale extrahépatique. Le cavernome portal a les mêmes causes que celles de la thrombose portale cruorique.

En tant que tel, le cavernome portal peut avoir des conséquences biliaires par compression de la voie biliaire principale par les varices.

Enfin, il arrive que de volumineux cavernomes portaux puissent être pris pour des masses tumorales.

RÉFÉRENCES

• Vibert E. et al.
Le cavernome portal: diagnostic, étiologies et conséquences.
Ann Chir 2002; 127: 745-750.

• Ito K. et al.
CT of acquired abnormalities of the portal venous system.
RadioGraphics 1997; 17: 897.

CAS 3

Cet homme de 59 ans a un scanner abdominal pour réaliser le bilan d'extension d'une sténose ampullaire d'origine tissulaire détectée en échoendoscopie.

1. Quelles sont les anomalies relevées sur la coupe la plus bas située ?
2. Quelles sont les anomalies relevées sur la coupe la plus haut située ?
3. Sur cette coupe la plus haut située, remarquez-vous une anomalie artérielle ?

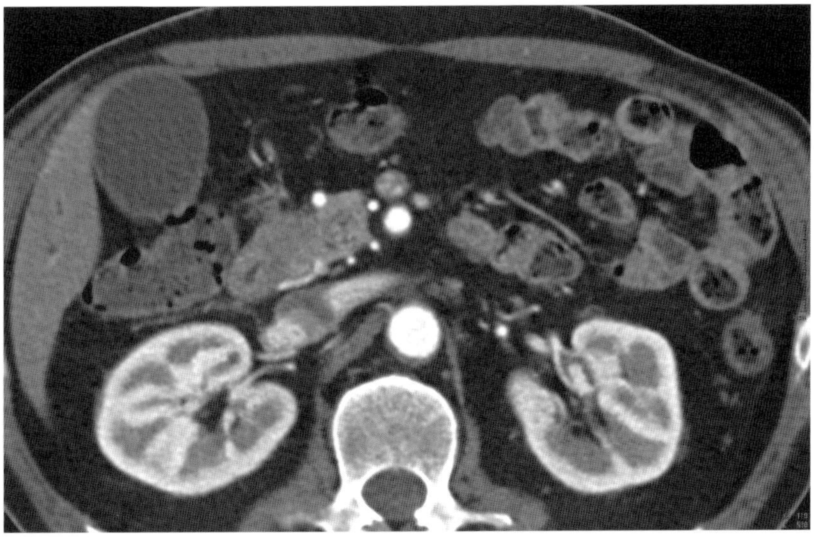

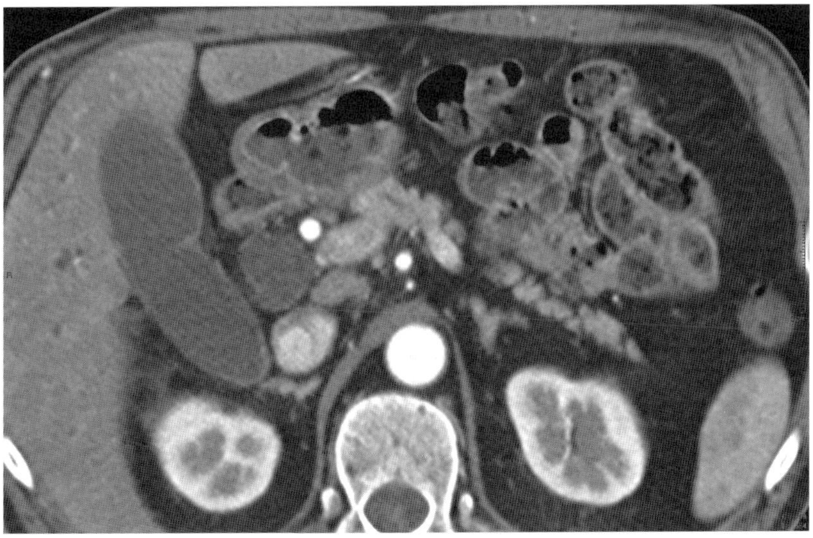

CAS 3 : AMPULLOME. STÉNOSE HYPERSERRÉE DU TRONC CŒLIAQUE RECHARGÉE PAR DE VOLUMINEUSES ARCADES DUODÉNOPANCRÉATIQUES

1. Il existe plusieurs anomalies, d'abord la vésicule biliaire est distendue et il existe une dilatation des voies biliaires intrahépatiques même visible en distalité.
   Cette distension vésiculaire et cette dilatation des voies biliaires intrahépatiques sont la conséquence d'une lésion tissulaire, développée en place de l'ampoule entre le deuxième duodénum et la partie basse de la tête du pancréas.
   Sur cette coupe la plus bas située, on peut être un peu étonné par le calibre augmenté de l'artère mésentérique supérieure et par plusieurs artères pancréaticoduodénales, notamment développées autour de la partie basse de la tête du pancréas qui elle aussi paraissent dilatées.

2. Sur la coupe la plus haut située, on visualise de nouveau une distension de la vésicule biliaire, une dilatation des voies biliaires intrahépatiques, le Wirsung paraît de calibre normal et le pancréas paraît peu remanié.

3. L'anomalie artérielle la plus marquante est le caractère extrêmement dilaté de l'artère gastroduodénale qui répond au bord externe de la tête du pancréas. Pour ce qui est de la lésion tissulaire, le diagnostic est facile. Il s'agit d'une tumeur de la région périampullaire. Ce peut être un ampullome, ce peut être un cholangiocarcinome de la partie basse de la voie biliaire ou ce peut être un petit adénocarcinome pancréatique. Cette lésion paraît très limitée, à distance des structures vasculaires. Le bilan d'extension est donc négatif. En revanche, la dilatation très marquée des arcades duodénopancréatiques et de l'artère gastroduodénale est quasiment pathognomonique d'une sténose hyperserrée ou d'une thrombose de l'origine du tronc cœliaque qui est revascularisé par l'artère gastroduodénale circulant à contre-courant.

COMMENTAIRE

Lorsqu'une duodénopancréatectomie céphalique est envisagée, il faut, de façon systématique, penser à la possible sténose du tronc cœliaque, car dans ce cas le tronc cœliaque est revascularisé par le biais de l'artère gastroduodénale. Or, cette artère gastroduodénale est ligaturée lors d'une duodénopancréatectomie céphalique. Cette ligature exposerait donc à un risque ischémique majeur sur le foie, sur la rate et même sur le pancréas.
Sur les coupes transversales natives, cette sténose du tronc cœliaque doit être suspectée sur la visualisation d'arcades duodénopancréatiques dilatées et d'une dilatation de l'artère gastroduodénale. Il faut alors réaliser des reconstructions pour affirmer le diagnostic et préciser s'il s'agit d'une sténose du tronc cœliaque d'origine athéromateuse ou secondaire à l'existence d'un ligament arqué.

RÉFÉRENCES

- Horton K.M. et al.
  Medial arcuate ligament syndrome: evaluation with CT angiography.
  RadioGraphics 2005; 25: 1177-1182.
- Patten R.M. et al.
  Ligamentous compression of the celiac axis: CT findings in five patients.
  AJR 1991; 156: 1101-1103.

CAS 4

Cette femme de 83 ans est hospitalisée pour des douleurs abdominales évoluant dans un contexte d'hypotension artérielle et de malaise général grave.
Elle a des antécédents d'hypertension artérielle d'origine vasculaire et d'atteinte myocardique ischémique.

1. Quelles sont les anomalies repérées sur la coupe la plus bas située ?
2. Quelles sont les anomalies visualisées sur la coupe la plus haut située ?
3. Quelle est l'anomalie vasculaire qui oriente le diagnostic ?

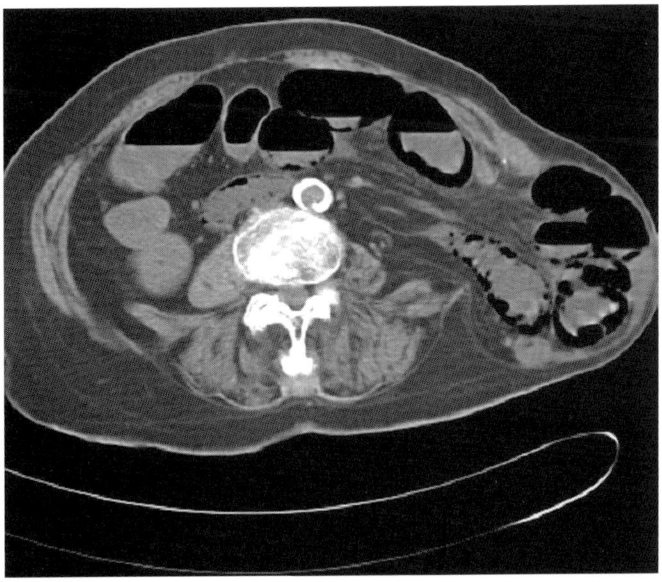

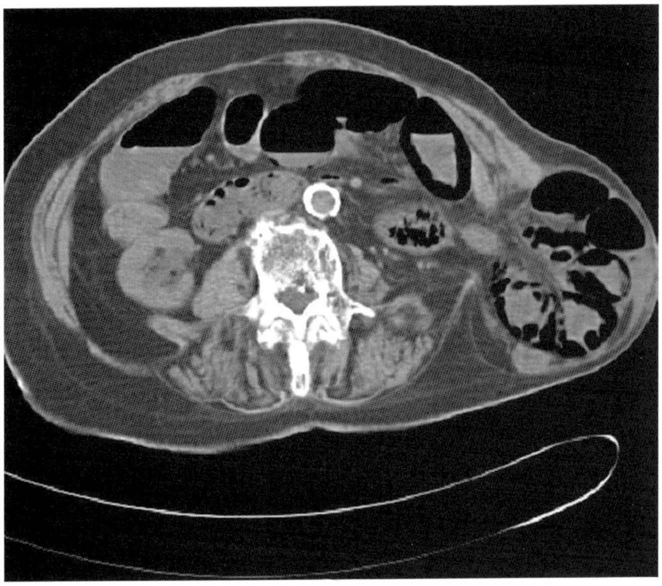

CAS 4 : INFARCTUS DU MÉSENTÈRE ÉTENDU

1. Sur la coupe tomodensitométrique la plus bas située, il existe une hernie pariétale postérieure avec issue d'anses grêles par le quadrilatère de Grynfelt. Le collet herniaire paraît relativement large, mais les anses grêles sont dilatées et surtout on a l'impression qu'il existe des bulles d'air, même à la partie déclive de l'anse intestinale. Par ailleurs, on note les calcifications majeures de l'aorte abdominale.

2. Sur cette coupe la plus haut située, on relève les mêmes observations. On note qu'il existe également un liséré aérique autour des anses intestinales, normalement en place au sein de la cavité abdominale.

3. Même sur cette fenêtre, parties molles peu adaptée, on se rend compte qu'il existe une petite quantité d'air au sein d'une veine iléale distale et au sein d'une autre veine iléale juste en avant de l'aorte calcifiée.
Ce signe permet de porter avec une grande spécificité le diagnostic de pneumatose pariétale avec issue d'air du contenu intestinal par une effraction de la muqueuse au sein de la paroi digestive puis dans les collecteurs veineux péridigestifs.

COMMENTAIRE

La constatation d'une pneumatose pariétale permet de porter le diagnostic de nécrose de la paroi digestive, qu'il s'agisse d'une origine ischémique artérielle le plus souvent ou veineuse, ou qu'il s'agisse de la conséquence d'une obstruction généralement par volvulus.
Le problème et qu'il ne faut pas porter par excès le diagnostic de pneumatose pariétale et lorsque l'on suspecte une pneumatose pariétale étendue, on observe constamment de l'air, même en petite quantité au sein des vaisseaux veineux de voisinage. Il faut donc s'acharner à mettre en évidence ce signe, en élargissant les fenêtres de visualisation afin de porter un diagnostic précis.
Les autres signes de souffrance ischémique des anses abdominales sont difficiles à interpréter et notamment l'absence de rehaussement de la paroi ou comme cela a été décrit plus récemment l'absence de rehaussement de la muqueuse.
L'examen tomodensitométrique est évidemment également exploité pour rechercher des signes directs d'occlusion vasculaire très spécifiques, qu'il s'agisse d'une thrombose veineuse ou d'une occlusion artérielle. Cependant, les infarctus du mésentère chez la personne âgée sont souvent des infarctus provoqués par une atteinte athéromateuse diffuse souvent exacerbée par un bas débit et les signes directs sont rarement visualisés.

RÉFÉRENCES

• Kirkpatrick IDC et al.
Biphasic CT with mesenteric CT angiography in the evaluation of acute mesenteric ischemia: initial experience.
Radiology 2003; 229: 91-98.

• Wiesner W. et al.
CT of acute bowel ischemia.
Radiology 2003: 226: 635-650.

CAS 5

Cet homme de 71 ans est hospitalisé pour le bilan d'extension d'un cholangiocarcinome du hile hépatique découvert en échographie réalisée pour la survenue de douleurs de l'hypochondre droite.
On réalise une IRM (séquences pondérées en T2) et un scanner après injection de produit de contraste.

1. Quelles sont les structures visualisées en IRM ?
2. Quelles sont les structures visualisées en tomodensitométrie ?
3. L'imagerie proposée vous paraît-elle cohérente et compatible avec le diagnostic de cholangiocarcinome hilaire ?

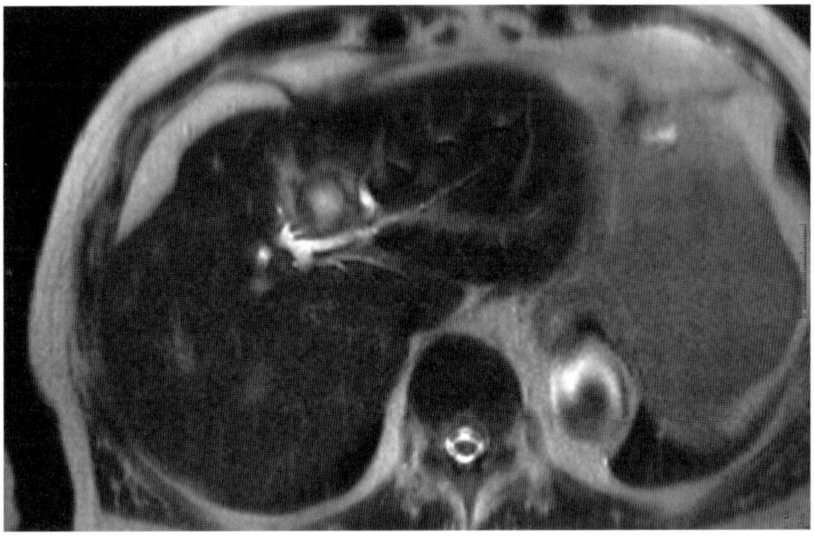

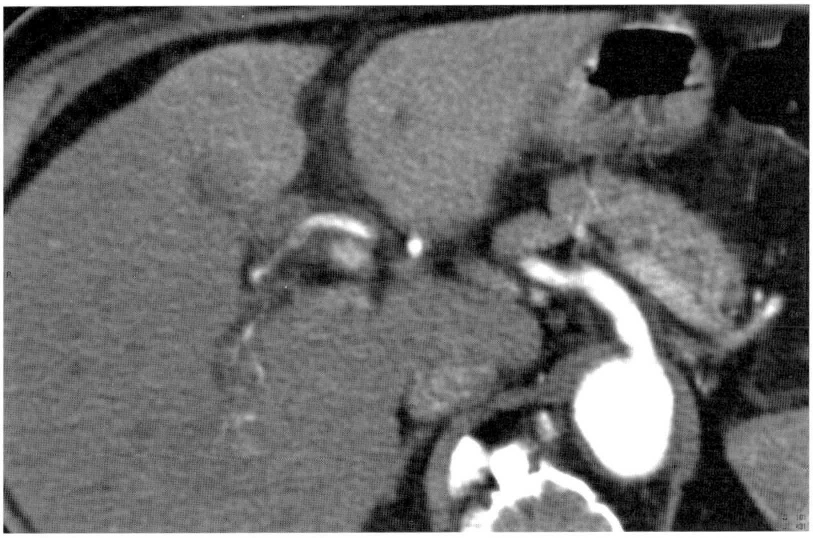

CAS 5 : THROMBOSE PORTALE GAUCHE CRUORIQUE À L'ORIGINE DE MODIFICATIONS INFLAMMATOIRES HILAIRES ET PÉRIHILAIRES

1. Il s'agit d'une séquence très pondérée en T2. Ce sont donc les voies biliaires qui sont à l'origine d'un signal intense et qui sont visualisées sous la forme de structures linéaires avec les voies biliaires destinées au lobe gauche et la voie biliaire du IV. Ces voies biliaires sont discrètement dilatées. On notera qu'il n'existe pas de dilatation nette des voies biliaires droites.
   On visualise également une formation arrondie dont le signal est assez caractéristique puisque le centre est à l'origine d'un hypersignal et la périphérie d'un hyposignal assez net. Cette formation est exactement en regard de la branche portale gauche et on n'identifie pas sur cette coupe la branche porte gauche normale. Cette formation arrondie avait été initialement interprétée comme une formation tumorale. Dans le cadre d'un cholangiocarcinome le signal de la formation est très peu compatible. Parallèlement une telle formation ne donne visiblement pas d'atteinte biliaire directe.

2. La première des choses à noter quand on analyse l'examen tomodensitométrique est la différence nette de rehaussement entre le foie droit et le foie gauche, nettement plus rehaussé que ce soit le lobe gauche ou le segment IV. D'autre part, il semble bien qu'il existe un feutrage tissulaire tout autour de la branche droite de l'artère hépatique et qu'on visualise le canal biliaire droit en avant de l'artère

3. Toutes ces constatations ne sont pas faciles à interpréter. La première des choses à noter c'est que la lésion arrondie n'est pas une lésion tumorale. Il s'agit d'une thrombose portale gauche, comme en témoigne le rehaussement trop marqué du foie gauche.
   On a donc considéré qu'il s'agissait d'un cholangiocarcinome hilaire avec une extension à la branche portale gauche. Cette thrombose portale gauche a été biopsiée à deux reprises sans ramener de cellules tumorales et le malade a finalement été opéré pour prélèvements multiples de la région qui sont revenus négatifs.
   On a finalement conclu au diagnostic de thrombose portale cruorique dont l'aspect était assez caractéristique en IRM, responsable de modifications inflammatoires de la région et d'une discrète sténose biliaire.

COMMENTAIRE

Il s'agit certainement d'un diagnostic très difficile. Il permet d'insister sur la fréquence de réactions inflammatoires autour de thromboses cruoriques qui peuvent se manifester par des effets de masse, par des infiltrations et être prises pour des processus inflammatoires ou tumoraux.

Références

• Lee W.J. et al.
Radiologic spectrum of cholangiocarcinoma: emphasis on unusual manifestations and differential diagnoses.
RadioGraphics 2001; 21: 97.

• Han J.K. et al.
Cholangiocarcinoma: pictorial essay of CT and cholangiographic findings.
RadioGraphics 2002; 22: 173.

CAS 6

Cet homme de 51 ans est hospitalisé pour le bilan préopératoire d'un carcinome hépatocellulaire survenu sur cirrhose C.
Un scanner après injection de produit de contraste est réalisé. Vous disposez des coupes obtenues au temps portal.

1. Comment analysez-vous les lésions situées sur la coupe hépatique ?
2. Comment analysez-vous les lésions visualisées à l'étage susclaviculaire ?
3. Quels sont les traitements qui peuvent être proposés à ce malade ?

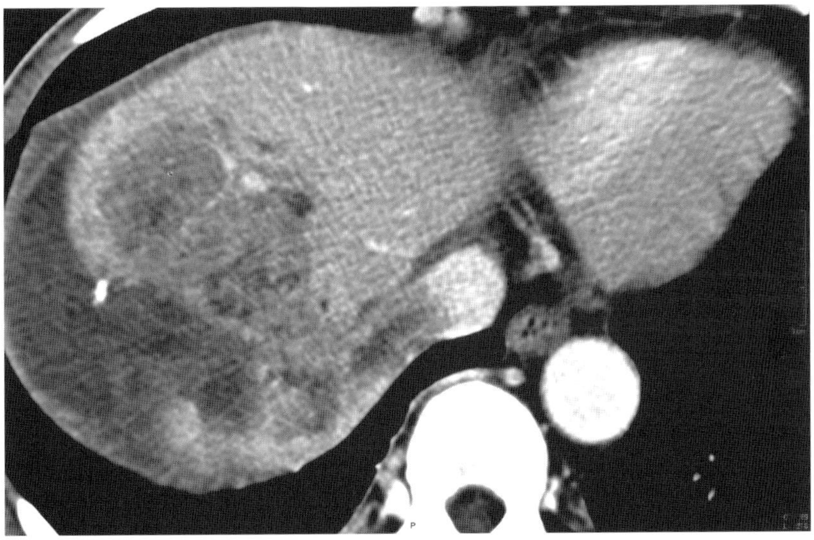

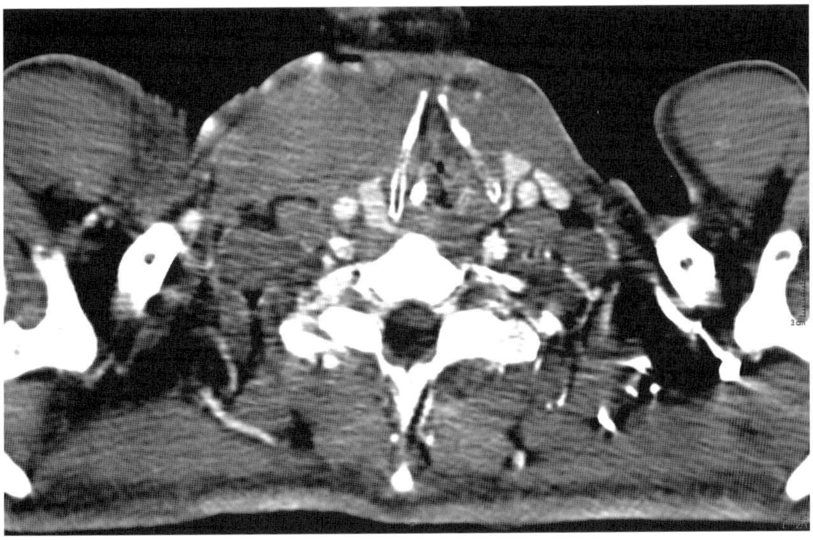

CAS 6 : CARCINOME HÉPATOCELLULAIRE ENVAHISSANT LA VEINE CAVE INFÉRIEURE ET THROMBOSE DE LA VEINE JUGULAIRE INTERNE DROITE

1. Sur cette coupe tomodensitométrique passant par le dôme hépatique, il existe une volumineuse tumeur mal limitée, partiellement nécrosée qui vient élargir la veine hépatique droite pour occuper le tiers externe de la veine cave inférieure. Il existe autour du foie une petite quantité d'ascite.

2. Il existe une évidente asymétrie des parties molles du cou avec une volumineuse masse latérotrachéale droite qui refoule le lobe thyroïdien droit en arrière. A gauche, on visualise en dehors du lobe thyroïdien gauche artère carotide interne gauche et veine jugulaire interne gauche. A droite, en dehors du lobe thyroïdien droit, on visualise parfaitement l'artère carotide interne droite. En revanche, la veine jugulaire interne droite n'est plus visualisée. En analysant scrupuleusement le cliché, on peut visualiser un fin liséré discrètement rehaussé par le produit de contraste, réalisant une image arrondie qui correspond en fait à une très volumineuse thrombose de la veine jugulaire interne droite.

3. Sur les images proposées, il faut d'abord récuser le diagnostic d'extension extrahépatique avec métastase susclaviculaire puisqu'il s'agit probablement d'une thrombose cruorique de la veine jugulaire interne droite.
   Pour en revenir au foie, il existe une très volumineuse tumeur étendue à la veine cave inférieure.

COMMENTAIRE

Il est habituel d'envisager les traitements du carcinome hépatocellulaire dans cet ordre :
- La transplantation hépatique qui constitue le meilleur traitement du carcinome hépatocellulaire ne peut être proposée lorsqu'il existe une extension vasculaire.
- La chirurgie hépatique, ici il s'agirait au moins d'une hépatectomie droite n'est pas possible puisqu'il s'agit d'une hépatectomie majeure chez un malade qui a présenté au moins une décompensation ascitique comme en témoigne la petite ascite périhépatique.
- Les traitements locaux, radiofréquence, acétisation, alcoolisation sont contre-indiqués par le volume tumoral et son extension à la veine cave inférieure.
- La chimioembolisation devra être discutée devant cette tumeur volumineuse étendue à la veine cave. C'est probablement le traitement qui sera proposé à cet homme jeune plutôt qu'un traitement palliatif.

Le carcinome hépatocellulaire présente une extension tumorale fréquente au système veineux portal. Il faut systématiquement rechercher une extension tumorale au système veineux hépatique par le biais duquel on peut observer une extension tumorale à la veine cave inférieure, voire à l'oreillette droite. Par ailleurs, le cas clinique présenté illustre une fois de plus la fréquence de thromboses cruoriques à l'origine de lésion pseudotumorale.

RÉFÉRENCES

• Clark H.P. et al.
Staging and current treatment of hepatocellular carcinoma.
RadioGraphics 2005; 25: S3-S23.

• Lee K.H. et al.
Transcatheter arterial chemoembolization for hepatocellular carcinoma: anatomic and hemodynamic considerations in the hepatic artery and portal vein.
RadioGraphics 2002; 22: 1077.

CAS 7

Cet homme de 38 ans est hospitalisé pour cirrhose hépatique en attente de transplantation.
Un scanner hépatique est réalisé pour lequel vous disposez de coupes obtenues au temps portal.

1. Quelles sont les anomalies relevées sur la coupe la plus haut située ?
2. Quelles sont les anomalies relevées sur la coupe la plus bas située ?
3. Quelles sont les caractéristiques vasculaires qui doivent figurer dans le compte rendu d'un scanner réalisé pour le bilan prétransplantation hépatique ?

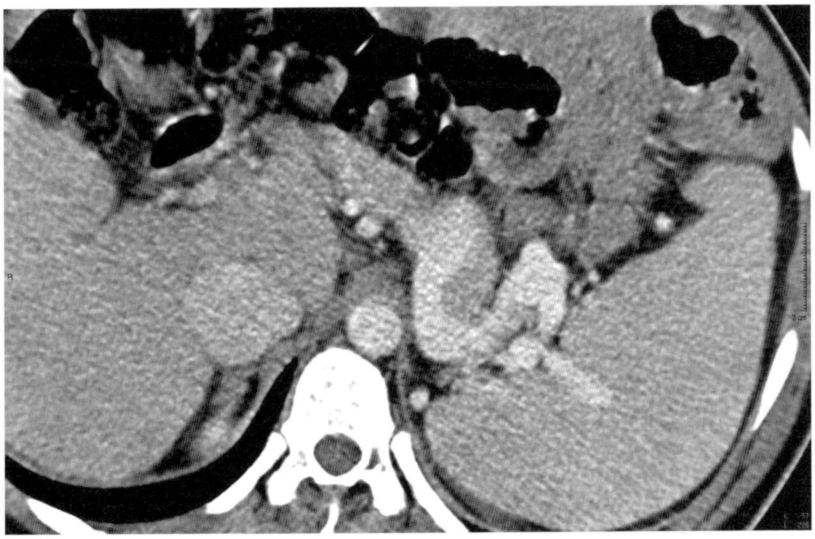

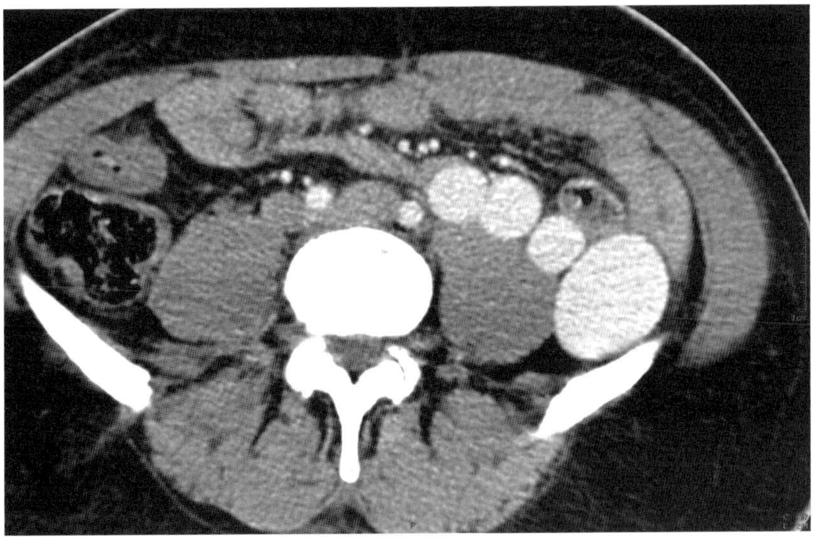

CAS 7 : HYPERTENSION PORTALE MAJEURE AVEC HYPOPERFUSION HÉPATIQUE PORTALE ET VOIES DE DÉRIVATIONS PORTOCAVES INHABITUELLES

3. Sur la coupe la plus haut située, on note des anomalies hépatiques à type de bosselures des bords du foie et de dysmorphie avec par exemple une hypertrophie du segment I. Il existe une splénomégalie. D'autre part, le tronc porte est de très petite taille et au contraire, il existe une très volumineuse veine splénique partiellement thrombosée et une toute petite veine du pilier gauche du diaphragme.

3. Les vaisseaux opacifiés sont les deux artères iliaques primitives, des vaisseaux artériels jéjunaux et bien sûr de volumineuses structures vasculaires arrondies très rehaussées qui correspondent dans ce contexte à des voies de dérivations portocaves inhabituelles.

3. Dans le cadre du bilan prétransplantation hépatique, il faut chercher des anomalies artérielles telles que l'existence d'un ligament arqué à l'origine d'une sténose significative du tronc cœliaque, détailler le type de vascularisation artérielle hépatique et l'existence de variantes et signaler les éventuelles modifications athéromateuses de l'artère hépatique.

Sur le plan portal, il faut analyser la qualité du tronc porte, chercher d'éventuelles thromboses cruoriques du tronc porte, de la veine splénique, de la veine grande mésentérique.
Que ce soit sur le plan artériel ou sur le plan veineux, il faut bien comprendre qu'il faut répondre en terme d'artères et de veines sur lequel le transplanteur pourra aboucher le transplant.

COMMENTAIRE

Dans le cas présenté, il existe un tronc porte de très petite taille. Ceci est corrélé de manière très significative avec une inversion du flux portal et dans le cadre d'un bilan prétransplantation, cela implique qu'il faudra greffer le foie transplanté sur autre chose que ce tronc porte de très petite taille, que ce soit une veine grande mésentérique ou une veine splénique, en vérifiant la qualité de ces troncs veineux.
En cas d'hypertension portale majeure et notamment lorsqu'il existe une inversion du flux porte, il existe fréquemment des dérivations portocaves inhabituelles qui peuvent avoir des trajets aberrants et réaliser de volumineuses dilatations veineuses.

Références

• Bryce T.J. et al.
CT signs of hepatofugal portal venous flow in patients with cirrhosis.
AJR 2003; 181: 1629-1633.

• Wachsberg R.H. et al.
Coronary vein diameter and flow direction in patients with portal hypertension: evaluation with duplex sonography and correlation with variceal bleeding.
AJR 1994; 162: 637-641.

PATHOLOGIE THORACIQUE

C. LACOMBE

CAS 1

M. M..., âgé de 75 ans, est hospitalisé pour toux chronique associée à des crachats hémoptoïques. Il s'agit d'un patient apyrétique, vivant en Tunisie depuis 10 ans, ayant une intoxication tabagique estimée à 60 paquets-années.
Une radiographie thoracique et un scanner sont réalisés.

1. Comment décrivez-vous l'anomalie visible sur la radiographie thoracique ?
2. Quels diagnostics évoquez-vous ?
3. Lequel retenez-vous finalement ?

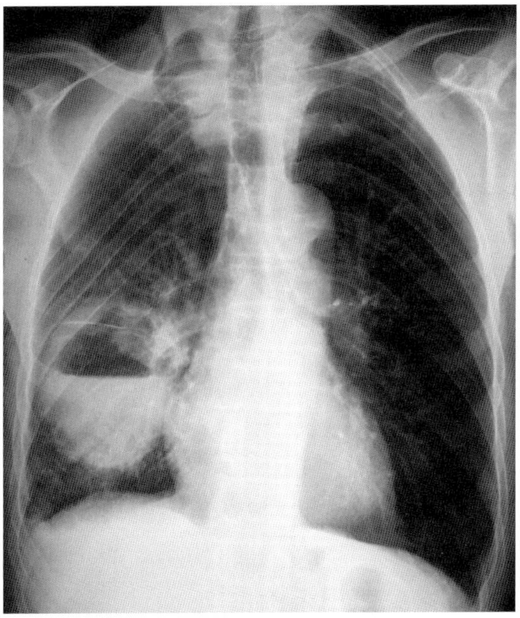

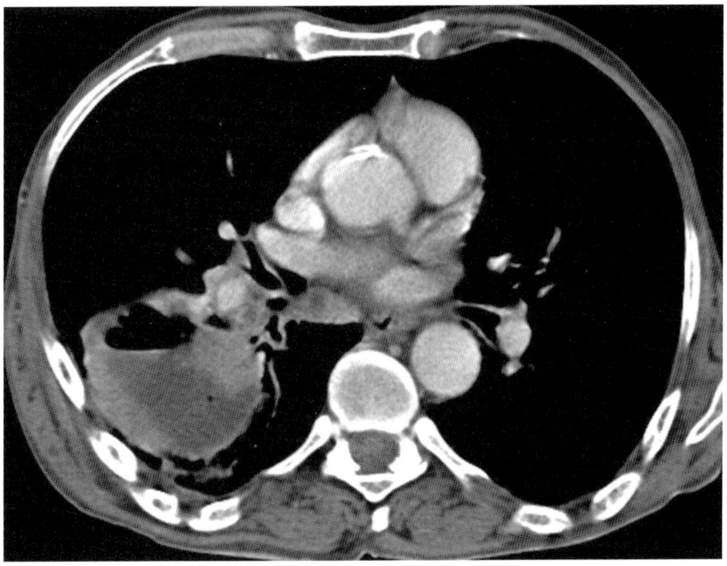

CAS 1 : CARCINOME ÉPIDERMOÏDE EXCAVÉ

1. Il s'agit d'une opacité excavée de la base pulmonaire droite, à parois épaisses, siège d'un niveau hydroaérique et d'un bourgeon tissulaire endocavitaire à sa face supéro-interne.

2. Devant une image cavitaire unique à parois épaisses du poumon, on évoque :
   - un abcès pulmonaire ;
   - une "caverne" tuberculeuse ;
   - une tumeur maligne excavée, primitive ou secondaire.

   Dans les trois cas, le parenchyme pulmonaire adjacent peut être tout à fait normal, comme chez notre patient.

3. L'absence de fièvre et l'intoxication tabagique font d'emblée suspecter une tumeur primitive excavée. La présence sur la radiographie d'un bourgeon tissulaire endocavitaire conforte cette hypothèse.

   Le scanner thoracique, qui doit être pratiqué devant la découverte d'une opacité excavée non fébrile, confirme ce diagnostic en mettant en évidence une masse ganglio-tumorale rehaussée après injection, engainant l'origine de la bronche lobaire inférieure droite, avec de petites adénopathies hilaire et sous-carinaire.

   Le diagnostic a été confirmé par la bronchoscopie qui a objectivé une lésion bourgeonnante du tronc des basales à droite, et les biopsies ont conclu à un carcinome épidermoïde bien différencié.

COMMENTAIRE

L'incidence de l'excavation dans le cancer broncho-pulmonaire est estimée à 10 % ; elle survient le plus souvent sur les tumeurs de plus de 3 cm. Le type histologique le plus fréquent dans les cancers excavés est le carcinome épidermoïde, qu'on peut également retrouver sous le nom de carcinome à cellules squameuses.

Le carcinome épidermoïde, est actuellement la 2e cause de cancer broncho-pulmonaire, représentant 25 à 30 % des cas (l'adénocarcinome en représentant 30 à 35 %). Il a un tropisme endobronchique marqué, avec des atteintes préférentiellement centrales (bronches principales, lobaires ou segmentaires). Son extension se fait vers le parenchyme pulmonaire et le hile. De son point de départ endobronchique découlent ses manifestations radiologiques les plus classiques : masse proximale avec obstruction bronchique responsable d'une atélectasie d'amont et/ou d'une pneumopathie obstructive dans 43 % des cas d'une série de 98 carcinomes épidermoïdes. Ce développement endobronchique permet le plus souvent de faire le diagnostic histologique lors des biopsies par voie endoscopique.

Il peut également être le siège d'une nécrose centrale responsable d'une excavation dans 10 % des cas. Une image pulmonaire excavée impose donc la recherche d'une portion tissulaire.

Le caractère excavé n'intervient pas dans la classification TNM et le bilan préopératoire : la masse mesurée pour le "T" correspond au bourgeon charnu et non à l'excavation.

RÉFÉRENCES

- Monnier J.P. et coll.
  Radiodiagnostic.
  3e édition, Masson, Paris 1984.
- Müller N.L. et al.
  Pulmonary neoplasm. In Radiologic diagnosis of the disease of the chest.
  WB Saunders Compagny, 2001.
- De Rosado-de-Christenson M.L. et al.
  Bronchogenic carcinoma: Radiologic-pathologic correlation.
  Radiographics 1994; 14: 429-446.

CAS 2

M. V..., âgé de 52 ans, sans antécédent consulte pour une toux fébrile. Dans un premier temps, une radiographie thoracique est réalisée et une antibiothérapie est instituée. A la suite de ce traitement bien conduit, la radiographie ne s'est pas modifiée, et un scanner est réalisé.

1. Décrivez les anomalies
2. Quelles sont les hypothèses diagnostiques à évoquer ?
3. Quel examen complémentaire suggérez-vous de réaliser pour parvenir au diagnostic ?

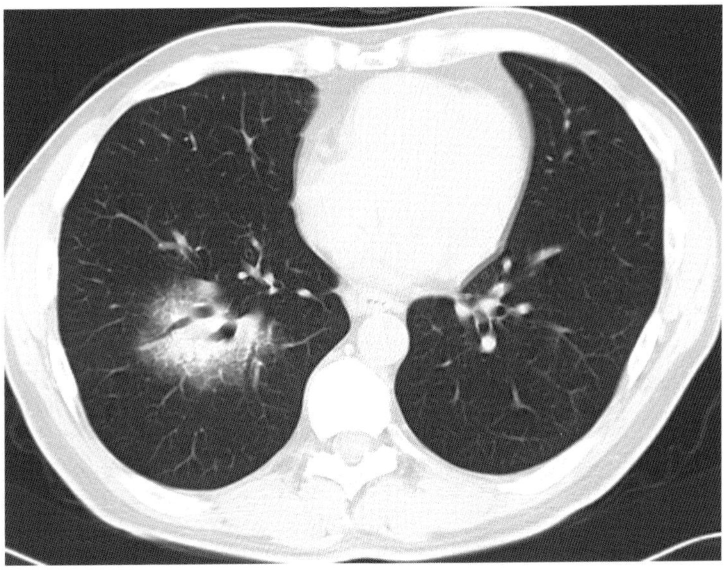

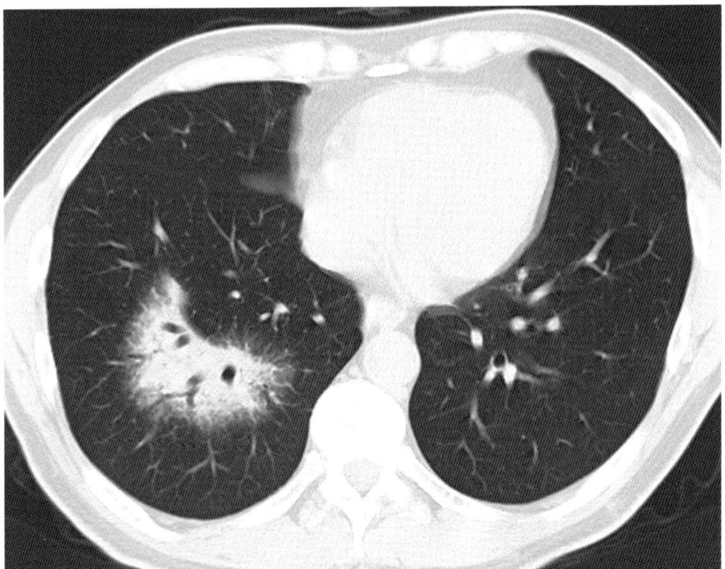

CAS 2 : LYMPHOME BALT

1. Le scanner montre une plage de condensation systématisée de la pyramide basale droite, siège d'un bronchogramme aérique.
Les autres coupes ne montrent pas d'anomalie parenchymateuse, ni d'adénopathie médiastinale ou hilaire.

2. La première hypothèse diagnostique à évoquer devant une condensation alvéolaire est bien sûr la pneumopathie bactérienne (le plus souvent due au pneumocoque), et *a fortiori* chez un sujet fébrile.

   Cependant, en l'absence de réponse à une thérapeutique adaptée, on évoquera :
   - une pneumopathie à germes atypique ou virale pouvant donner une condensation comme les mycoplasmes et les chlamydiæ, ou les virus de la grippe et de la rougeole ;
   - une origine néoplasique : carcinome bronchiolo-alvéolaire ou lymphome donnant des images de condensation alvéolaire ;
   - un infarctus pulmonaire ;
   - une cause plus rare comme une COP (cryptogenic organising pneumonia, correspondant à la nouvelle appellation de la broncho-pneumopathie obstructive en voie d'organisation, dite BOOP) ;
   - d'autres étiologies comme le syndrome de Churg et Strauss peuvent donner des condensations extensives mais la clinique est différente.

3. Une endoscopie bronchique avec prélèvements pour l'anatomopathologie, la bactériologie, la virologie, la mycologie et la parasitologie.

COMMENTAIRE

Le lymphome BALT (bronchus-associated lymphoïd tissue) est le sous-type pulmonaire de la famille des lymphomes MALT digestifs (mucosa-associated lymphoïd tissue). Il concerne le tissu BALT, normalement composé de follicules lymphoïdes sous-épithéliaux le long des bronches et bronchioles terminales.
Le lymphome BALT est un lymphome B de bas grade, à croissance lente, et d'excellent pronostic après traitement par chimiothérapie. Anciennement appelé "pseudolymphome", il a longtemps été considéré à tort comme bénin.
La présentation radiologique du lymphome BALT découle de son extension sous-épithéliale le long de l'épithélium bronchique, sans extension endobronchique : on retrouve le plus souvent un bronchogramme aérique, quelle que soit la forme de la lésion. L'aspect le plus fréquemment retrouvé est celui d'une masse tissulaire arrondie, siège d'un bronchogramme aérique, mais on peut également retrouver des nodules multiples, uni ou bilatéraux, des infiltrats péribronchiques diffus ou une condensation systématisée, comme chez notre patient. Des plages de verre dépoli ont également été décrites. Il n'existe des adénopathies médiastinales que chez 30 % des patients.

RÉFÉRENCES

- Lee D.K. et al.
  B-cell lymphoma of bronchus-associated lymphold tissue (BALT) : CT features in 10 patients.
  JCAT 2000 ; 24 : 30-34.
- Gimenez A. et al.
  Unusual primary lung tumors: a radiologie-pathologic overview.
  Radiographics 2002; 22: 601-619.

CAS 3

A l'occasion d'une toux, on découvre chez M. S..., 57 ans et tabagique à 35 paquets-années, une opacité lobaire inférieure gauche sur la radiographie thoracique. Un scanner et une endoscopie bronchique avec biopsies sont réalisés.

1. Quelle est votre première hypothèse diagnostique devant le type d'image présentée sur la figure a ?
2. Les biopsies concluent à un adénocarcinome. Connaissez-vous un sous-type d'adénocarcinome donnant ce type de séméiologie radiologique ?
3. La figure b représente le scanner réalisé à l'issue de la 6e cure de chimiothérapie. Quelles sont les deux hypothèses diagnostiques que vous devez évoquer ?

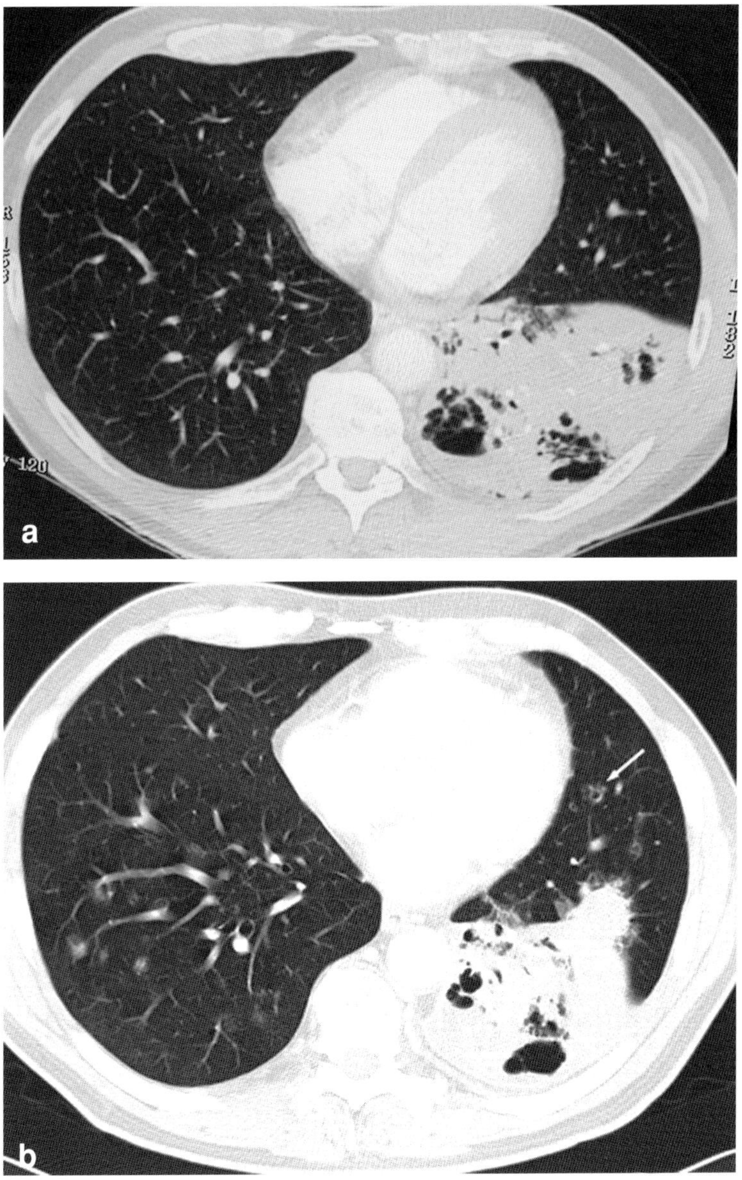

CAS 3 : ADÉNOCARCINOME BRONCHIOLO-ALVÉOLAIRE

1. La *figure a* montre une condensation systématisée du lobe inférieur gauche, excavée. On évoque en première hypothèse diagnostique une origine infectieuse, et notamment tuberculeuse.

2. Le carcinome bronchioloalvéolaire est un soustype d'adénocarcinome broncho-pulmonaire pouvant se manifester par une opacité de type alvéolaire pseudo-pneumonique, avec possible excavation.

3. La *figure b* montre une augmentation du volume de la masse lobaire inférieure gauche et l'apparition de multiples nodules de distribution centro-lobulaire. Il faut bien sûr évoquer en première intention un échec thérapeutique avec progression tumorale, d'autant que le carcinome bronchioloalvéolaire a une forte propension à la dissémination par voie bronchogène. La 2e hypothèse à évoquer devant l'apparition de nodules centrolobulaires traduisant une dissémination bronchogène, est la surinfection bronchique, classique chez un patient immunodéprimé par la chimiothérapie, et notamment la tuberculose. Une seconde endoscopie bronchique avec biopsies, BK tubages et lavage broncho-alvéolaire a donc été réalisée ; elle n'a pas retrouvé de germe, et a confirmé le diagnostic de carcinome bronchiolo-alvéolaire.

COMMENTAIRE

Le carcinome bronchiolo-alvéolaire est un soustype d'adénocarcinome représentant 2 à 6 % de l'ensemble des cancers broncho-pulmonaires. Dans sa forme pure, il consiste en une prolifération de cellules malignes mucineuses ou non mucineuses reposant sur des parois alvéolaires peu ou pas transformées, sans modification de la vascularisation alvéolaire ni de sa composante élastique. Cependant, seule une minorité de carcinomes bronchiolo-alvéolaires sont histologiquement purs, et la plupart de ceux rapportés dans la littérature correspondent en réalité à des formes mixtes d'adénocarcinomes, à prédominance bronchiolo-alvéolaire. Ce phénomène explique le diagnostic erroné d'adénocarcinome lors de la première fibroscopie de M. S...

Radiologiquement, il se présente le plus souvent sous la forme d'une condensation, sans destruction architecturale, mais on peut également le retrouver sous la forme d'un nodule périphérique solitaire bien limité. L'excavation est possible, et plus fréquente que dans les autres sous-types d'adénocarcinomes. Dans les formes mucineuses, sécrétantes, la dissémination à d'autres lobes par voie bronchogène est fréquente, mais ces nodules, quand ils sont inférieurs à 5 mm ne grèvent pas le pronostic du patient et ne doivent pas être considérés comme des stades III (nodules satellites) ou IV (présence d'un carcinome bronchioloalvéolaire dans un autre lobe). A noter que ces nodules peuvent d'emblée prendre un aspect pseudo-kystique lorsqu'au hasard de la dissémination bronchogène, les cellules tumorales viennent tapisser une bulle d'emphysème ou une bronchectasie (figure b, flèche).

RÉFÉRENCES

- De Rosado-de-Christenson M.L. et al.
  Bronchogenic carcinoma: Radiologic-pathologic correlation.
  Radiographics 1994; 14: 429-446.
- Brambilla E.
  Classification des cancers broncho-pulmonaires (OMS 1999).
  Rev Mal Respir 2002; 19: 455-466.

CAS 4

Un patient de 49 ans consulte pour toux persistante associée à une altération de l'état général. A la suite d'une radiographie de thorax anormale, un scanner thoracique est réalisé.

1. Quel diagnostic évoquez-vous devant les anomalies visibles dans l'hémichamp pulmonaire droit et le lobe inférieur gauche ?
2. Quel(s) diagnostic(s) évoquez-vous devant l'anomalie du lobe supérieur gauche ?
3. Que proposez-vous pour affiner votre diagnostic ?

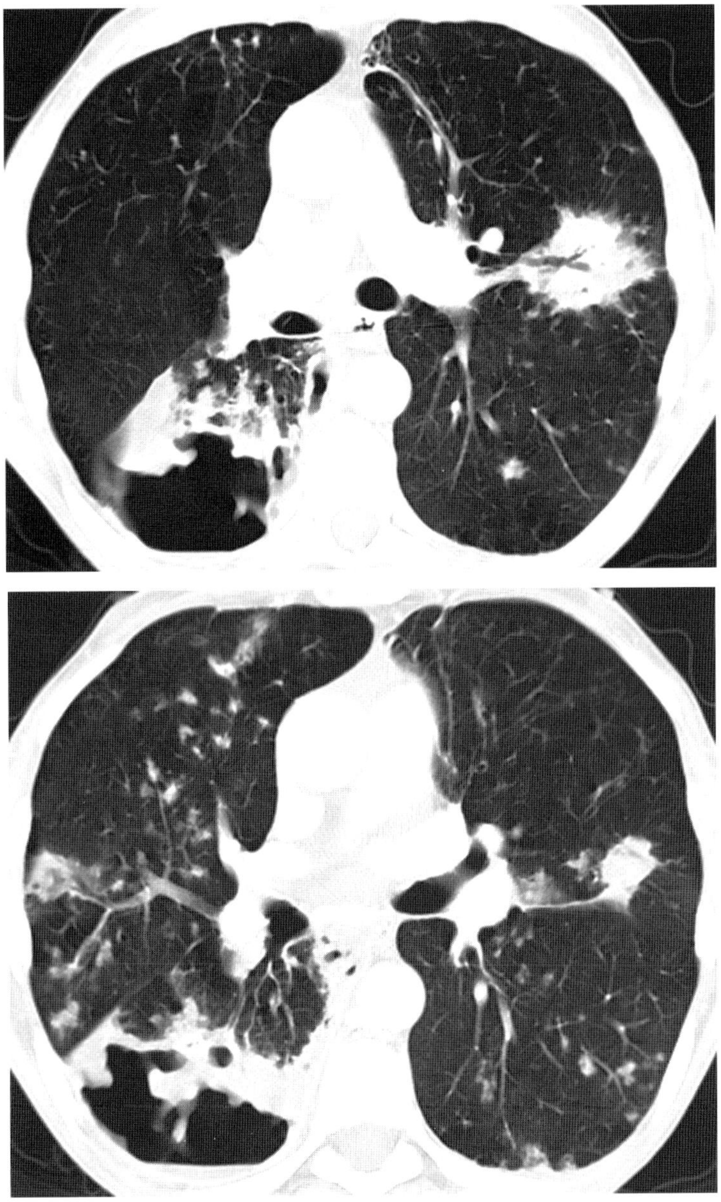

CAS 4 : TUBERCULOSE PULMONAIRE SYNCHRONE D'UN ADÉNOCARCINOME BRONCHIQUE

1. On observe une masse excavée du segment de Fowler droit avec niveau hydroaérique, associée à de multiples micronodules centrolobulaires à contours flous disposés en "arbre en bourgeon" témoignant d'une dissémination bronchogène dans l'hémichamp pulmonaire droit et le lobe inférieur gauche. Le diagnostic le plus probable est celui d'une tuberculose post-primaire avec "caverne" tuberculeuse à parois épaisses et dissémination endobronchique du caséum.

2. Il s'agit d'une masse spiculée du lobe supérieur gauche, à raccordement scissural et siège d'un bronchogramme aérique pour laquelle on évoque le diagnostic de cancer broncho-pulmonaire jusqu'à preuve du contraire.
   A noter que le bronchogramme aérique, classiquement décrit dans les condensations alvéolaires, est fréquemment rencontré dans les carcinomes broncho-pulmonaires. Néanmoins, dans le cadre d'une tuberculose pulmonaire, on peut également évoquer le diagnostic de tuberculome pulmonaire.

3. Une endoscopie bronchique permettant dans le même temps des biopsies de l'éperon de trifurcation du lobe supérieur droit et une aspiration en vue d'une analyse bactériologique, mycobactériologique, et parasitaire.

COMMENTAIRE

L'association cancer-tuberculose est bien connue. En effet, la baisse de l'immunité engendrée par la présence d'une néoplasie et/ou de son traitement par chimiothérapie peut favoriser une réactivation tuberculeuse.

Une étude américaine de 1997 a montré que la fréquence de la tuberculose pulmonaire chez les patients porteurs d'une néoplasie était de 90/100.000, contre 10/100.000 dans une population générale équivalente en âge et origine, soit une prévalence multipliée par 9. Dans 30 % des cas, la découverte était synchrone, comme chez notre patient, dans 48 % des cas, la tuberculose survenait dans les 18 mois suivant le diagnostic de cancer, et dans 21 % des cas, la survenue était à distance. Cette étude montrait également que si le cancer broncho-pulmonaire reste fortement représenté parmi les néoplasies fréquemment associées à la tuberculose, sa prédominance, comme celle des néoplasies ORL, est nettement moins marquée que dans les premières études de ce type, portant sur des cohortes suivies entre 1960 et 1970.

RÉFÉRENCES

- Libshitz H.I. et al.
  Tuberculosis in cancer patients: an update.
  J Thorac Imag 1997; 12: 41-46.
- Kuriyama K. et al.
  Prevalence of air-bronchograms in small peripheral carcinomas of the lung on thin-section CT: comparaison with benign tumors.
  AJR 1991; 156: 921-924.

CAS 5

Un patient de 40 ans présente le scanner thoracique suivant lors de son bilan pré-transplantation hépatique pour cirrhose. Il est asymptomatique sur le plan pulmonaire.

1. Quelle est votre première hypothèse diagnostique ?
2. L'endoscopie bronchique réalisée la même semaine retrouve des sécrétions peu abondantes, liquides et claires. L'étude cytologique du lavage broncho-alvéolaire (LBA) met en évidence des amas de cellules atypiques suspectes d'adénocarcinome. Qu'en pensez-vous ?
3. Finalement, il a été décidé de réaliser un contrôle tomodensitométrique à 1 mois qui apparaît strictement normal. Qu'en pensez-vous ?

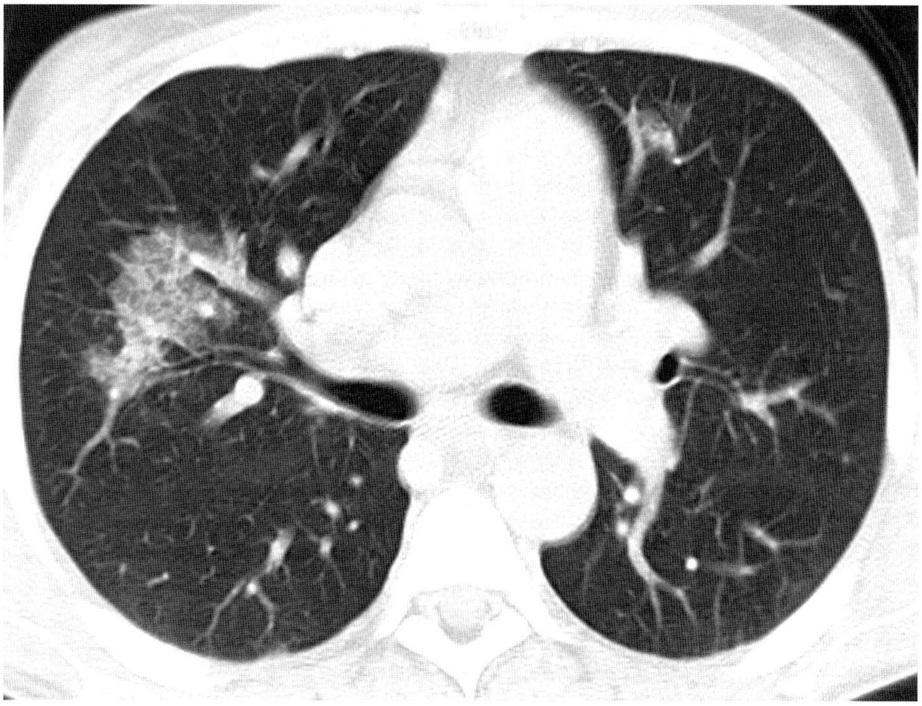

CAS 5 : FAUX POSITIF POUR LE DIAGNOSTIC D'ADÉNOCARCINOME BRONCHIQUE AU LAVAGE BRONCHO-ALVÉOLAIRE

1. La coupe de scanner présentée montre deux plages de verre dépoli avec bronchogramme aérique du lobe moyen et de la lingula. Les coupes non présentées ne montrent pas d'adénopathie. La première hypothèse diagnostique à évoquer devant un tel syndrome alvéolaire est celle d'une pneumopathie débutante chez un patient immunodéprimé (cirrhose en attente de greffe hépatique).

2. L'aspect en plages de verre dépoli bilatérales est très atypique pour un adénocarcinome, à moins qu'il ne s'agisse d'un carcinome bronchiolo-alvéolaire. Il est nécessaire de confirmer ce diagnostic par une biopsie par voie endoscopique ou tomodensitométrique avant de contre-indiquer la greffe hépatique et de mettre en route un traitement spécifique. En cas de biopsie difficile ou dangereuse (comme chez notre patient cirrhotique à l'hémostase précaire), un contrôle peut être proposé.

3. Il s'agissait donc d'un faux positif du LBA pour le diagnostic d'adénocarcinome.

COMMENTAIRE

Les faux positifs du LBA pour le diagnostic de cancer bronchique peuvent arriver dans les situations où le cytologiste est, en présence d'amas de cellules atypiques, à rapport nucléo-cytoplasmique élevé, en l'absence de polynucléaire ou de contexte infectieux connu. Chez notre patient, une antibiothérapie avait été mise en route entre le scanner suggérant l'hypothèse infectieuse et l'endoscopie, décapitant ainsi la pneumopathie débutante, mais le service de cytologie n'en avait pas été informé. D'autres cas de faux positifs pour le diagnostic d'adénocarcinome bronchique ont été décrits dans des cas d'infarctus pulmonaires.

Cet exemple illustre ainsi la nécessité, d'une part, d'obtenir une histologie et non simplement une cytologie pour porter le diagnostic d'adénocarcinome bronchique, et d'autre part, l'importance des renseignements cliniques pour les anatomopathologistes.

Référence

• Kaminsky D.A., Leiman G.
False positive sputum cytology in a case of pulmonary infarction.
Respir care 2004; 49(2): 186-8.

CAS 6

Un patient de 40 ans d'origine africaine se présente en consultation pour dyspnée d'effort et toux sèche. Suite à une radiographie thoracique anormale, un scanner est réalisé, sans injection en raison d'une allergie à l'iode. Les épreuves fonctionnelles respiratoires réalisées dans la même période montrent un syndrome restrictif.

1. Quel(s) diagnostic(s) évoquez-vous ?
2. Que proposez-vous pour étayer votre diagnostic ?

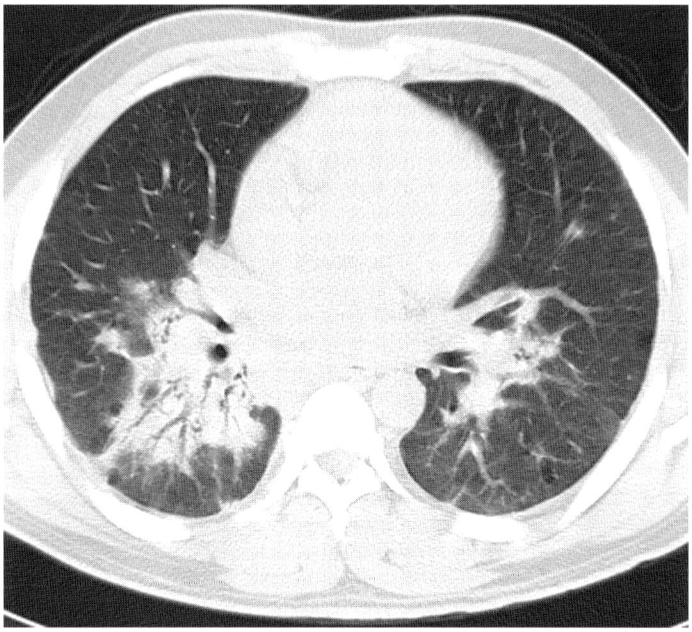

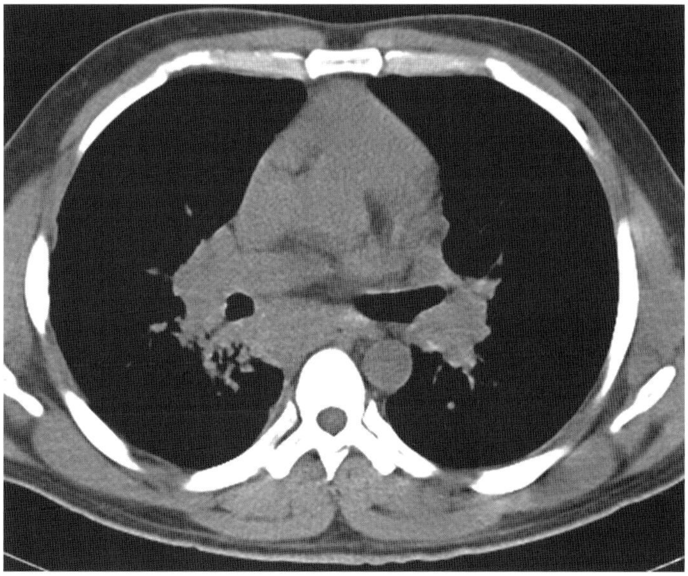

CAS 6 : SARCOÏDOSE PULMONAIRE

1. On observe sur le scanner une condensation alvéolaire bilatérale et de volumineuses adénopathies médiastinales et hilaires non compressives, visibles malgré l'absence d'injection. On peut évoquer un lymphome, un carcinome bronchioloalvéolaire évolué, une sarcoïdose, une tuberculose et une pneumopathie bilatérale. Ces volumineuses adénopathies médiastinales et hilaires symétriques associées à un syndrome restrictif plaident en faveur d'une sarcoïdose, même si les anomalies parenchymateuses ne sont pas les plus typiques de cette maladie.

2. On propose une endoscopie bronchique avec biopsies et lavage broncho-alvéolaire (LBA) qui montreront une prédominance lymphocytaire pour le LBA et des granulomes épithélioïdes et giganto-cellulaires sans nécrose caséeuse pour les biopsies. Les biopsies et le LBA permettront également de faire le diagnostic différentiel avec toutes les autres pathologies envisagées dans la gamme diagnostique.

COMMENTAIRE

La sarcoïdose est une granulomatose d'origine inconnue caractérisée par la présence de granulomes non caséeux, évoluant vers la résolution spontanée ou la fibrose. Elle peut intéresser de nombreux organes mais l'atteinte pulmonaire et/ou des ganglions médiastinaux et hilaires est présente dans 90 % des cas et constitue le plus souvent l'essentiel de la morbidité et la mortalité.
La pluralité des formes radiologiques de la sarcoïdose a conduit à la classification de Silzbach :

- *type 0 :* image thoracique normale,
- *type 1 :* adénopathies sans signe radiologique d'atteinte pulmonaire,
- *type 2 :* adénopathies associées à des signes pulmonaires,
- *type 3 :* atteinte pulmonaire sans adénopathie associée,
- *type 4 :* signes de fibrose pulmonaire.

Les granulomes sarcoïdosiques sont situés le long des canaux lymphatiques : tissu conjonctif de l'axe péribroncho-vasculaire, septums interlobulaires et plèvre. Ces localisations histologiques électives expliquent la topographie au scanner des micronodules à contours nets qui correspondent aux granulomes. Les territoires les plus touchés sont en général les territoires supérieurs et postérieurs, prédominant à droite, où le drainage lymphatique est le plus diminué.

Les micronodules peuvent confluer dans certains cas, en nodules ou en plages de condensation alvéolaire ou pseudo-alvéolaire avec bronchogramme aérique. On peut également observer des images de verre dépoli. L'ensemble de ces images, micronodules, plages de condensation et de verre dépoli correspondent à des lésions aiguës, réversibles. Mais elles peuvent également évoluer vers la fibrose, avec constitution au scanner d'images en rayon de miel, de distorsions scissurales et de bronchectasies de traction, irréversibles.
Les adénopathies médiastinales, réversibles, sont le plus souvent bilatérales, symétriques et non compressives. Elles intéressent le plus souvent les chaînes latéro-trachéale gauche, sous-carinaire, médiastinale antérieure, précarinaire et hilaire bilatérale.

RÉFÉRENCES

- Rémy-Jardin M. et al.
  Maladies micronodulaires. In : Imagerie nouvelle de la pathologie thoracique quotidienne, pp 1-21.
  Springer-Verlag, Paris 1995.
- Grenier P. et al.
  Imagerie thoracique de l'adulte, 2e ed.
  Médecine-sciences Flammarion, Paris 1996.

CAS 7

M. X..., âgé de 45 ans, aux antécédents d'allogreffe de moelle il y a 1 an pour leucémie aiguë myéloïde, présente une toux associée à une dyspnée hypoxémiante rapidement évolutive. Ses précédents scanners thoraciques réalisés dans le cadre du suivi de sa maladie étaient normaux et sa leucémie est considérée comme contrôlée.

1. Comment interprétez-vous le scanner ?
2. Quels diagnostics discutez-vous dans ce contexte ?

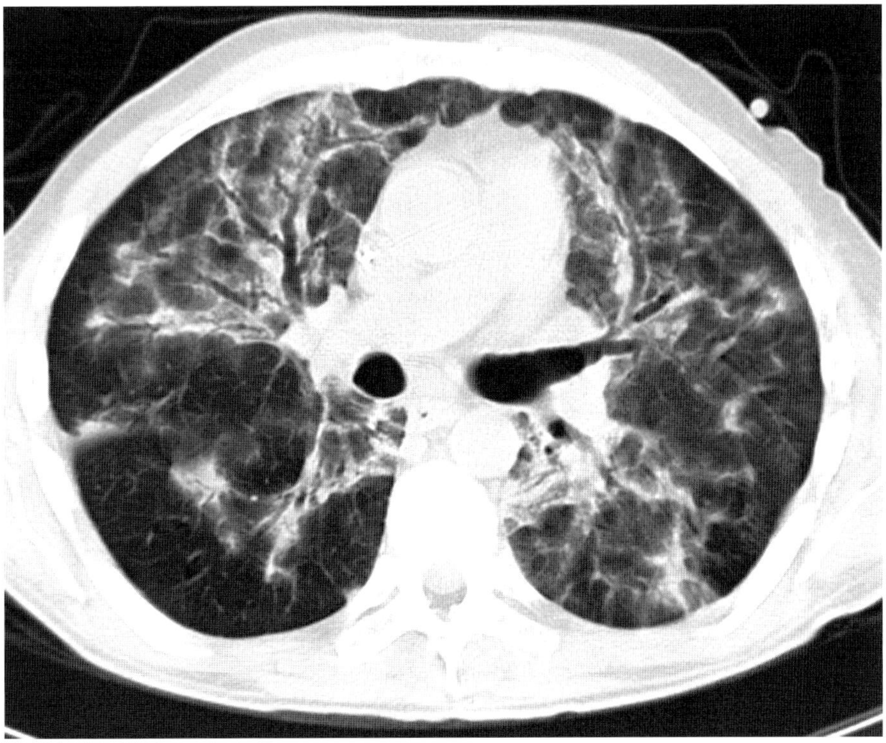

CAS 7 : PNEUMOPATHIE INTERSTITIELLE AIGUË IDIOPATHIQUE DE L'ALLOGREFFE

1. On observe des plages de verre dépoli et de condensation alvéolaires péri-bronchiques, diffuses, rétractiles, avec des bronchectasies de traction. Ces images évoquent une pathologie interstitielle d'installation aiguë puisque les anciens scanners étaient normaux, et fibrosante en raison de la présence des bronchectasies de traction.

2. La leucémie étant considérée comme contrôlée, on élimine une récidive thoracique. On évoquera donc les différentes complications pulmonaires de l'allogreffe de moelle, infectieuses ou non.

Les complications infectieuses dans ce contexte sont en général précoces, survenant dans la période initiale de l'aplasie ; les plus fréquentes sont les pneumopathies communautaires, l'aspergillose invasive, la pneumopathie à CMV et la candidose. Toutes ont été éliminées chez notre patient par une enquête microbiologique exhaustive. Les complications non infectieuses à type de pneumopathie interstitielle survenant dans un contexte d'allogreffe de moelle sont :

- l'hémorragie intra-alvéolaire diffuse, survenant en général dans le premier mois post-greffe ;
- la pneumopathie immuno-allergique médicamenteuse, mais notre patient n'avait pas eu de changement de thérapeutique depuis près d'un an, ce qui fait éliminer cette hypothèse ;
- la réaction du greffon contre l'hôte ou "GVH", donnant des images de bronchiolite oblitérante avec des plages de condensation ;
- la pneumopathie interstitielle aiguë idiopathique de l'allogreffé, donnant des images concordant avec celles de notre patient, et dont le diagnostic a été confirmé par l'anatomopathologie.

COMMENTAIRE

La pneumopathie interstitielle aiguë de l'allogreffé est la plus fréquente des pneumopathies survenant après allogreffe de moelle : elle représente 49 % des complications pulmonaires dans une étude portant sur 82 cas. Elle survient le plus souvent entre 30 et 180 jours après la greffe. Cliniquement, elle se présente comme une dyspnée fébrile avec toux, et évolue rapidement vers une détresse respiratoire, avec une mortalité supérieure à 70 %. Au scanner, on observe des condensations extensives prédominant aux bases, évoluant rapidement vers une fibrose sur les examens successifs.

L'anatomopathologie est indispensable au diagnostic car il s'agit d'un diagnostic d'exclusion, après élimination des autres complications pulmonaires, notamment infectieuses. Elle met en évidence des images de dommage alvéolaire diffus avec dépôts de membranes hyalines et plages de fibrose plus ou moins étendues selon le degré d'évolution de la maladie au moment de la biopsie.

RÉFÉRENCES

- Franquet T. et al.
  High-resolution CT and pathologic findings of noninfectious pulmonary complications after hematopoietic stem cell transplantation.
  AJR 2005; 184: 629-637.
- Sharma S., Nadrous H.F., Peters S.G. et al.
  Pulmonary complications in adult blood and marrow transplant recipients. Autopsy findings.
  Chest 2005; 128: 1385-92.

PATHOLOGIE VISCÉRALE

L. MONNIER-CHOLLEY - P. GARRIGOUX

CAS 1

Un patient de 60 ans, traité en 2001 par angioplastie pour un angor instable, actuellement asymptomatique a une échographie cardiaque à titre systématique. L'échographiste décrit une anomalie ventriculaire droite dont la nature n'est pas univoque. Un scanner et une IRM sont réalisés pour compléter le bilan.

1. Décrivez la lésion.
2. Quelle(s) est(sont) votre(vos) hypothèse(s) diagnostique(s) ?

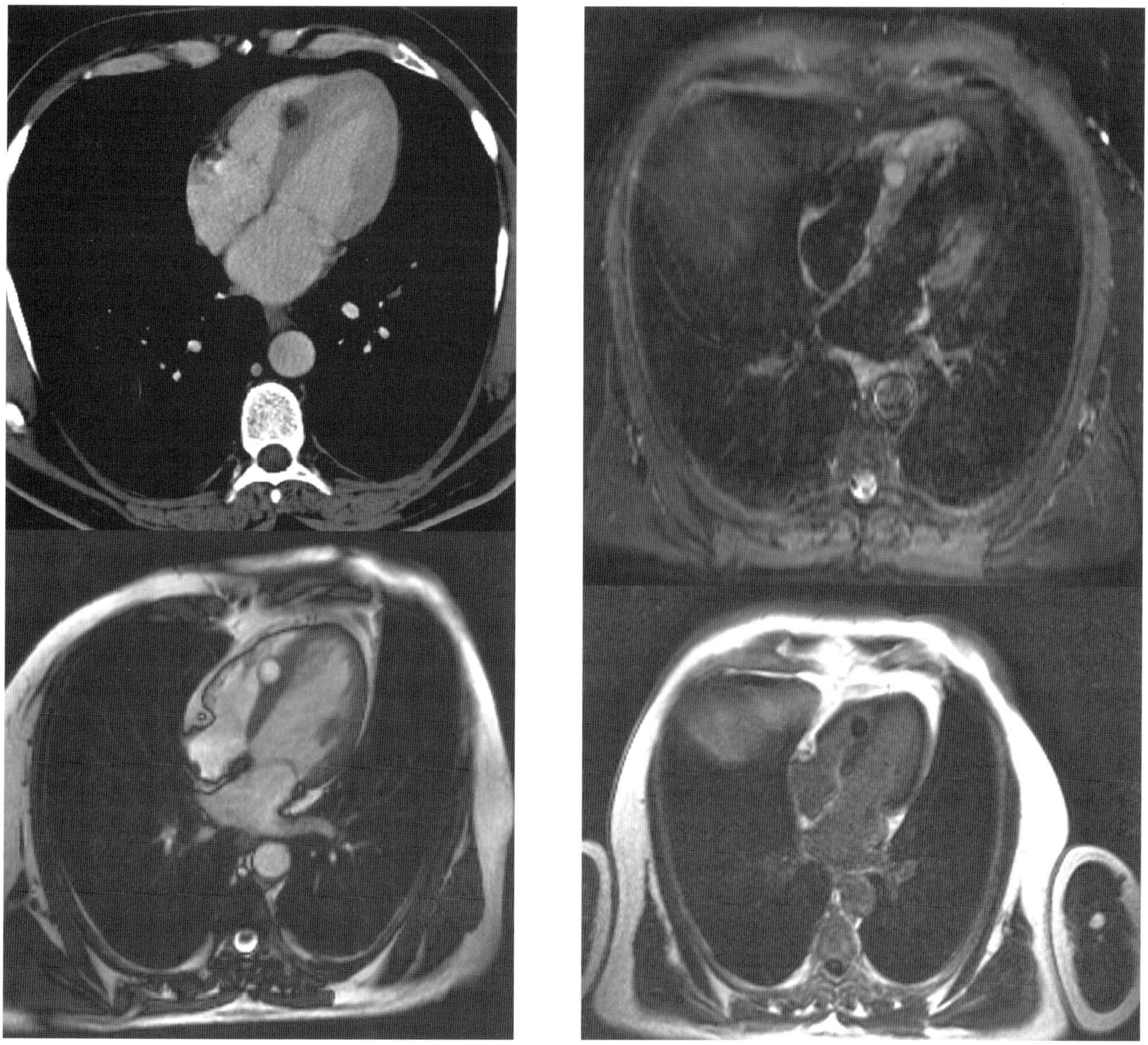

CAS 1 : KYSTE HYDATIQUE DU SEPTUM INTERVENTRICULAIRE

1. Le scanner et l'IRM montrent une lésion arrondie, mesurant 16 mm de diamètre, développée aux dépens du septum interventriculaire, faisant protrusion dans la cavité ventriculaire droite. Cette lésion est hypodense en scanner, de densité liquidienne. En IRM, elle est en hyposignal sur la séquence pondérée en T1 et en hypersignal sur la séquence pondérée en T2. Le signal ne chute pas après suppression de la graisse et il n'y a pas de rehaussement après injection de gadolinium.

2. Il s'agit donc d'une lésion kystique à paroi fine située au niveau du septum interventriculaire. Le premier diagnostic est celui de kyste hydatique du septum interventriculaire.

COMMENTAIRE

L'hydatidose correspond à une parasitose liée à une infection par une forme larvaire d'un cestode. Les zones d'endémie sont liées à l'élevage extensif du mouton (pourtour méditerranéen, Maghreb, Amérique Latine, Italie, Europe du Sud, Corse).

Les atteintes majoritaires de l'hydatidose sont hépatiques et pulmonaires (70 % et 20 % respectivement). La localisation cardiaque est une topographie rare (0.5 à 2 %). Elle se présente sous la forme d'un kyste à contenu liquidien, aux parois parfois calcifiées, souvent enchâssé dans le myocarde. La dissémination se fait essentiellement par voie coronaire, après franchissement des filtres hépatique et pulmonaire ce qui explique la prépondérance des localisations myocardiques. La paroi libre du ventricule gauche représente 50 à 60 % des localisations cardiaques du fait de sa riche vascularisation pariétale, le septum inter-ventriculaire 5 à 20 %. L'atteinte cardiaque peut-être isolée.

La présentation clinique est très variable. L'atteinte cardiaque peut être longtemps asymptomatique, de découverte fortuite ou être révélée par des palpitations, des précordialgies, une dyspnée, une hémoptysie, des troubles du rythme ou de la conduction. Enfin, il existe un risque de rupture intra péricardique ou intra ventriculaire avec risque vital par choc, tamponnade ou embolie.

La radiographie de thorax ne peut détecter que les formes volumineuses déformant la silhouette cardiaque ou les formes dont les calcifications pariétales sont importantes. L'échographie cardiaque permet de faire le diagnostic le plus souvent. L'IRM permet une étude plus complète de l'atteinte cardiaque en précisant les rapports de la lésion et son retentissement fonctionnel. Le scanner permet également de rechercher d'autres localisations (40 % des cas environ).
Biologiquement, la sérologie est positive dans 50 %. Elle peut être négative dans les formes chroniques. On observe une hyper-éosinophilie dans 30 % des cas, (formes fissuraires).
Le traitement chirurgical d'exérèse est généralement proposé du fait des risques de complications parfois graves. Le geste est encadré par l'Albendazole en cure avant et après.

RÉFÉRENCES

- Zobel C. et al.
  Echinococcus cyst located in the interventricular septum.
  Clin Res Cardiol 2006; 5 : 1-5.
- Baqué J. et al.
  Kyste hydatique du septum interventriculaire du cœur : aspect en scanner multibarrette et en IRM.
  J Radiol 2003 ; 84 : 614-616.

CAS 2

Patient de 55 ans hospitalisé pour accident vasculaire cérébral. Une échographie transœsophagienne réalisée dans le cadre du bilan étiologique met en évidence un flap au niveau de la crosse de l'aorte. Devant la suspicion de dissection aortique, un scanner est réalisé en urgence.

1. Décrivez les images de scanner.
2. Que préconisez-vous en complément ?
3. Quelle(s) est (sont) votre(vos) hypothèse(s) diagnostique(s) ?

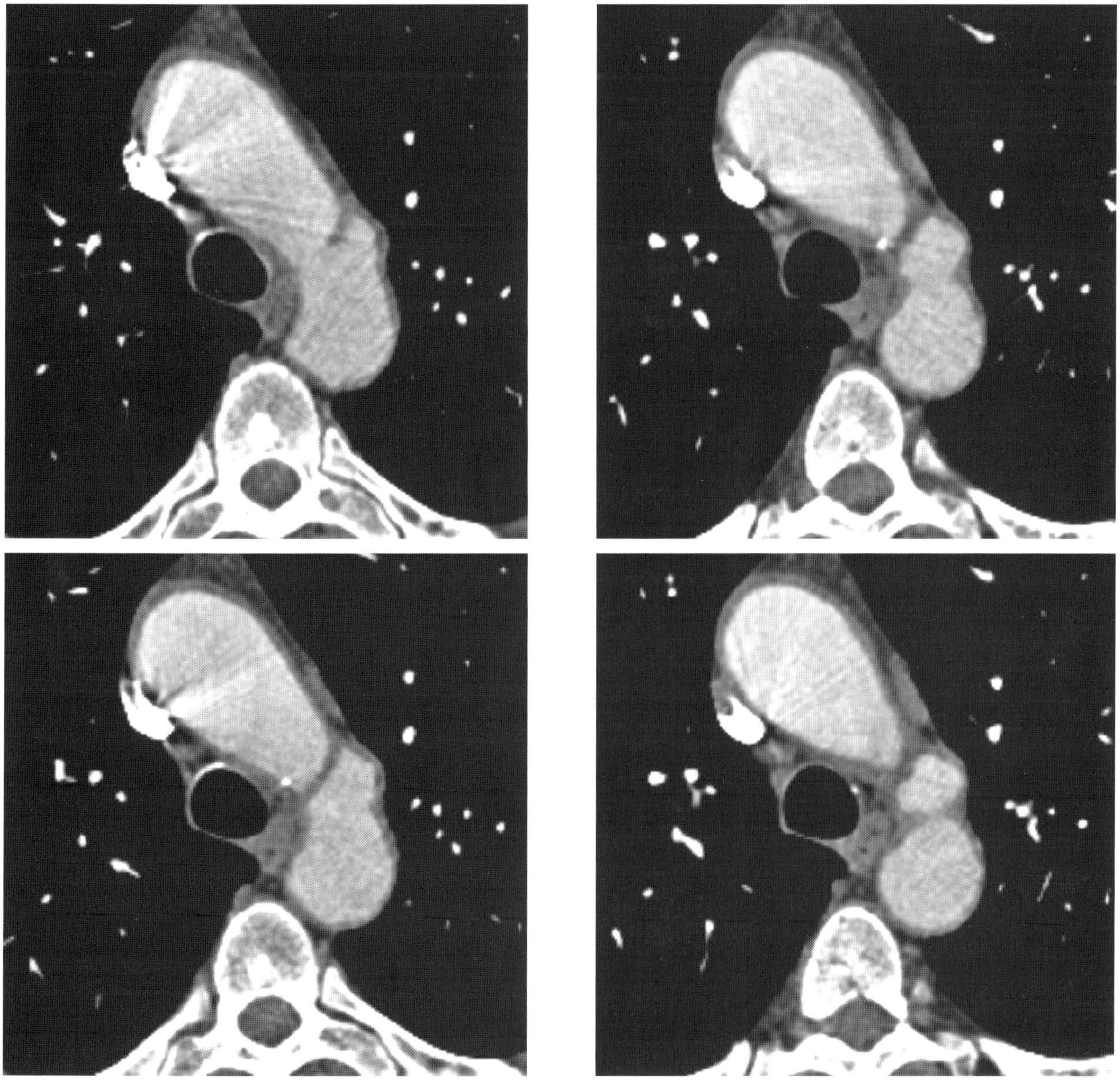

CAS 2 : DIVERTICULE AORTIQUE

1. On visualise sur le scanner réalisé après injection, une image d'addition au niveau de la concavité de la crosse de l'aorte, à la face antérieure de l'isthme. Il existe un doute sur un flap localisé. Il n'y a pas de signe d'hémomédiastin.

2. Des reconstructions multiplanaires et/ou une IRM doivent être faites en complément pour analyser l'aorte en trois dimensions. Elles montrent, dans le cas présent, sur les coupes sagittales une image de diverticule dont les contours sont parfaitement bien limités et dont l'angle de raccordement inférieur est obtus.

3. Il s'agit d'un diverticule aortique.

COMMENTAIRE

L'isthme est atteint dans 90 % des lésions traumatiques de l'aorte. Il est également le siège de nombreuses lésions non traumatiques, acquises (athérome, anévrysme ou dissection) ou congénitale. Le diverticule aortique fait partie de ces dernières et peut mimer une rupture traumatique de l'isthme ou une dissection, entraînant des thoracotomies blanches. Il est généralement considéré comme un reliquat du canal artériel, bien que certains aient évoqué la possibilité d'un reliquat d'un arc aortique embryonnaire. Il est visualisé sur environ 25 % des aortographies. L'angle de raccordement inférieur du diverticule avec la paroi aortique est toujours obtus, l'angle de raccordement supérieur l'est dans environ 90 % des cas. Quelques rares cas d'anévrysme de diverticule aortique ont été rapportés dans la littérature. Le mécanisme invoqué est celui de surpression au niveau de la fermeture incomplète du canal artériel. La localisation au niveau de la petite courbure de la crosse aortique est un bon argument en faveur du diagnostic à l'inverse des anévrysmes athéromateux.

Références

- C. Broux et al.
  Le diverticule aortique : un diagnostic différentiel des lésions traumatiques de l'aorte thoracique.
  Ann Fr Anesth Réanim 1999 ; 18 : 1065-1068.
- Batra P. et al.
  Pitfalls in the diagnosis of thoracic aortic dissection at CT angiography.
  RadioGraphics 2000 ; 20 : 309-320.

CAS 3

Un patient de 42 ans sans cardiopathie connue est hospitalisé suite à une tachycardie ventriculaire à 230/min à type de retard droit, axe hyperdroit, réduite par cordarone. L'électrocardiogramme montre un sus-décalage de 1 mm en antérieur et inférieur, un aspect QS en antérieur. Il existe la notion d'un épisode ancien de douleurs rétrosternales traité médicalement.

1. Quelles sont les anomalies visualisées en scanner ?
2. Quel est votre diagnostic ?

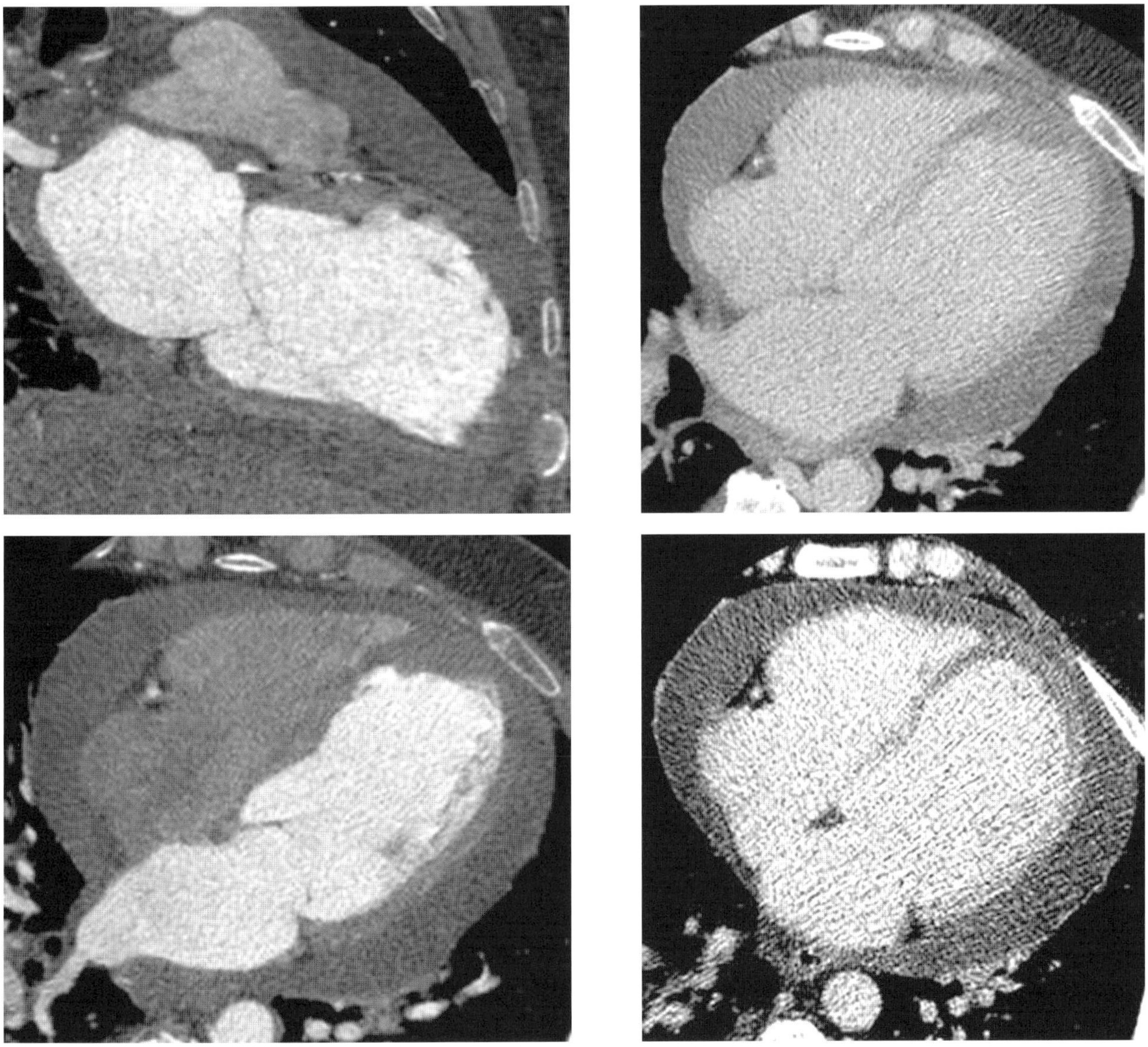

CAS 3

1. Présence d'un épanchement péricardique circonférentiel de 15 mm en latéroVG et 25 mm en latéroVD.
   Aspect de déformation de la paroi apicale du ventricule gauche qui est remodelée avec une ébauche d'anévrysme. La cavité ventriculaire gauche apicale apparaît comblée et ce comblement ne peut être expliqué que par la présence d'un thrombus-plan apical au contact du myocarde. Il est difficile de discerner la limite entre ce thrombus et la paroi myocardique et c'est donc plus ce signe indirect de comblement de la cavité ventriculaire qui permet d'affirmer le diagnostic. Cette limite entre thrombus et myocarde n'est pas bien visualisée même sur l'acquisition tardive à 2 minutes car cette paroi antérieure est anormalement hypodense contrairement aux parois septale et latérale qui se rehaussent.
   Le diamètre ventriculaire gauche est anormalement dilaté à 63 mm pour une dimension normale entre 45 et 50 mm en moyenne selon l'index corporel.
   Il faut donc savoir rechercher ces hypo ou hyperdensités myocardiques en scanner car elles sont moins évidentes qu'en IRM et raisonner selon le temps d'acquisition par rapport au début de l'injection.

2. Séquelle d'infarctus du myocarde antérieure étendue avec une ébauche d'anévrysme et un thrombus plan antéroapical.
   Pas de rupture ou de fissuration myocardique pouvant expliquer l'épanchement péricardique circonférentiel.
   Cardiopathie dilatée ischémique avec un abaissement sévère de la FEVG à 25 % calculée sur les séquences dynamiques.

COMMENTAIRE

Un infarctus du myocarde peut être de découverte fortuite au cours d'une imagerie cardiaque. Ces infarctus ont pu être asymptomatiques ou paucisymptomatiques ou non diagnostiqués. L'échographie cardiaque transthoracique (ETT) permet le plus souvent de les déceler. Mais il peut être parfois difficile en ETT d'explorer complètement le ventricule gauche, le ventricule droit et de déceler un thrombus intra-cavitaire.

Le scanner permet une exploration anatomique complète du cœur sous une forme d'acquisition volumique reconstructible en 3D et peut diagnostiquer des séquelles d'infarctus non vues ou mal visualisées en ETT. Les scanners multidétecteurs récents apportent une imagerie dynamique du cœur avec une moindre résolution temporelle qu'en IRM mais en partie compensée par une meilleure résolution spatiale.

Un infarctus antérieur étendu peut se compliquer par un anévrysme ventriculaire sous forme de bombement systolique (dyskinésie) de la paroi ventriculaire gauche.

Un thrombus pariétal peut se développer au contact d'une paroi ventriculaire hypo ou akinétique suite à une nécrose.

Un infarctus myocardique peut enfin se compliquer d'une rupture myocardique, soit contenue par le feuillet viscéral péricardique avec la formation d'un faux anévrysme, soit dans la cavité péricardique entraînant une tamponnade souvent léthale.

RÉFÉRENCES

- Mousseaux E. et al.
  Evaluation by electron beam computed tomography of intracardiac masses suspected by transoesophageal echocardiography.
  Heart 1996; 76: 256-63.
- Abergel E. et al.
  Cardiopathies ischémiques. In: Echocardiographie clinique de l'adulte.
  Tome 1, 2003, Estem, Chapitre 10: 694.

CAS 4

Une patiente de 75 ans est hospitalisée pour des ulcères de jambe inflammatoires qui révèlent une maladie des embols de cholestérol. Un scanner est réalisé pour rechercher des plaques à risque emboligène au niveau de l'aorte thoracique ou abdominale.

1. Quelles sont les anomalies visualisées en scanner ?
2. Quel est votre diagnostic ?

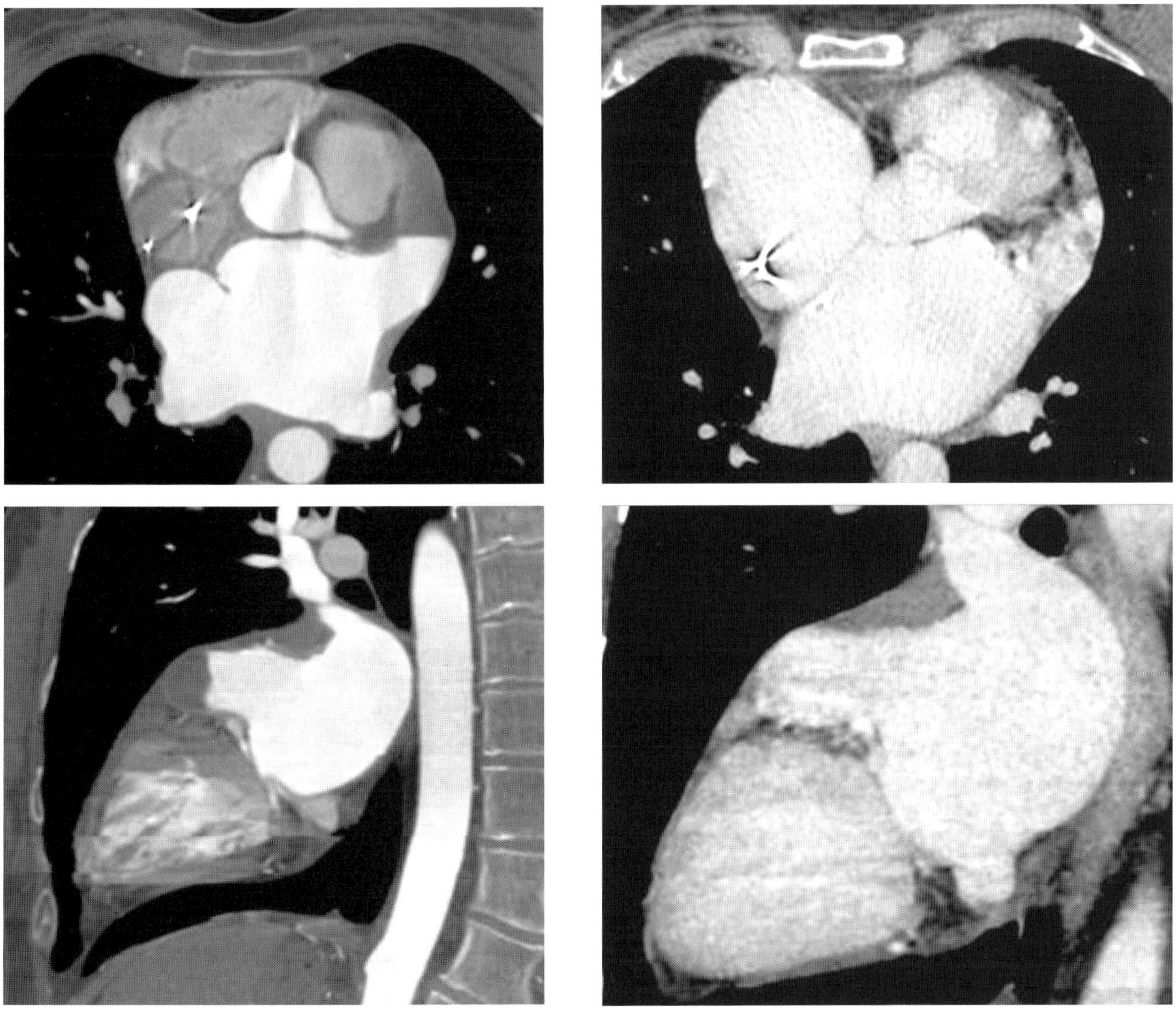

CAS 4

1. L'exploration de l'aorte ne retrouve pas de plaques à risque emboligène. L'auricule gauche ne s'opacifie pas complètement au temps précoce et une hypodensité ronde infracentimétrique située dans le fond de l'auricule gauche persiste sur l'acquisition tardive.
   L'oreillette gauche est dilatée avec une surface mesurée à 30 cm^2 soit bien au-dessus de la surface normale à 15 cm^2, mesure effectuée sur un plan de coupe “4 cavités”.

2. Présence d'une opacification tardive de l'auricule gauche et d'un petit thrombus auriculaire situé dans une oreillette gauche dilatée.

COMMENTAIRE

Les thrombus cardiaques, en dehors du contexte de cardiopathie ischémique où ils se développent sur une paroi nécrosée akinétique, doivent être recherchés dans toute cardiopathie dilatée. Il peut s'agir d'une cardiopathie dilatée du ventricule gauche définie par une augmentation anormale du diamètre télédiastolique. Dans ce cas les thrombus se développent au sein des trabéculations du ventricule gauche et le plus souvent au tiers apical.

L'autre situation plus fréquente de dilatation cardiaque est la dilatation de l'oreillette gauche soit par maladie de l'oreillette avec une arythmie par fibrillation auriculaire, soit en raison d'une pathologie mitrale (insuffisance ou surtout rétrécissement). Dans ce cas les thrombus se développent dans l'auricule gauche qui est un petit repli anatomique de l'oreillette ce qui favorise la stagnation des flux sanguins.
La recherche d'un thrombus de l'auricule gauche est systématique avant toute réduction de FA ou traitement par angioplastie percutanée d'un RM. Elle est le plus souvent réalisée par échographie transœsophagienne avec l'inconvénient d'ingérer la sonde d'échographie.
Cette recherche de thrombus auriculaire peut aussi se faire par scanner cardiaque avec synchronisation en réalisant systématiquement une acquisition artérielle et tardive. En effet, certains auricules volumineux peuvent mal s'opacifier au temps précoce, ce qui crée un faux aspect de thrombus.
Le scanner peut parfois être demandé en complément de l'ETO pour lever un doute échographique sur la présence d'un thrombus dans certaines formes anatomiques d'auricule dysplasique dite “en doigt de gant” ou s'il existe des trabéculations parfois difficiles à distinguer d'un thrombus. C'est l'acquisition tardive qui lève ces doutes en scanner.

RÉFÉRENCES

- Mousseaux E. et al.
  Evaluation by electron beam computed tomography of intracardiac masses suspected by transoesophageal echocardiography.
  Heart 1996; 76: 256-63.
- Abergel E. et al.
  Masses cardiaques. In: Echocardiographie clinique de l'adulte. Tome 2, 2003, Estem, Chapitre 14 : 1032.

CAS 5

Un patient de 32 ans est hospitalisé pour une décompensation cardiaque globale. Il a un antécédent de maladie de Hodgkin traité par radio et chimiothérapie en rémission complète. L'échocardiographie diagnostique une cardiopathie dilatée avec une FEVG à 30 % et une image apicale hyperéchogène.

1. Quelles sont les anomalies visualisées en scanner ?
2. Quel est votre diagnostic ?

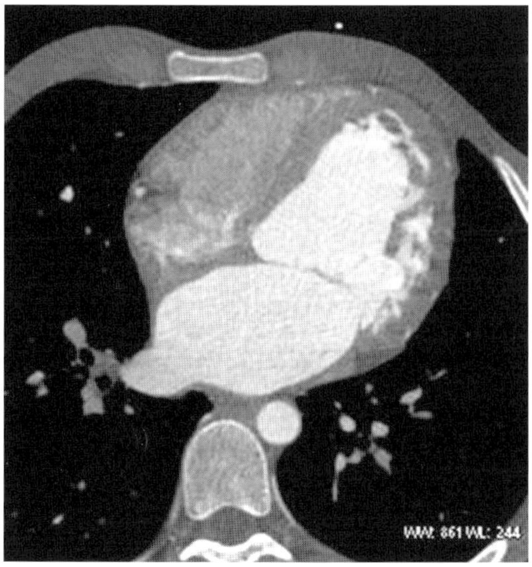

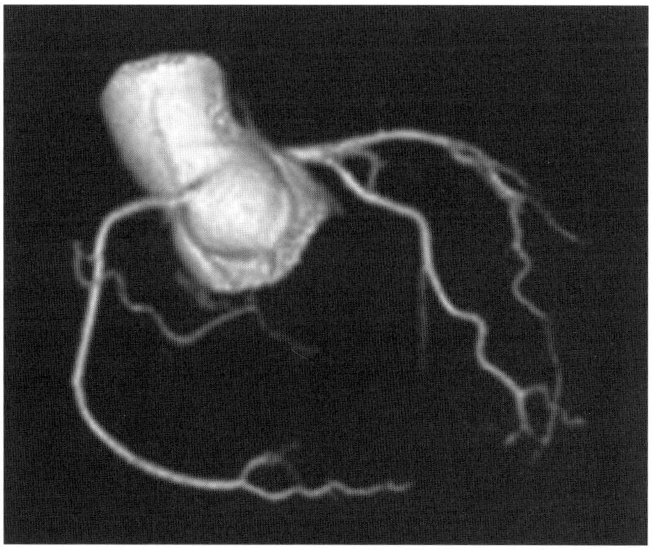

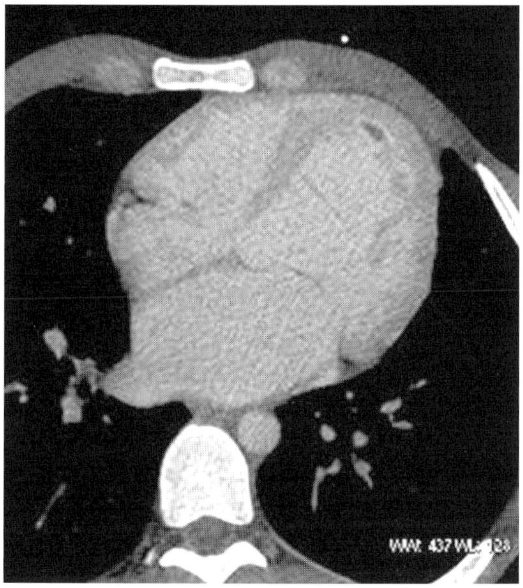

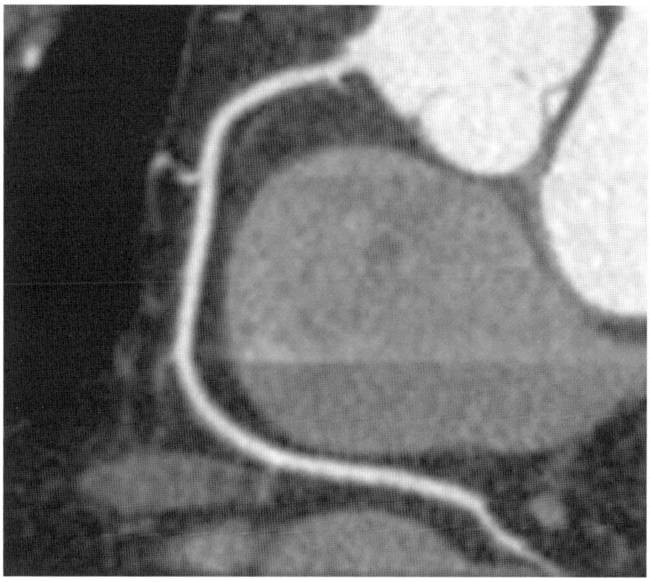

CAS 5

1. Le scanner montre une dilatation ventriculaire gauche et une hypodensité ovalaire apicale du ventricule gauche. Les artères coronaires sont sans sténose significative.

2. Cardiopathie ventriculaire gauche dilatée à coronaires saines. Thrombus apical du ventricule gauche.

COMMENTAIRE

Le diagnostic de thrombus intra-cardiaque est possible en scanner et reste peu documenté dans la littérature scientifique puisque le plus souvent ce diagnostic est fait en échocardiographie.
Il nécessite toutefois des précautions dans le protocole d'acquisition. Il est impératif d'analyser aussitôt l'acquisition artérielle pour décider de compléter par une acquisition tardive. Cette dernière acquisition est souvent nécessaire pour lever un doute en cas d'auricule gauche mal opacifié ou de nombreuses trabéculations qui peuvent masquer un thrombus.
Cette acquisition tardive peut être réalisée non pas en hélicoïdal mais en séquentiel (pas de recouvrement des spires, à un temps mésodiastolique, donc irradiation beaucoup plus faible). Un thrombus est une image hypodense, non rehaussée au temps tardif, parfois calcifiée dont l'aspect n'est pas spécifique mais très évocateur comme en échographie s'il se situe à l'apex du ventricule gauche ou dans l'auricule gauche. D'autres localisations cardiaques sont possibles mais plus rares et feront discuter un diagnostic de tumeur intracardiaque.
Il faut bien noter qu'un thrombus cardiaque gauche peut provoquer une embolie artérielle grave et qu'un traitement curatif est possible par anticoagulant donnant une régression complète dans 50 % des cas et partielle dans l'autre moitié nécessitant la poursuite des anticoagulants.

RÉFÉRENCES

- Mousseaux E. et al.
  Evaluation by electron beam computed tomography of intracardiac masses suspected by transoesophageal echocardiography.
  Heart 1996; 76: 256-63.
- Abergel E. et al.
  Maladies du myocarde. In: Echocardiographie clinique de l'adulte.
  Tome 1, 2003, Estem, Chapitre 9 : 614.

PATHOLOGIE NEUROLOGIQUE

M. BALU - E. BRIDEL

CAS 1

Monsieur M.A..., 86 ans, tombe de sa hauteur chez lui. Après une perte de connaissance brève, il est amené aux urgences. Un premier scanner cérébral sans injection montre une petite lame d'hématome sous-dural frontale gauche.
Un second scanner est réalisé 48 heures plus tard, en raison d'une confusion persistante.

1. Quelles sont les anomalies sur le scanner en fenêtre "tissus mous" ?
2. Faut-il compléter l'examen, et si oui par quel autre examen ?
3. Quelles autres anomalies s'ajoutent à l'hématome sous-dural ?

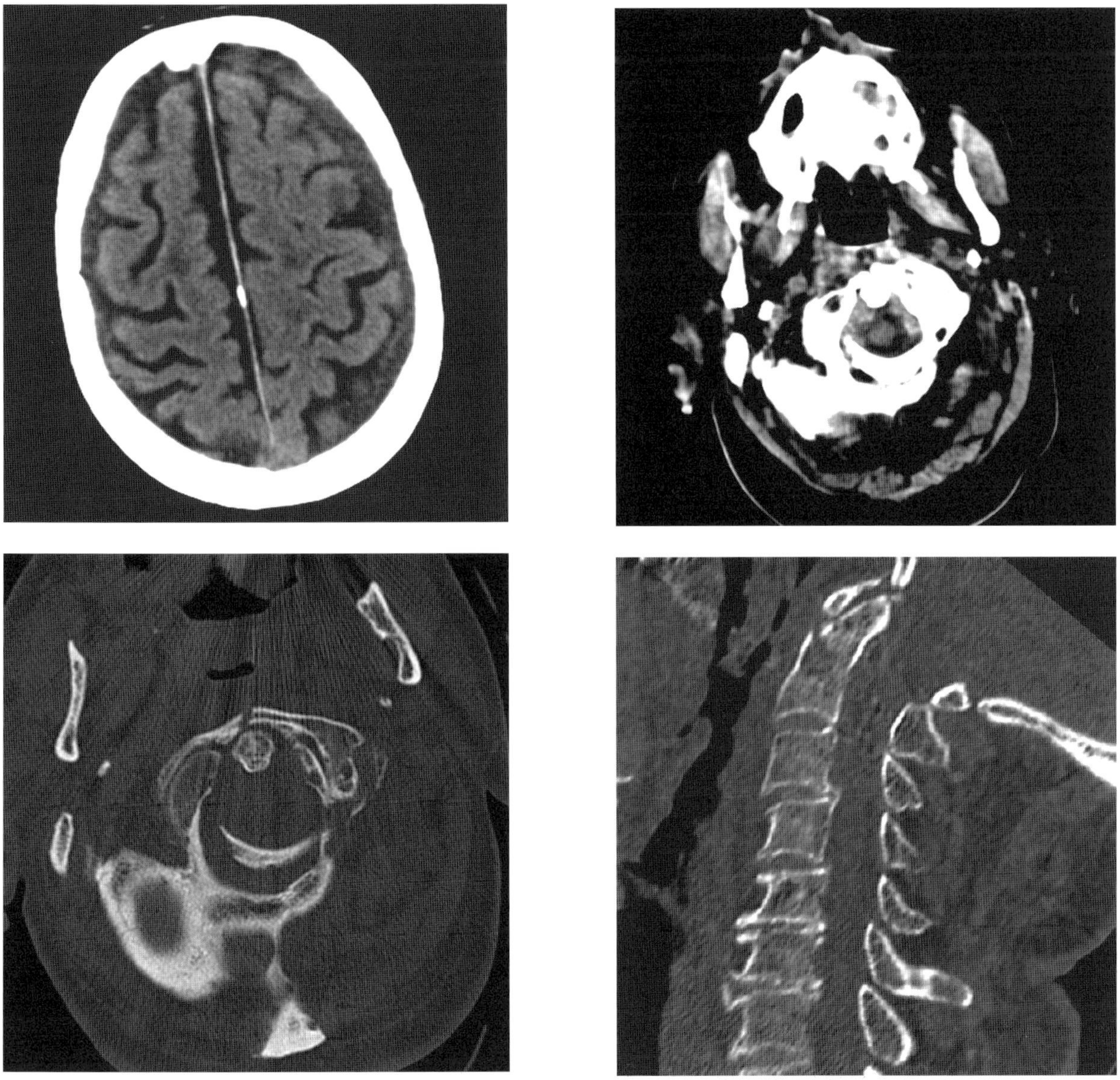

CAS 1 : FRACTURE INSTABLE DE C1 ET FRACTURE DE L'ODONTOÏDE

1. On retrouve le minime hématome sous-dural frontal gauche, sans effet de masse sur le parenchyme cérébral.
Il existe également une anomalie au niveau de la fosse postérieure où il existe un décalage entre C1 et l'occiput, où l'on a l'impression que C1 est dans le trou occipital.

2. En regardant le scanner en fenêtre "os", on met en évidence une fracture de l'arc antérieur de C1 et des lames. Il faut faire un scanner du rachis cervical.

3. Les autres anomalies sont une fracture instable de C1, une fracture de la corticale antérieure de l'odontoïde avec bascule postérieure de celle-ci.

COMMENTAIRE

Les fractures du rachis cervical ne sont pas rares chez les sujets de plus de 65 ans, que le traumatisme soit à faible énergie (chute de sa hauteur), ou à forte énergie (chute de plus de sa hauteur ou accident de la voie publique). Ceci peut s'expliquer par le fait que l'os est déminéralisé, et qu'il existe des modifications biomécaniques au niveau du rachis cervical.

Les fractures concernent dans 55 % des cas le rachis cervical supérieur (C0, C1, C2), dont C1 dans 14 % des cas.

Les fractures de C1 sont classées en 2 catégories :

- *les lésions stables :* fracture uni- ou bilatérale de l'arc postérieur, fracture de l'arc antérieur, fracture des apophyses transverses, fracture des masses latérales.
- *les lésions instables :* au moins un trait de fracture sur l'arc antérieur et un trait sur l'arc postérieur.

La stratégie des examens n'est pas codifiée. Les radiographies standards sont largement pratiquées en première intention ; elles montrent 84 % des lésions.

Le scanner hélicoïdal permet de démasquer 70 % des cas à radiographies normales. Pour certains, il est indispensable dans le cadre d'un polytraumatisme, de signes neurologiques d'origine cervicale, de traumatisme à forte énergie.

L'IRM, dont l'accès est restreint, permet une meilleure étude du système ligamentaire, des lésions médullaires et hémorragiques.

RÉFÉRENCES

- C. Argenson et al.
  Imagerie du rachis cervical.
  GETROA OPUS 27, 2000.
- F.M. Lomoschitz et al.
  Cervical spine injuries in patients 65 years old and older: epidemiologic analysis regarding the effects of age and injury mechanism on distribution, type, and stability of injuries.
  AJR 2002; 178: 573-7.

CAS 2

Monsieur L... 86 ans, vient aux urgences pour aphasie et hémiplégie droite d'apparition brutale. Ce patient vit chez lui et est autonome.
Un premier scanner cérébral sans injection est réalisé.
Un scanner de contrôle a lieu 48 heures plus tard.

1. Y a-t-il des anomalies sur le premier scanner ? Si oui, lesquelles ?
2. Quel est le diagnostic ?
3. Le scanner à H48 conforte-t-il le diagnostic initial ?

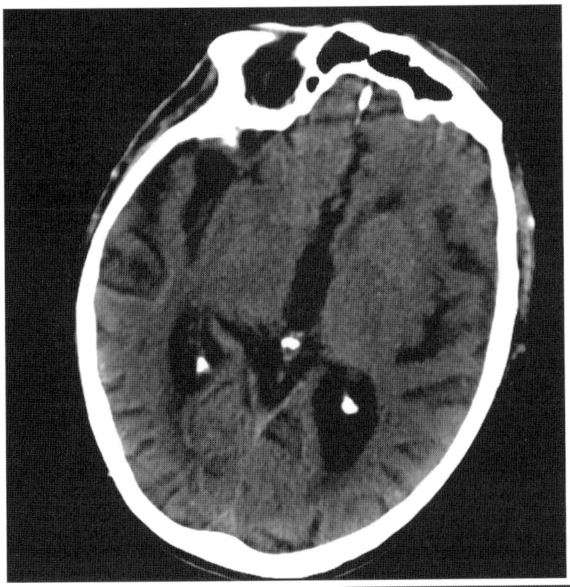

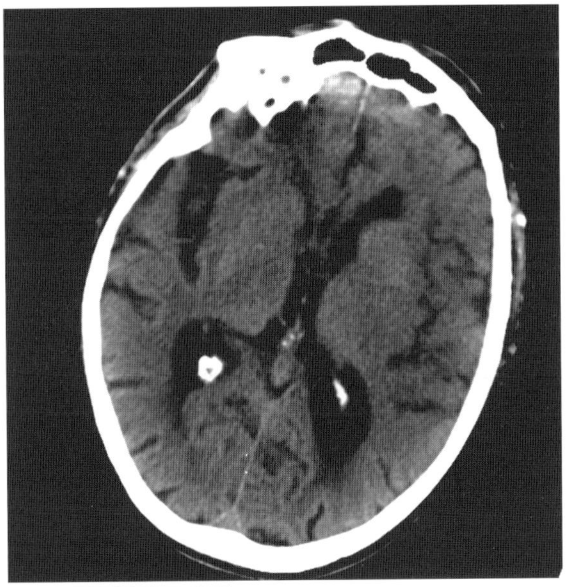

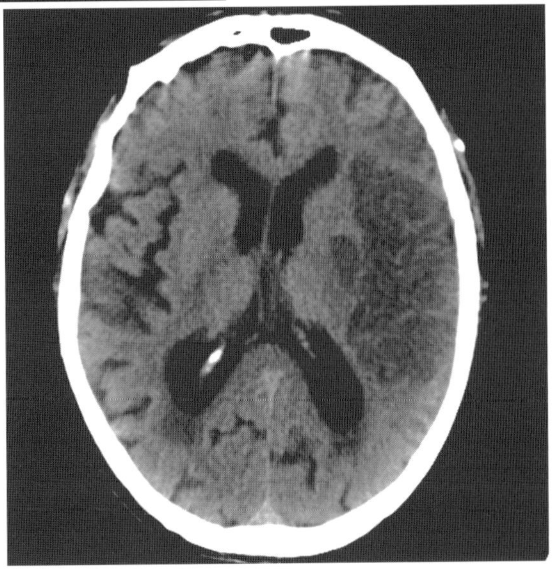

CAS 2 : ACCIDENT VASCULAIRE CÉRÉBRAL ISCHÉMIQUE AIGU SYLVIEN GAUCHE

1. Sur la première image, il existe un effacement du noyau lenticulaire gauche, qui est hypodense par rapport au côté controlatéral.
   Sur la seconde image, il y a un effacement du ruban cortical insulaire gauche.

2. Compte tenu de la clinique – symptomatologie neurologique systématisée d'apparition brutale –, le diagnostic est celui d'accident vasculaire ischémique dans le territoire sylvien gauche.

3. Le scanner à H48 montre une hypodensité franche du noyau lenticulaire gauche et de la région insulaire gauche, confirmant le diagnostic initial.

COMMENTAIRE

Le scanner cérébral sans injection est indiqué devant un tableau clinique d'AVC aigu. Il permet de faire le diagnostic d'une éventuelle hémorragie intracrânienne, de faire le diagnostic d'une autre cause que vasculaire.

Le diagnostic positif d'AVC ischémique est possible avec une sensibilité de 42 % et une spécificité de 91 %. Les signes "précoces" avant la 24e heure sont l'effacement du ruban cortical avec pseudo-effet de masse, l'hypodensité des noyaux gris centraux se traduisant par un "effacement" de ces structures, l'hyperdensité spontanée du vaisseau concerné, ce signe étant peu fiable.

Par contre, la valeur prédictive négative du scanner est mauvaise (24 %).

Actuellement, le meilleur examen pour le diagnostic précoce (dans les 3 à 6 premières heures) d'AVC ischémique, est l'IRM cérébrale avec séquence de diffusion : le territoire infarci apparaît en hypersignal, alors qu'il n'y a pas d'anomalie en T2. La sensibilité est de 97 % et la spécificité 100 %.

Certaines équipes réalisent également une séquence de perfusion afin de mettre en évidence la zone de pénombre (territoire qui souffre mais qui n'est pas ischémié).

La prise en charge optimale consiste en une thrombolyse intraveineuse, dans les 6 premières heures.

RÉFÉRENCES

- J.M. Provenzale et al.
  Assessment of the patient with hyperacute stroke: imaging and therapy.
  Radiology 2003; 229: 347-359.
- M.E. Mullins et al.
  CT and conventional and diffusion – weighted MR imaging in acute stroke: study in 691 patients at presentation to the emergency department.
  Radiology 2002; 224: 353-360.

CAS 3

Mme L., 45 ans, sans antécédent particulier vient aux urgences pour céphalées depuis 10 jours, malgré un traitement antalgique. Il s'agit de la deuxième consultation.
L'examen neurologique ne montre pas de signe de localisation.
Un scanner cérébral sans injection est réalisé.

1. Quelle anomalie voyez-vous ?
2. Quel diagnostic évoquer en première intention ?
3. Comment confirmer ou infirmer cette hypothèse ? L'image présentée confirme-t-elle votre diagnostic ?

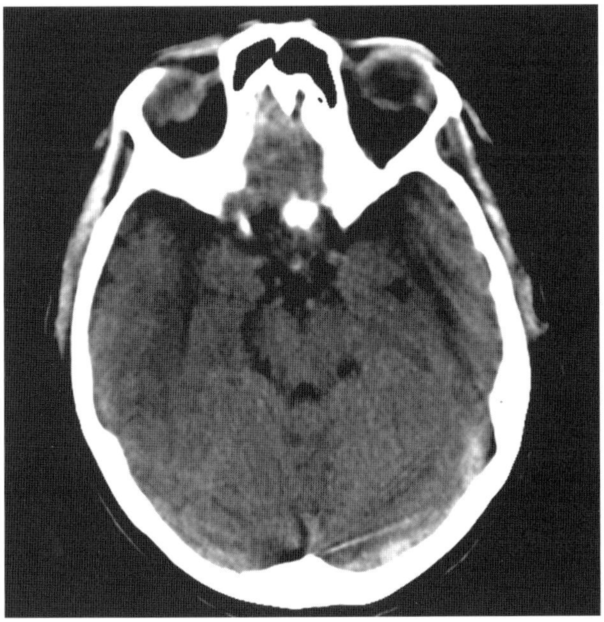

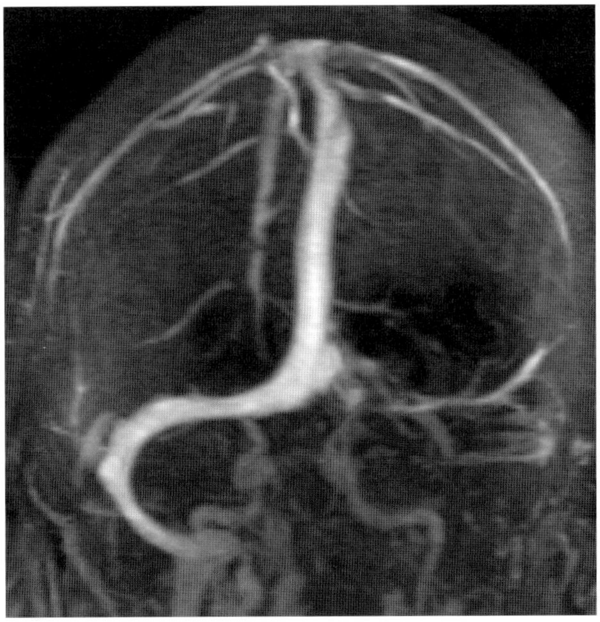

CAS 3 : THROMBOSE VEINEUSE CÉRÉBRALE

1. Il existe une hyperdensité spontanée dans la région du sinus latéral gauche, qui n'existe pas du côté controlatéral. Il ne s'agit donc pas d'un artéfact lié à l'os.

2. L'hyperdensité spontanée du sinus latéral gauche fait évoquer le diagnostic de thrombophlébite cérébrale, avec thrombose de ce sinus.

3. L'IRM cérébrale avec angio-IRM veineuse permet de faire le diagnostic de thrombophlébite, et de rechercher une éventuelle atteinte parenchymateuse.
   Dans ce cas, il s'agit bien d'une thrombose du sinus latéral et du sinus sigmoïde à gauche.

COMMENTAIRE

Les céphalées ont une fréquence élevée dans la population générale, et sont un motif banal de consultation en ville ou aux urgences. Les céphalées primaires n'ont pas une origine organique et représentent 60 % des céphalées. Les céphalées secondaires sont dans 5 % des cas d'origine neurologique, et dans 35 % des cas d'origine extra-neurologique.

Il se pose la question suivante : quels patients faut-il explorer ?

Les circonstances de survenue sont importantes à connaître : une céphalée aiguë, *a fortiori* de survenue brutale, est inquiétante. L'âge (supérieur à 65 ans), le terrain (femme enceinte, infection VIH, traumatisme, HTA, cancer connu) oriente vers certaines hypothèses diagnostiques.

Les céphalées accompagnées (fièvre, vomissements, anomalies à l'examen neurologique) sont évocatrices de céphalées secondaires.

D'une manière générale, les causes à rechercher sont d'une part vasculaires : hémorragie sous-arachnoïdienne, anévrisme intracrânien non rompu, dissection artérielle cervicale, thrombophlébite cérébrale, accident vasculaire.

D'autre part, les étiologies non vasculaires sont les causes d'hypertension intracrânienne, et le syndrome d'hypotension intracrânienne.

Les examens complémentaires d'imagerie sont indiqués en cas de suspicion de cause vasculaire – dont l'hémorragie post-traumatique, ou de recherche d'un processus expansif intracrânien.

Références

- Naggara et al.
  Imagerie des céphalées.
  Feuillets de radiologie 2005; 45: 345-53.
- M.E. Mullins
  Parenchymal abnormalities associated with cerebral venous sinus thrombosis: assessment with diffusion-weighted MR imaging.
  AJNR 2000; 25: 1666-75.

CAS 4

Mme D., 80 ans, est admise en réanimation pour coma d'installation brutale, sans fièvre, sans signe de localisation neurologique.
Un premier scanner cérébral sans injection est réalisé, interprété comme normal.
Devant l'absence d'étiologie retrouvée et d'amélioration clinique, un second scanner sans injection est réalisé 72 heures plus tard.

1. Sur la première image correspondant à l'examen initial, voyez-vous une anomalie ?
2. Cette anomalie se confirme-t-elle sur le deuxième scanner ?
3. Quelle est votre hypothèse diagnostique ?
4. Comment la confirmer ?

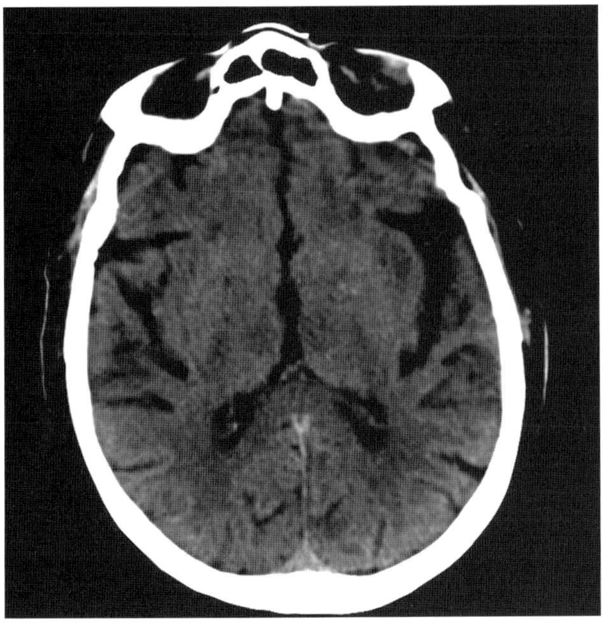

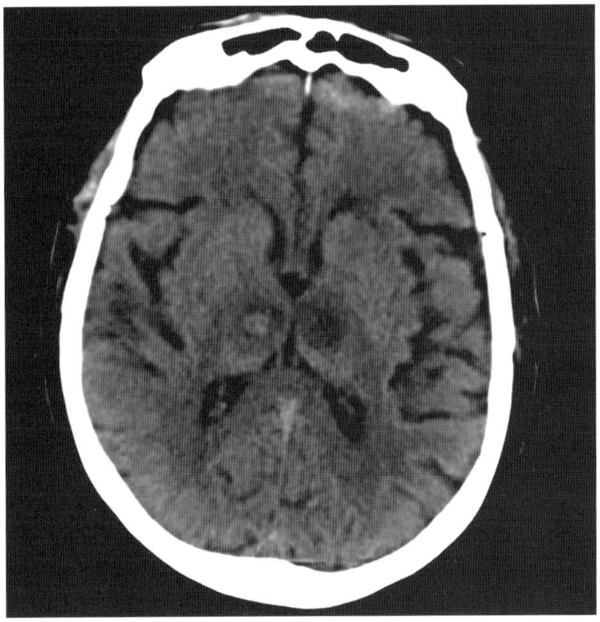

CAS 4 : ACCIDENT VASCULAIRE CÉRÉBRAL BITHALAMIQUE

1. Il existe une hypodensité bilatérale et symétrique de la partie antérieure des thalamus.

2. L'hypodensité bilatérale de la partie antérieure des thalamus apparaît beaucoup plus marquée à 72 heures, avec apparition d'un petit remaniement hémorragique à droite.

3. Devant le coma d'installation brutale, sans étiologie évidente, sans amélioration clinique, avec des lésions d'allure ischémo-hémorragiques évolutives au scanner, le premier diagnostic à évoquer est celui d'accident vasculaire cérébral bithalamique.

4. L'IRM cérébrale avec une séquence pondérée en diffusion permettra de confirmer ce diagnostic en montrant un coefficient de diffusion abaissé dans la partie antérieure des thalamus.

COMMENTAIRE

Les thalamus et le mésencéphale sont vascularisés par le système carotidien et le système vertébro-basilaire. Il existe de multiples variations vasculaires.

Le système antérieur, par le biais d'artères thalamo-perforantes issues des communicantes postérieures, vascularise la partie antéro-inférieure des thalamus et le mésencéphale.
Le système postérieur vascularise les parties médiane, latérale et supérieure des thalamus et également le mésencéphale, à partir de branches issues des artères cérébrales postérieures.
Percheron a décrit les variantes anatomiques de la vascularisation de la région paramédiane du thalamus :
- artérioles issues des deux cérébrales postérieures,
- artérioles issues d'une arcade entre les deux cérébrales postérieures,
- artère unique issue d'une des cérébrales postérieures et vascularisant les deux thalamus, appelée artère de Percheron.

Dans le cas de Mme D., il y a eu une occlusion de cette artère, ce qui explique l'atteinte antéro-médiane bilatérale et symétrique des thalamus.

RÉFÉRENCES

- G. Raphaeli et al.
  Acute bilateral paramedian thalamic infarcts after occlusion of the artery of Percheron.
  Neurology 2006; 66.
- M.G. Matheus et al.
  Imaging of acute bilateral paramedian thalamic and mesencephalic infarcts.
  AJNR 2003; 24: 2005-8.

CAS 5

Patiente de 80 ans hospitalisée pour syndrome cérébelleux d'apparition aiguë.
Antécédent néoplasique mammaire.
Un bilan par IRM est demandé en urgence. Deux figures en coupe axiale de la fosse postérieure sont représentées en pondération Flair, T1 gadolinium.

1. Décrivez les anomalies.
2. Quel est votre diagnostic ?

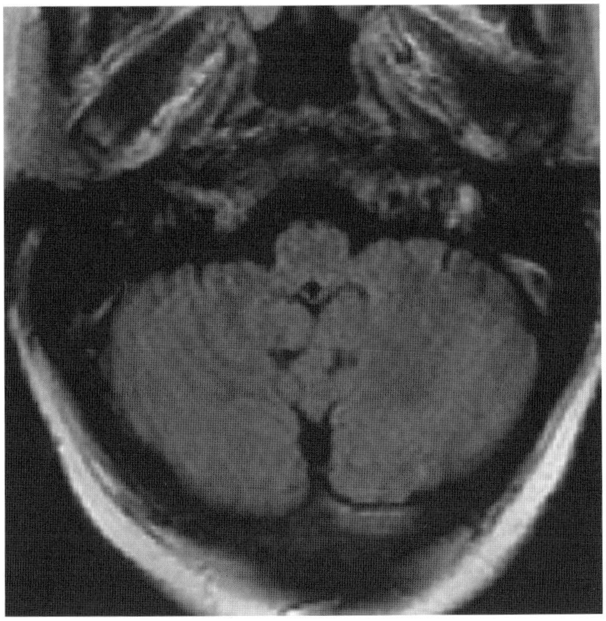

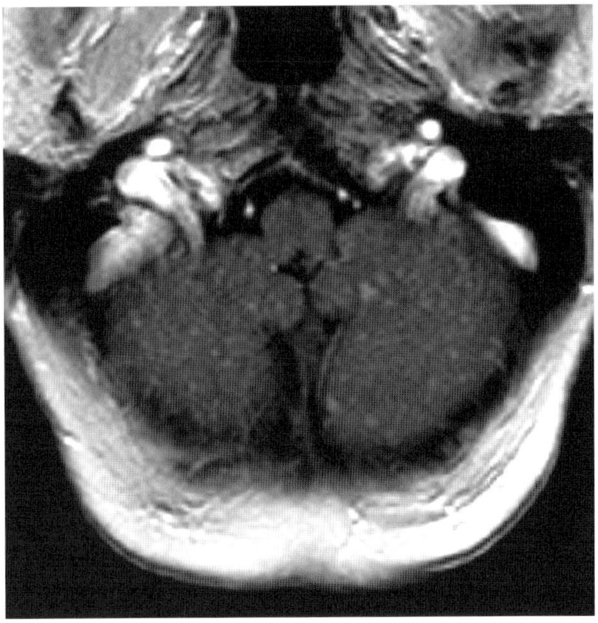

CAS 5 : ENCÉPHALITE CARCINOMATEUSE MÉTASTATIQUE

1. Absence d'anomalie de signal intra-parenchymateuse visualisée sur la séquence pondérée Flair. Après injection, on note la présence de nombreuses prises de contraste intra-parenchymateuses, de taille millimétrique. Aucun œdème périlésionnel n'est individualisé.

2. Encéphalite carcinomateuse métastatique.

COMMENTAIRE

Les métastases cérébrales sont un mode de dissémination classique de cancer généralisé. Sur le plan clinique, elles se traduisent par un tableau d'hypertension intracrânienne, ou une crise convulsive, ou des signes de localisation. En imagerie, elles sont de distribution ubiquitaire, et en fonction de leur taille, s'accompagnent d'un œdème lésionnel et d'un effet de masse.
L'encéphalite carcinomateuse métastatique (ECM) constitue une entité beaucoup plus rare, comme en témoignent les seize cas raportés dans la littérature. Décrite pour la première fois par Madow et Alpers en 1951, à partir d'une série autopsique de patients atteints de métastases cérébrales, cette forme correspond à une miliaire cérébrale, caractérisée par une infiltration parenchymateuse par d'innombrables cellules néoplasiques formant des amas de petite taille de l'ordre du millimètre, sans réaction gliale ni œdème périlésionnel.
Sur le plan clinique, les signes sont aspécifiques et souvent orientent vers un tableau d'encéphalopathie soit d'origine métabolique, toxique, ou infectieuse. Des signes de localisation peuvent être observés, cependant qu'à un stade tardif.
En imagerie, l'IRM encéphalique avec injection est l'examen clé, confirmant le diagnostic d'ECM : elle se traduit par la présence d'innombrables lésions micronodulaires (< 5 mm), prenant le contraste, sans œdème périlésionnel, ni effet de masse. Leur localisation est le témoin d'une diffusion hématogène : l'atteinte est diffuse, et elles sont situées au niveau du cortex et de la jonction SB/SG.
Les cancers primitifs responsables de cette forme de dissémination sont par ordre décroissant, le cancer du poumon, le mélanome, l'hépatocarcinome, l'adénocarcinome colique.
Une fois le diagnostic posé, le pronostic est sévère.

RÉFÉRENCE

- Tyvaert L. et al.
  Encéphalite carcinomateuse métastatique révélatrice d'un cancer pulmonaire à petites cellules associé à un lymphome non hodgkinien.
  Rev Neurol 2004; 160: 6-7, 685-95.

CAS 6

Patient d'une cinquantaine d'années souffrant de lombalgies semi-récentes, d'horaire inflammatoire, sans irradiation. Un antécédent de mélanome, métastasé au foie est mentionné.
Une exploration IRM est demandée pour bilan.

1. Analysez les coupes sagittales T1 et T2.
2. Quelle est votre hypothèse diagnostique ?
3. Quelle séquence supplémentaire demandez-vous et pourquoi ?

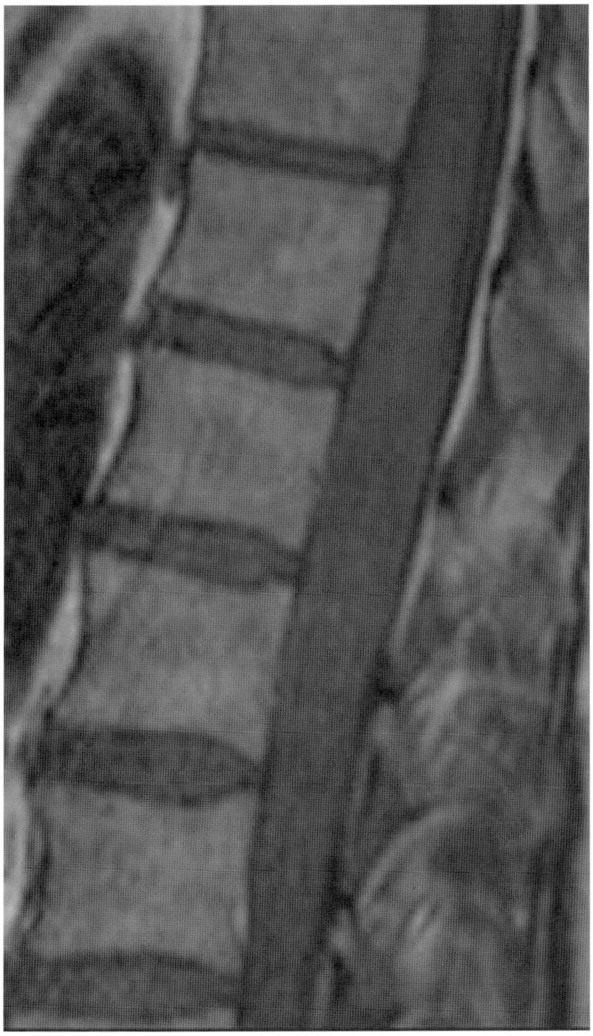
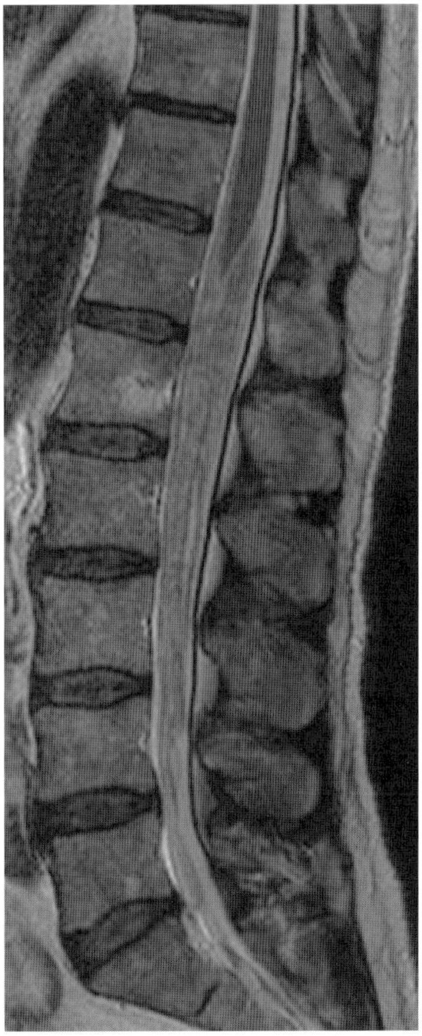

CAS 6 : MÉTASTASES LEPTOMÉNINGÉES SECONDAIRES À UN MÉLANOME

1. Absence de lésion osseuse vertébrale suspecte mis à part un angiome de L1. En T1, on note une perte du contraste spontané entre le cône terminal, les racines de la queue-de-cheval, et le LCS. En T2, on note un aspect épaissi, irrégulier des racines de la queue-de-cheval.
2. Métastases leptoméningées, en raison du contexte et de l'aspect sur ces deux pondérations.
3. Séquence T1 après injection de gadolinium, permettant de mettre en évidence ces métastases, qui se traduisent par un rehaussement méningé en plaque ou nodulaire.

COMMENTAIRE

Réputées rares, les métastases leptoméningées sont désormais plus souvent décrites en raison de la survie prolongée des patients atteints d'un cancer. Elles prédominent au rachis lombaire en raison des phénomènes de gravité.
Elles peuvent être secondaires à :
- une dissémination par voie sous arachnoïdienne des cellules tumorales d'une lésion encéphalique primitive (médulloblastome, épendymome, glioblastome multiforme), et moins fréquemment de tumeurs des plexus choroïdes.
- une dissémination hématogène d'un cancer bronchique, mammaire, d'un mélanome, d'un lymphome, ou d'une leucémie.

Cliniquement, le diagnostic doit être suspecté en cas d'apparition de polyradiculalgies, chez un patient aux antécédents mentionnés ci-dessus. Par ailleurs, les symptômes peuvent se manifester à type de douleurs rachidiennes isolées comme mentionnées dans notre cas. Le diagnostic sera confirmé soit par un examen cytologique après ponction lombaire, soit par une exploration IRM.
Dans certaines situations, l'IRM peut être strictement normale, malgré une preuve cytologique. Inversement, ces métastases peuvent être mises en évidence en IRM, alors que l'examen cytologique est normal.
En T1, métastases et hyperprotéinorachie sont responsables d'une perte du contraste spontané entre la moelle, les racines et le LCS. En conséquence, les métastases sont difficiles à détecter ; cependant, celles de mélanome peuvent apparaître de signal spontanément élevé.
En T2, les contours de la moelle peuvent apparaître irréguliers ; les racines de la queue-de-cheval sont épaissies, prenant un aspect irrégulier, nodulaire.
Après injection de gadolinium, elles apparaissent sous forme de nodules, de plaques pie-mériennes étendues le long de la moelle, ou sur les racines. Cette séquence T1 après injection est la meilleure pour les déceler.
Une fois découvert, le pronostic est le plus souvent court.

RÉFÉRENCE

- Cosnard G. et al.
Pathologie tumorale et pseudo-tumorale intradurale. In : Cosnard G., et al. Imagerie du rachis, des méninges de la moelle épinière.
Paris, Masson, 2001 ; 201-4.

CAS 7

Patiente d'une trentaine d'années, d'origine africaine, souffrant récemment de céphalées auxquelles s'associent des signes oculaires (diminution du champ visuel).
Elle a pour antécédent un statut séropositif HIV, ainsi qu'une tuberculose pulmonaire.
Une IRM encéphalique est demandée en urgence.

1. Décrivez les anomalies sur ces deux figures en pondération T1 après injection gadolinium.
2. Quel est votre diagnostic ?
3. Quelles autres anomalies potentielles recherchez-vous ?

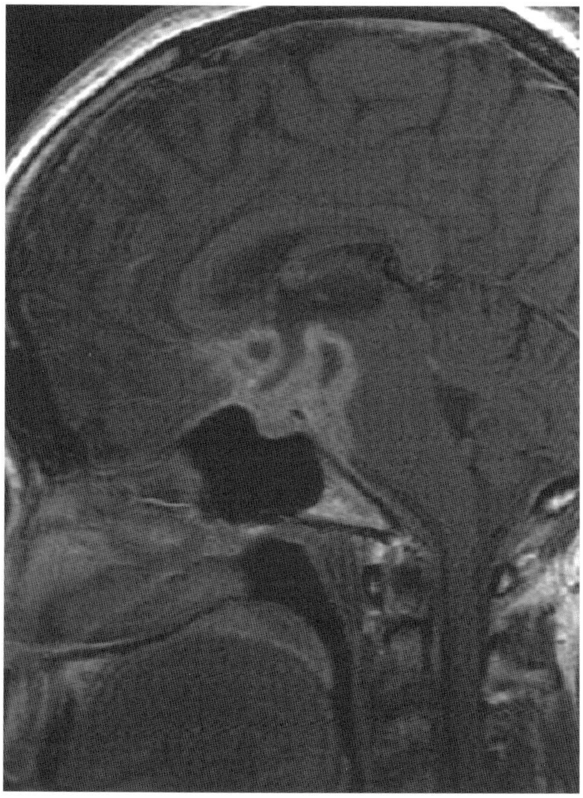

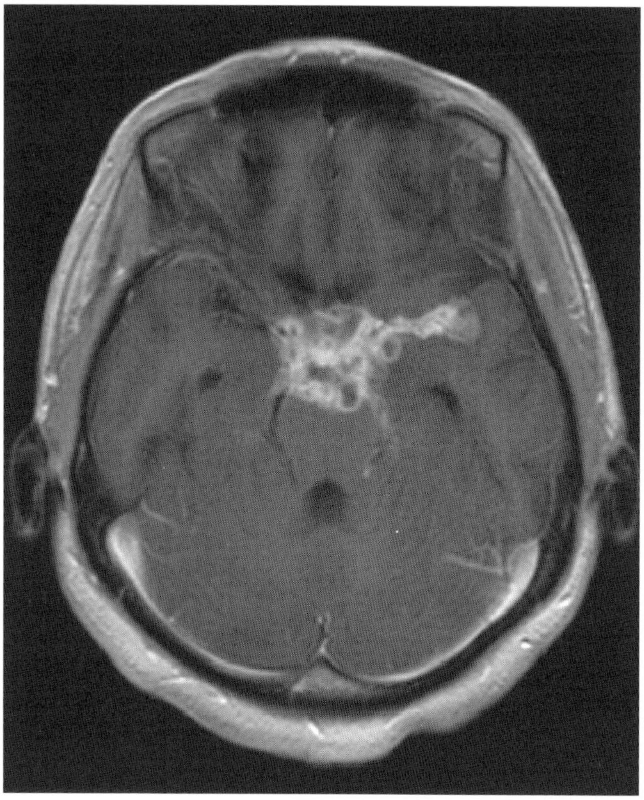

CAS 7 : TUBERCULOSE MÉNINGÉE

1. Rehaussement et épaississement pathologiques des méninges des citernes de la base, ainsi que de la vallée sylvienne gauche. Des zones focales nodulaires nécrotiques sont associées. Le chiasma optique n'est plus individualisé sur la coupe sagittale médiane.

2. Tuberculose méningée en raison du contexte clinique, et des anomalies individualisées sur l'IRM encéphalique.

3. Tuberculomes ; Complications secondaires à cette méningite : hydrocéphalie, infarctus en territoire sylvien (dans ce cas à gauche).

COMMENTAIRE

L'atteinte tuberculeuse du système nerveux central est due à une dissémination hématogène, secondaire à un foyer primaire, soit pulmonaire, soit digestif.
Elle est en recrudescence en raison de l'augmentation de l'incidence du SIDA.
Cette atteinte se traduit par deux types de manifestations, souvent associés : la méningite tuberculeuse et les tuberculomes.

La méningite tuberculeuse ou pachyméningite tuberculeuse se traduit surtout après injection de produit de contraste par une prise de contraste méningée, que ce soit au scanner ou en IRM, localisées surtout au niveau des citernes de la base et des vallées sylviennes. Ces prises de contraste peuvent être focales ou diffuses.
Les principaux diagnostics différentiels sont le méningiome, le lymphome, la sarcoïdose, et la méningite carcinomateuse.
Deux principales complications peuvent survenir :
L'hydrocéphalie liée au blocage des voies d'écoulement en rapport avec un feutrage des espaces sous arachnoïdiens ou liée à un trouble de résorption du liquide céphalospinal.
Des infarctus en territoire sylvien, en particulier au niveau des noyaux gris centraux et de la capsule interne.
Enfin, en raison de cette localisation prédominante à la base du crâne, cette pachyméningite tuberculeuse peut impliquer les paires crâniennes, dont le II, III, IV et VII.
Sous traitement, il n'existe pas de concordance entre l'évolution clinique et les signes en imagerie qui peuvent évoluer sur plusieurs mois, même en cas d'évolution favorable clinique.

RÉFÉRENCES

- Jinkins J.R.
  MR imaging of central nervous system tuberculosis.
  Radiologic Clinics of Norh America 1995 vol 33 (4): 771-86.
- Harisinghani M.G. et al.
  Tuberculosis from Head to Toe.
  Radiographics 2000; 20: 449-70.

CAS 8

Patiente de 80 ans adressée en urgence devant l'apparition récente de signes neurologiques déficitaires. Ces signes sont apparus dans les suites d'une prise en charge d'un arrêt cardiaque. Elle a pour antécédent une spondylarthrite ankylosante à un stade ankilosant. Une première exploration tomodensitométrique encéphalique est faite et est normale. Un scanner du rachis cervical est réalisé dans un second temps.

1. Décrivez les anomalies.
2. Décrivez la chronologie lésionnelle possible chez cette patiente.
3. Quelle autre exploration d'imagerie aurait pu être réalisée et pourquoi ?

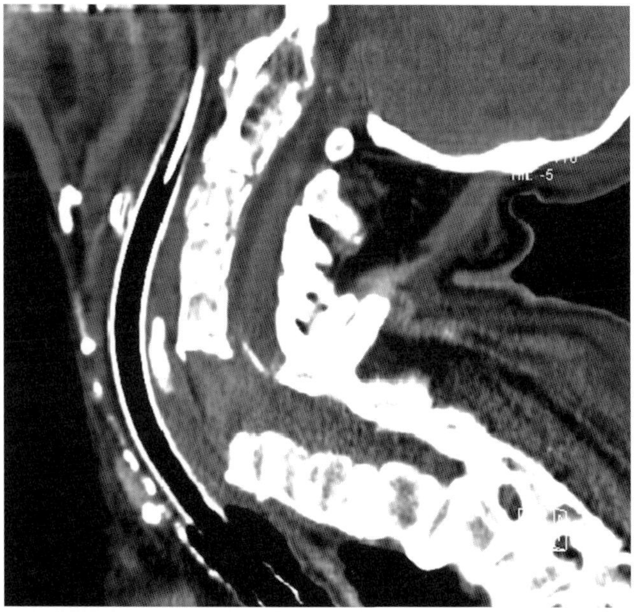

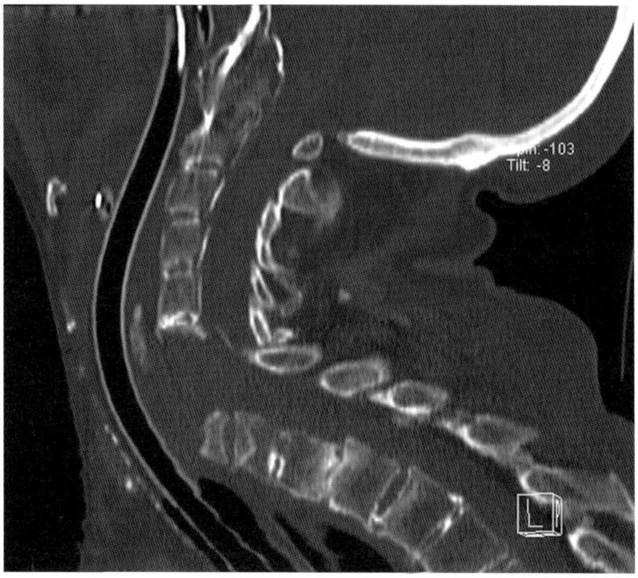

CAS 8 : FRACTURE TRANSVERSALE DU RACHIS CERVICAL SECONDAIREMENT DÉPLACÉE, DANS UN CONTEXTE DE SPA, AVEC RETENTISSEMENT SECONDAIRE CANALAIRE CENTRAL

1. Fracture transversale trans-vertébrale C6 déplacée sur rachis cervical ankilosé ; Esquille osseuse intracanalaire et infiltration épidurale post-traumatique, ayant une conséquence médullaire cervicale.

2. Traumatisme méconnu du rachis cervical, sur spondylarthrite ankylosante ancienne, ayant pour conséquence d'entraîner une fracture transversale. Cette fracture potentiellement instable s'est secondairement déplacée. En conséquence, un retentissement médullaire est survenu.

3. Une IRM, afin d'évaluer le retentissement médullaire et canalaire.

COMMENTAIRE

La spondylarthrite ankylosante (SPA) est un rhumatisme inflammatoire chronique, survenant préférentiellement chez l'adulte jeune, le plus souvent masculin.
Le substratum anatomique est une enthésite évoluant progressivement vers l'ossification et l'ankylose, et se localisant préférentiellement au squelette axial. Parallèlement, se développe une ostéoporose diffuse fragilisant l'os, plus marqué au niveau des vertèbres.
Cette fragilité osseuse, associée à une rigidité rachidienne, expose au risque de fracture avec parfois des complications graves intéressant le névraxe ; ceci survient le plus souvent dans un contexte de traumatisme minime et de spondylarthrite très évoluée.
Dans 75 % des cas, les fractures surviennent au niveau du rachis cervical en particulier entre C5 et T1. La charnière dorso-lombaire entre T10 et T12 représente la seconde localisation.

Deux types de fracture se distinguent :
- *Les fractures trans-discales :* ces fractures, les plus fréquentes, surviennent sur un rachis modérément porotique avec des disques partiellement ossifiés. Le mécanisme lésionnel se fait en hyperextension, et est à l'origine de fractures transversales débutant au niveau des éléments postérieurs et s'étendant vers l'avant.
- *Les fractures trans-vertébrales :* elles sont favorisées par un rachis très porotique avec des disques très ossifiés. Le mécanisme lésionnel se fait en hyperflexion, et est à l'origine de fractures transversales s'étendant d'avant en arrière.

Le diagnostic est d'autant plus difficile que l'examen radiographique standard peut méconnaître certaines fractures. En conséquence, le scanner permet de mieux étudier la structure osseuse et de détecter ces fractures sur ce type de rachis. L'IRM, quant à elle, est la meilleure technique pour évaluer les conséquences sur le névraxe.
Le traitement, chirurgical ou orthopédique, est fonction de la stabilité de la fracture et de l'existence de signes neurologiques. Les risques de déplacement du foyer fracturaire imposent une prudence lors des mobilisations.

RÉFÉRENCE

- André V. et al.
  Fracture rachidienne au cours de la spondylarthrite ankylosante ; A propos de quatre observations.
  J Radiol 1999; 80: 1575-78.

PATHOLOGIE VISCÉRALE

N. MOURRA, M. LEWIN, M. BALU

CAS 1

Patiente de 31 ans sans antécédent, consulte pour douleurs abdominales. L'examen clinique et les examens biologiques hépatiques sont normaux. Une échographie réalisée retrouve une lésion kystique du foie atypique. Le dosage des marqueurs tumoraux et la sérologie hydatidose sont normaux. Une TDM et une IRM de complément sont demandés à visée diagnostique.

1. Comment décrivez-vous l'anomalie hépatique ?
2. Quelles sont vos hypothèses diagnostiques ?
3. Que proposez-vous au patient ?

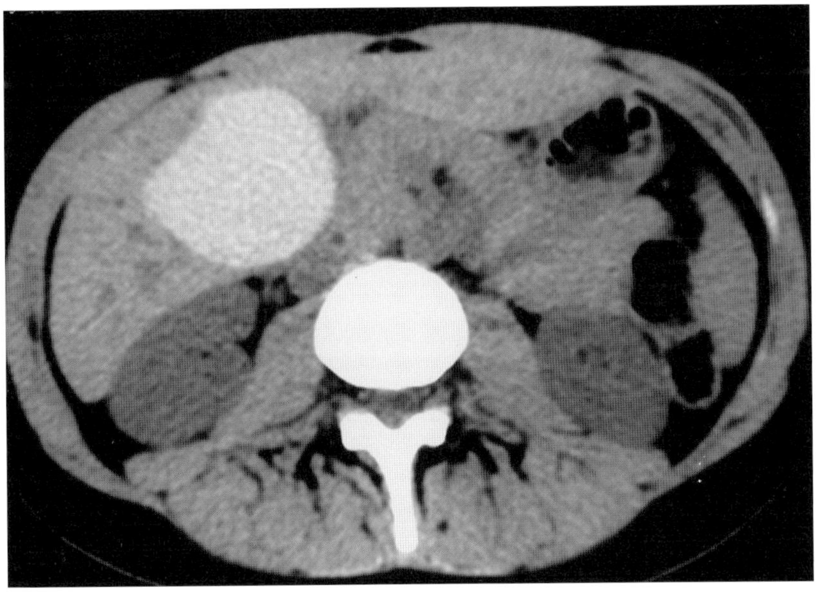

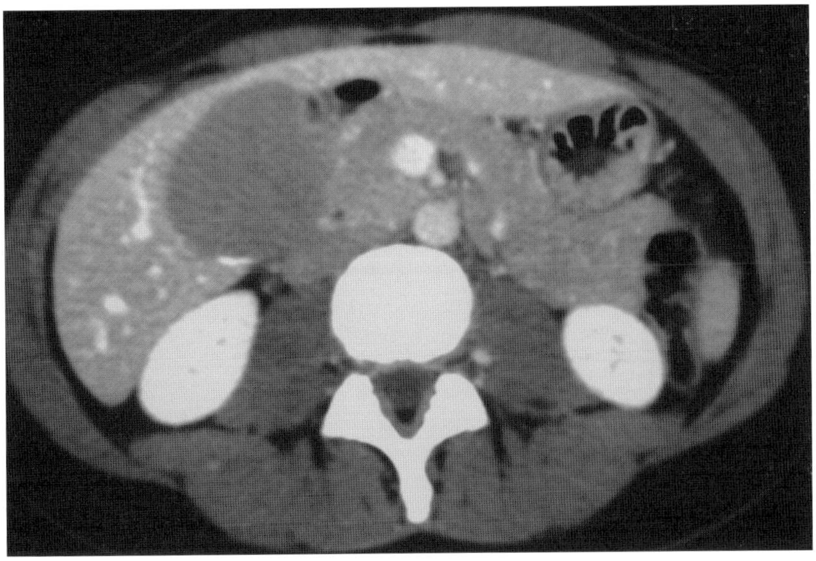

CAS 1 : KYSTE HÉPATIQUE CILIÉ

1. Le scanner abdominal sans injection montre une lésion située à cheval sur les segments IV et V spontanément hyperdense. Cette lésion n'est pas rehaussée par l'injection intraveineuse de contraste avec présence d'une fine calcification pariétale postérieure. Le reste du parenchyme hépatique, apparaît normal, sans autre lésion kystique ; les voies biliaires intra et extra-hépatiques sont fines

2. Il s'agit de la gamme des lésions kystiques atypiques du foie :
   - métastase kystique mais il n'y a pas de contexte clinique évocateur ;
   - kyste hémorragique mais le contenu intra-kystique est trop homogène ;
   - kyste hydatique mais la sérologie est négative ;
   - cystadénome/cystadénocarcinome hépatique mais on ne retrouve pas de septa visible ;
   - kyste à revêtement cilié.

3. Aucun critère radiologique ne permet de poser le diagnostic avec certitude et seul l'examen histologique après résection permet d'éliminer formellement un cystadénome ou un cystadénocarcinome. Une périkystectomie associée à une cholécystectomie monobloc a été réalisée.

COMMENTAIRE

Les kystes ciliés du foie sont des lésions rares résultant d'une anomalie de développement embryologique.

Fréquemment situés dans le segment IV, leurs découvertes est souvent fortuite du fait de leurs caractères paucisymptomatiques. En imagerie, le kyste cilié présente des caractéristiques relativement constantes mais aucun signe radiologique ne permet de poser le diagnostic avec certitude en préopératoire ni d'éliminer formellement une lésion dégénérée. Il se présente généralement sous une forme uniloculaire de 1 à 9 cm (moyenne 3 cm) de diamètre de localisation préférentiellement sous capsulaire dans le segment IV (60 % des cas). Toutefois, quelques kystes ciliés du foie droit ont été décrits. En échographie, il s'agit souvent d'une lésion uniloculaire, unique hypoéchogène, homogène, à contours nets, ne contenant ni cloison ni végétation intra-kystique, avec ou sans renforcement postérieur, pouvant contenir des petits échos internes. Sur le scanner sans injection, le kyste cilié est d'aspect variable soit hypodense, soit isodense soit hyperdense, avec parfois des calcifications pariétales. En IRM, le kyste cilié est également de signal variable. Il est hyper- ou isointense sur les séquences pondérées en T2 et hyper, iso- ou hypointense sur les séquences pondérées en T1 en comparaison avec le parenchyme hépatique adjacent. Ces lésions ne se rehaussent ni en scanner ni en IRM après injection de produit de contraste. Le contenu intra-kystique du kyste cilié variant d'un liquide séreux, à un liquide mucoïde voire hémorragique est la cause de l'aspect variable de ces kystes en imagerie.

Récemment deux cas de transformation maligne avec développement d'un carcinome épidermoïde ont été rapportés. Ceci contribue à justifier la résection chirurgicale de ces lésions de diagnostic difficile.

RÉFÉRENCES

- Hirata M. et al.
  Ciliated hepatic foregut cyst: case report with an emphasis on US findings.
  Abdom Imaging 2001; 26: 594-596.
- Rodriguez E. et al.
  MR imaging findings of ciliated hepatic foregut cyst: an unusual cause of fluid-fluid level within a focal hepatic lesion.
  Eur Radiol 2005: 15: 1499-1501.

CAS 2

Patient de 57 ans consulte pour survenue d'épisodes de coliques hépatiques à répétition. Biologiquement, il existe une cholestase majeure avec cytolyse modérée. L'échographie retrouve une lithiase vésiculaire. Une bili-IRM de complément est demandée.

1. Quelles anomalies visualisez-vous ?
2. Quelles sont vos hypothèses diagnostiques ?
3. Quelle prise en charge peut être proposée à ce patient ?

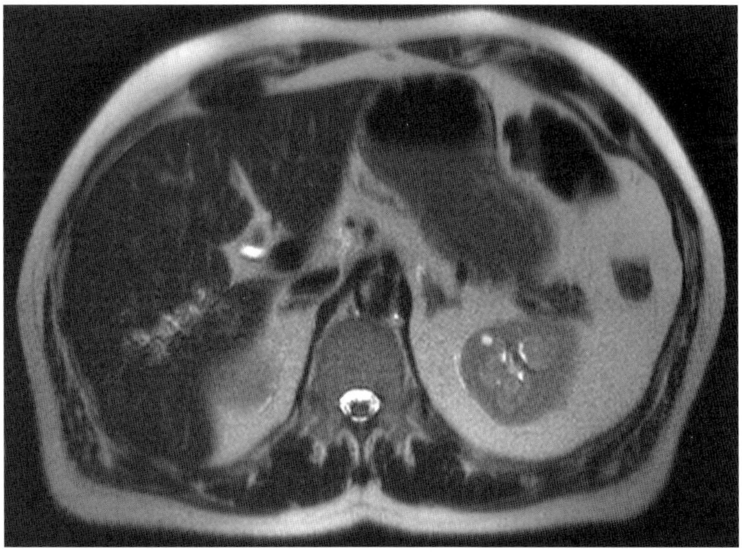

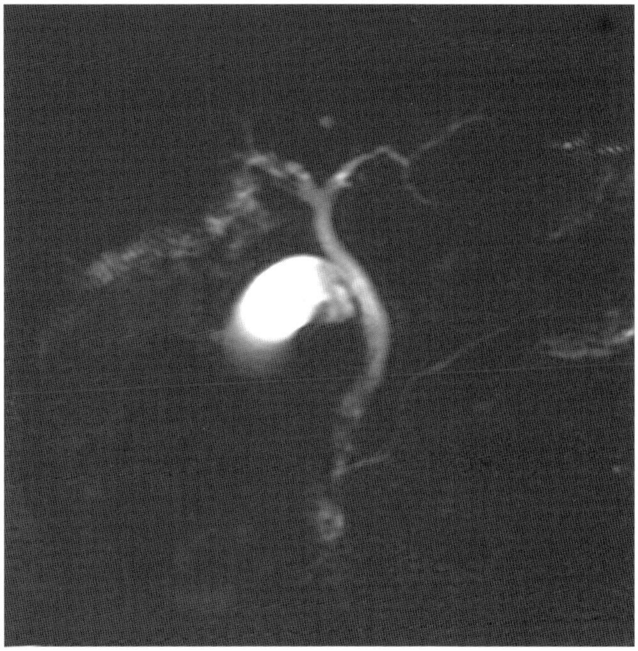

CAS 2 : MALADIE LITHIASIQUE INTRA ET EXTRA-HÉPATIQUE LIÉE À UNE MUTATION DU GÈNE MDR3

1. Présence d'une dilatation segmentaire des VBIH droites postérieures d'aspect hétérogène due au contenu lithiasique hypointense associé à des lacunes intra-luminales dans la VBP secondaires à un empierrement cholédocien. Il n'y a pas d'anomalie tissulaire observée sur la séquence axiale du parenchyme hépatique en T2.

2. Il s'agit de la gamme diagnostique d'une dilatation segmentaire uni-focale des VBIH sans anomalie du parenchyme hépatique :
   - lithiase intra-hépatique primitive : en faveur calculs de la VBP et lithiase vésiculaire ;
   - lithiase secondaire à une cholangite sclérosante primitive débutante ;
   - maladie de Caroli localisée avec lithiase mais plus fréquemment dans le lobe gauche ;
   - sténose par plaie des voies biliaires mais pas d'antécédents chirurgicaux ;
   - adénomatose ou papillomatose mais maladie rare ;
   - parasitose : ascaris mais pas le contexte clinique.

3. Prise en charge chirurgicale en raison du risque de développement de cholangiocarcinome sur lithiases hépatiques : cholecystectomie, cholédocotomie et segmentectomie hépatique VI.

COMMENTAIRE

La protéine MDR3 abondante dans la membrane du canalicule biliaire, joue un rôle important dans l'excrétion des phospholipides dans la bile. Des mutations hétérozygotes et homozygotes de MDR3 entraînent dans la bile une diminution des phospholipides biliaires avec un rapport cholestérol/phospholipides anormalement élevé formant de nombreux cristaux de cholestérol s'agglutinant en microlithiases. De plus, la présence d'acides biliaires dépourvus de phospholipides dans la bile est responsable d'une inflammation avec altérations épithéliales du revêtement biliaires. Associé à cette mutation, le syndrome de "lithiase biliaire symptomatique et récidivante de l'adulte" ou syndrome LPAC (Low Phospholipid Associated Cholelithiasis) rassemble un ou plusieurs de ces symptômes : *a)* symptômes biliaires avant 40 ans ; *b)* récidive des symptômes après cholécystectomie ; *c)* matériel échogène dans les voies biliaires intrahépatiques ; *d)* cholestase chronique modérée ; *e)* au moins un épisode de colique hépatique ou d'angiocholite ou de pancréatite aiguë ; *f)* apparition des symptômes au décours d'une grossesse ; *g)* efficacité de l'acide ursodésoxycolique (Ursolvan") sur les symptômes et leur récidive. La prévalence de ce syndrome LPAC est inférieure à 5 %. Le bilan d'extension est actuellement effectué par la bili-IRM. Le risque de développer un cholangiocarcinome sur lithiase intra-hépatique primitive a une incidence variée estimée entre 5 et 11 %.

Références

- Rosmorduc O. et al.
  MDR3 gene defect in adults with symtpomatic intrahepatic and gallbladder cholesterol cholelithiasis.
  Gastroenterology 2001; 120: 1459-1467.
- Vullierme M.P. et al.
  Une dilatation segmentaire uni ou pluri-focale des voies biliaires intra-hépatiques à l'échographie. Quelle conduite à tenir ?
  J Radiol 2006 ; 87 : 500-512.

CAS 3

Patiente de 52 ans, consulte au décours d'une pancréatite aiguë, pour douleurs abdominales. Le scanner réalisé met en évidence une lésion de la tête du pancréas. Une IRM pancréatique de complément est réalisée.

1. Comment décrivez-vous cette lésion ?
2. Quelles sont les hypothèses diagnostiques ?
3. Quelle est la conduite à tenir ?

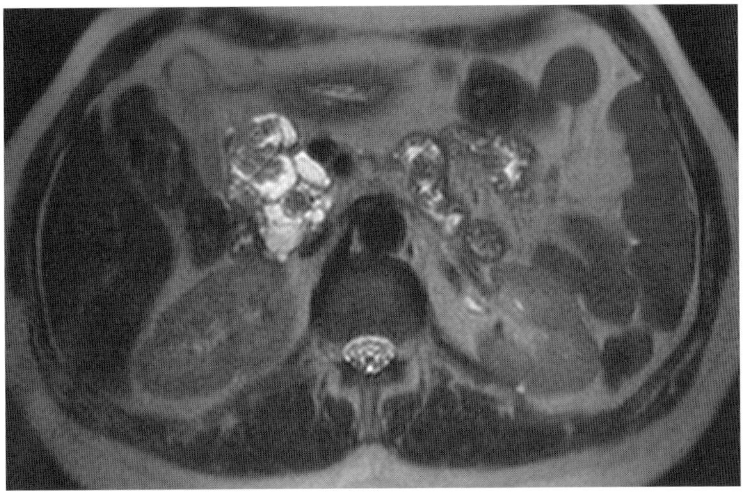

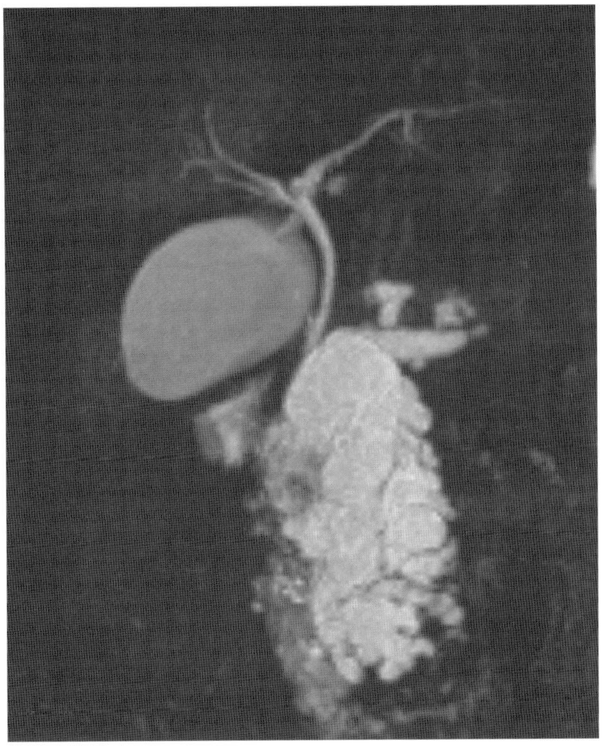

CAS 3 : TIPMP DÉGÉNÉRÉE

1. L'IRM confirme la lésion kystique multiloculée de la tête du pancréas avec présence de lacunes intracanalaires en hyposignal T2. La wirsungo-IRM montre une dilatation segmentaire du canal de Wirsung en regard de dilatations kystiques des canaux secondaires céphaliques branchées sur le canal principal.

2. Les hypothèses diagnostiques sont les lésions kystiques du pancréas :
   - TIPMP ;
   - Cystadénome séreux (mais pas de communication avec le Wirsung) ;
   - Cystadénome mucineux (mais le plus souvent uni ou pauciloculaire) ;
   - Pseudokyste (parfois associé à une TIPMP) ;
   - Maladie de Von Hippel Lindau (mais d'aspect très différent) ;
   - Transformation kystique des acini de diagnostic histologique (exceptionnel).

3. Une résection chirurgicale par duodénopancréatectomie céphalique en raison de la suspicion de TIPMP dégénérée.

COMMENTAIRE

La tumeur intracanalaire pancréatique mucineuse et papillaire (TIPMP) est une maladie des canaux pancréatiques à potentiel malin. L'épithélium devient anormalement mucosécrétant avec une hypersécrétion de mucus ce qui conduit à une dilatation des canaux pancréatiques atteints par la maladie. Elles ont comme principales caractéristiques de survenir à un âge moyen de 60 ans, d'avoir une discrète prédominance féminine, d'être localisées plus fréquemment sur la tête et le corps du pancréas, d'être révélées par des symptômes comme des douleurs abdominales, des poussées de pancréatite, un diabète, un ictère. En imagerie, on distingue deux formes. La forme canalaire principale (type 1, rare) se présente comme une dilatation (> 3 mm) segmentaire du canal pancréatique se raccordant progressivement au canal sain ou encore comme une dilatation diffuse du canal pancréatique avec protrusion papillaire dans la lumière duodénale. Des calcifications mucineuses intracanalaires et une atrophie pancréatique plus ou moins marquée ont été décrites. Les formes canalaires secondaires (type 2, 28 % des cas) sont des lésions kystiques uniloculaires ou multiloculaires en "grappe de raisin" sans prise de contraste pariétale communiquant avec le canal pancréatique principal qui ont une localisation plus fréquente au niveau de la tête du pancréas et du processus unciné. Parfois, les deux formes peuvent coexister, on parle alors de forme mixte (72 % des cas). Il est difficile d'affirmer le caractère dégénéré d'une TIPMP. Les principaux critères rapportés dans la littérature sont la présence d'une masse tissulaire, d'un bourgeon endocanalaire, la dilatation du canal pancréatique principale (> 10 mm), la dilatation d'un canal secondaire de plus de 30 mm contenant un bourgeon, la béance papillaire, l'atteinte diffuse ou multifocale, la présence de calcifications intracanalaires et l'atteinte des voies biliaires (fistule). Le risque actuariel de développer un cancer ou une dysplasie de haut grade est de 50 % à 5 ans pour une atteinte du canal principal ou mixte et de 15 % pour une atteinte des canaux secondaires.

RÉFÉRENCES

- Vullierme M.P. et al.
  Aspect radiologique des tumeurs intracanalaires pancréatiques mucineuses et papillaires.
  J Radiol 2005; 86: 781-796.
- Taouli B. et al.
  Intraductal papillary mucinous tumors of the pancreas: helical CT with histopathologic correlation.
  Radiology 2000; 217: 757-764.

CAS 4

Patient de 55 ans aux antécédents d'hypertension artérielle, de tabagisme, de diabète, hospitalisé pour embolie pulmonaire massive bilatérale. Au cours du bilan étiologique, une TDM abdominale et une IRM de complément sont réalisées.

1. Décrivez l'anomalie radiologique.
2. Quelles sont les hypothèses diagnostiques ?
3. En pratique, que proposez-vous au patient ?

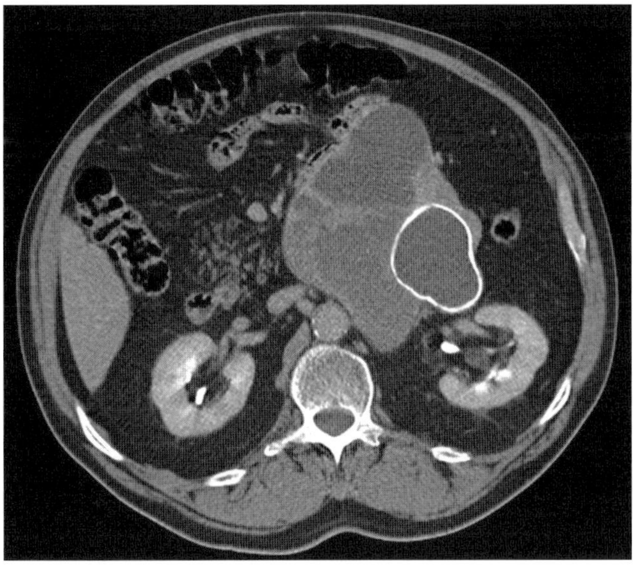

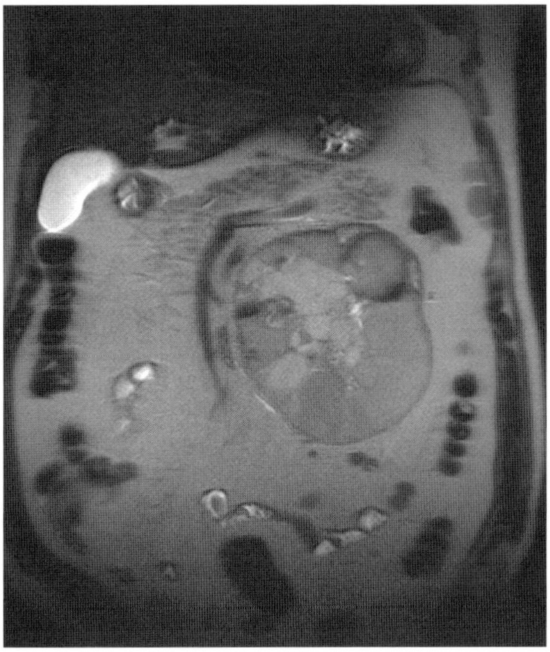

CAS 4 : PHÉOCHROMOCYTOME EXTRA-SURRÉNALIEN

1. Le scanner montre une masse *a priori* rétropéritonéale refoulant le duodénum en avant, à distance du pancréas, des reins et au contact de l'aorte abdominale. Elle est de composante hétérogène avec des zones kystiques en hypersignal T2 et des portions tissulaires rehaussées après injection d'iode et des calcifications localisées.

2. Il faut discuter parmi les tumeurs kystiques rétropéritonéales :
   - lymphangiome kystique ;
   - tumeur solide partiellement kystisée : paragangliome et tumeurs neurogéniques ;

   Et parmi les tumeurs kystiques du mésentère :
   - duplication digestive ;
   - tumeur stromale remaniée.

3. Il faut proposer une exérèse chirurgicale à visée diagnostique.

COMMENTAIRE

Le phéochromocytome est une tumeur endocrine rare le plus souvent surrénalienne, uni ou bilatérale (10 % des cas) parfois de siège ectopique (10 à 18 % des cas) à partir de vestiges du tissu chromaffine distribués pendant la vie embryonnaire en amas para-aortique (qui normalement régressent à l'exception de la médullosurrénale).

Les phéochromocytomes extra-surrénaliens (paragangliomes) sont majoritairement situés dans l'abdomen en position pré et latéro-aortique, plus rarement dans le thorax, dans la vessie et dans la région cervicale. En imagerie, le scanner montre un syndrome de masse para-aortique avec prise de contraste après injection, d'éventuels foyers de nécrose et/ou d'hémorragie, et des calcifications (10 % des cas). En IRM, la lésion est en signal intermédiaire ou en hyposignal T1 et en hypersignal T2 avec rehaussement après injection de gadolinium. La malignité est plus élevée pour les phéochromocytomes ectopiques, atteignant 20 à 42 % des cas pour les phéochromocytomes extra-surrénaliens rétropéritonéaux (alors que seulement 10 % des localisations surrénaliennes sont malignes). Ces tumeurs peuvent s'intégrer dans une néoplasie endocrinienne multiple ainsi que dans une phacomatose (maladie de Von Hippel-Lindau). Le diagnostic biologique repose sur le dosage urinaire et sérique des catécholamines et de ses métabolites. Le diagnostic des localisations multiples repose sur la scintigraphie au MIBG (Méthyl-Iodo-Benzoxy-Guanidine). L'examen histochimique recherche la présence de chromogranine, de NSE (Neurone Specific Enolase) ou de protéine S100 qui marque les cellules sustentaculaires. Comme pour les autres tumeurs formées à partir des glandes endocrines, le seul aspect histologique ne permet pas de prouver ou d'infirmer le caractère malin, mais c'est l'absence d'extension et de métastases à distance qui confirme le diagnostic de bénignité.

Références

- Lee K.Y. et al.
  Extraadrenal paragangliomas of the body: imaging features.
  AJR 2006 ; 187 : 492-504.
- Yang D.M. et al.
  Retroperitoneal cystic masses: CT, clinical, and pathologic findings and literature review.
  RadioGraphics 2004; 24: 1353-1365.

CAS 5

Patiente de 34 ans consulte pour douleurs abdominales, nausées, amaigrissement, sans fièvre, évoluant depuis 2 mois. Une masse épigastrique est palpée à l'examen clinique.
Un scanner abdomino-pelvien est demandé à visée diagnostique.

1. Aux dépens de quel organe est développée la lésion ?
2. Quelles en sont les principales composantes ?
3. Compte tenu des données précédentes, quel est le diagnostic le plus probable ?

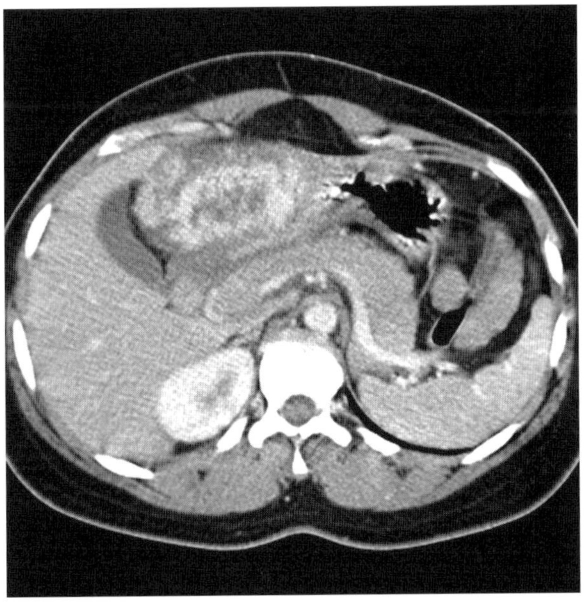

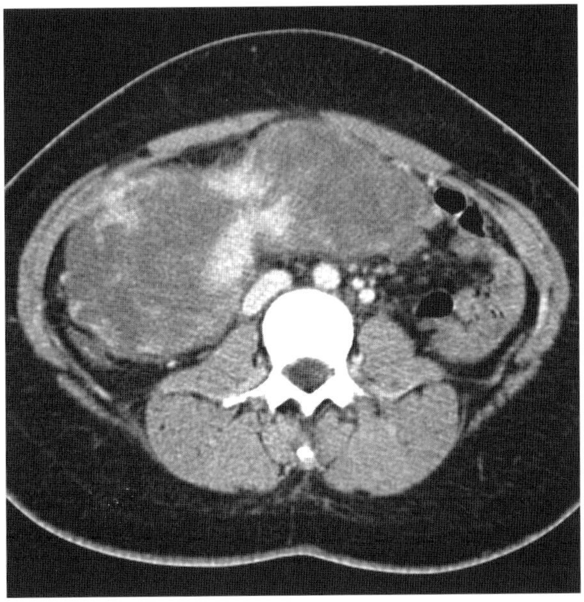

CAS 5 : TUMEUR STROMALE GASTRIQUE

1. La lésion est développée aux dépens de la paroi de l'estomac.

2. La masse est volumineuse, bien limitée, polylobée, hétérogène avec une composante tissulaire rehaussée par l'injection, et une composante liquidienne nécrotique. Son développement est pariétal exophytique, et non endoluminal. La graisse périgastrique est normale.

3. Le diagnostic le plus probable est celui de tumeur stromale gastrique.

COMMENTAIRE

La tumeur stromale gastrique fait partie du groupe des tumeurs stromales gastro-intestinales (GIST), qui sont des tumeurs rares (0,1 à 3 % des tumeurs gastro-intestinales).
Les GISTs se développent aux dépens de la musculeuse et de la musculaire muqueuse de la paroi intestinale. Elles ont une composante tissulaire et peuvent se compliquer de nécrose et d'hémorragie.
Elles sont définies sur le plan histologique par la présence de cellules fusiformes (80 %) et de cellules épithélioïdes (20 %), qui expriment la protéine KIT, un récepteur du facteur de croissance de la tyrosine kinase.
Dans trois-quarts des cas, les GISTs sont bénignes. Il existe un continuum entre la bénignité et la malignité. Les critères de malignité – en l'absence de métastase – sont une taille supérieure à 10 cm et un index mitotique supérieur à 50.
Par ordre de fréquence, les GISTs sont situées dans l'estomac (70 %), l'intestin grêle (20 %), le rectum et l'anus (7 %), l'œsophage et le colon.
En scanner, elles apparaissent comme des lésions pariétales de taille variable, à développement le plus souvent exophytique, hétérogène avec des zones tissulaires et nécrotiques.
En IRM, le signal dépend de la composante hémorragique et de la composante nécrotique.
Les métastases sont rares : hépatiques, péritonéales.
Les diagnostics différentiels sont : lymphome, tumeur carcinoïde, tumeurs d'origine fibreuse, nerveuse ou léiomyome.

Références

- Guy J. Burkill et al.
  Malignant gastrointestinal stromal tumor: distribution, imaging features, and pattern of metastatic spread.
  Radiology 2003; 226: 527-532.
- Angela D., Levy et al.
  Gastrointestinal stromal tumors: radiologic features with pathologic correlation.
  Radiographics 2003; 23: 283-304.

CAS 6

Monsieur M... consulte pour des douleurs abdominales et une asthénie évoluant depuis plusieurs semaines, sans fièvre. Il n'a aucun antécédent. Par son travail, il est amené à faire des séjours à l'étranger.
Une échographie abdominale montre 2 lésions hépatiques hétérogènes. Un scanner abdominal et une IRM hépatique sont réalisés.

1. Décrivez les anomalies hépatiques.
2. Quels sont les diagnostics à évoquer ?
3. Quel est le diagnostic le plus probable ?

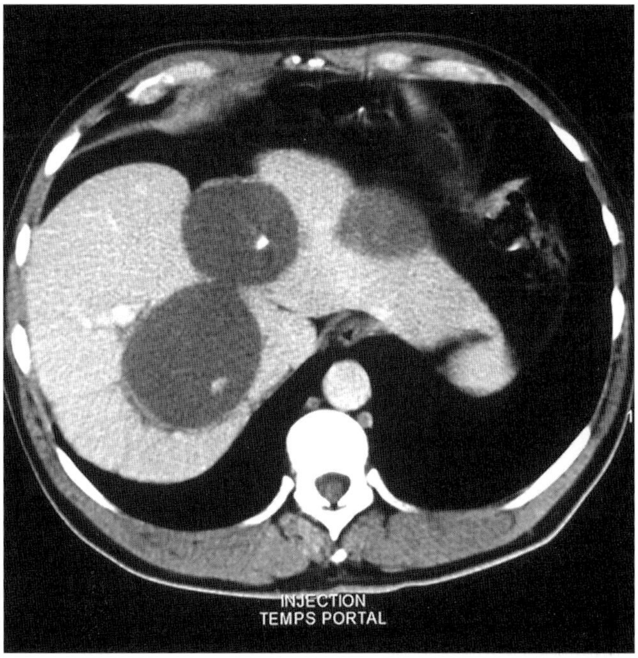

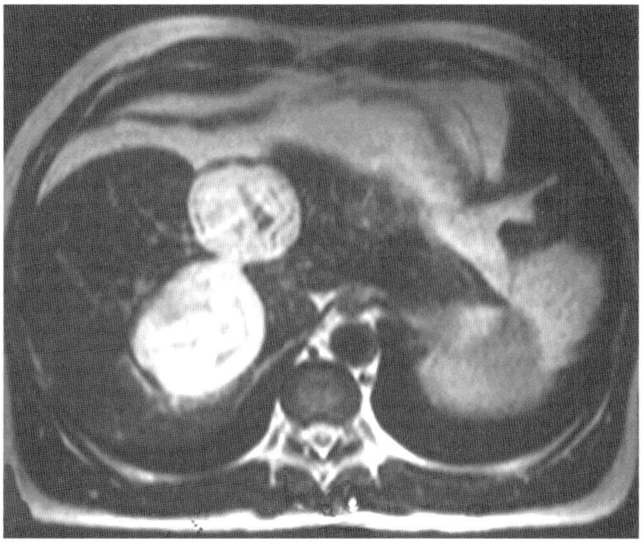

CAS 6 : KYSTES HYDATIQUES HÉPATIQUES

1. Le scanner montre 3 lésions hypodenses de densité liquidienne homogène, intra-hépatiques, à paroi fine et régulière rehaussée par le contraste. La lésion située dans le segment 4 contient une petite calcification. Les vaisseaux sont refoulés, perméables.
   L'IRM montre une communication entre la lésion du segment 4 et la lésion du lobe droit. Elles apparaissent en hypersignal liquidien T2, hétérogène, avec des hyposignaux serpigineux intra-lésionnels.

2. Il s'agit donc de lésions kystiques à paroi nette, avec une calcification en scanner et un aspect hétérogène en IRM, sans formation tissulaire interne ni cloison.
   Les diagnostics à évoquer sont : kyste hydatique, kyste biliaire compliqué, abcès, kyste à revêtement cilié, cystadénome, cystadénocarcinome, métastase kystique.

3. Le diagnostic le plus probable est celui de kystes hydatiques. En effet, il s'agit de plusieurs lésions kystiques à paroi fine, avec des calcifications, sans formation tissulaire, sur foie sain. La notion de séjour à l'étranger oriente le diagnostic.

COMMENTAIRE

Le kyste hydatique du foie est dû au développpement dans cet organe de la larve d'Echinococcus granulosus, dont l'hôte définitif est le chien et l'hôte intermédiaire le mouton ou un bovidé, et occasionnellement l'homme.
En imagerie, l'aspect du kyste est fonction de la maturation du kyste. Une classification décrite en échographie (Gharbi *et al.)* permet de classer le kyste hydatique en 5 types :

- *Type 1* : kyste anéchogène de paroi plus épaisse qu'un kyste simple, contenant parfois un sédiment.
- *Type 2* : kyste contenant une membrane flottante qui correspond au décollement de l'endokyste.
- *Type 3* : kyste avec de multiples vésicules filles.
- *Type 4* : masse hétérogène avec une large matrice centrale pseudo-tumorale
- *Type 5* : formation totalement calcifiée.

Les complications sont : rupture du kyste dans les voies biliaires, surinfection du kyste, rupture dans la cavité péritonéale, dans l'espace sous-phrénique ou dans une anse digestive.

RÉFÉRENCES

- Pedrosa I. et al.
  Hydatid disease: radiologic and pathologic features and complications.
  Radiographics 2000; 20: 795-817.
- Mortelé K.J. et al.
  The infected liver: radiologic-pathologic correlation.
  Radiographics 2004 ; 24 : 937-955.

CAS 7

Mme B..., 44 ans, consulte pour rectorragies et sensation de gêne pelvienne. Il existe une masse rectale postérieure au toucher rectal. Une IRM pelvienne complète l'examen clinique (du gel a été placé dans l'ampoule rectale).

1. Où est située la lésion ? Aux dépens de quel organe est-elle développée ?
2. Décrivez son signal.
3. En fonction des données précédentes, quelles sont les hypothèses diagnostiques ?

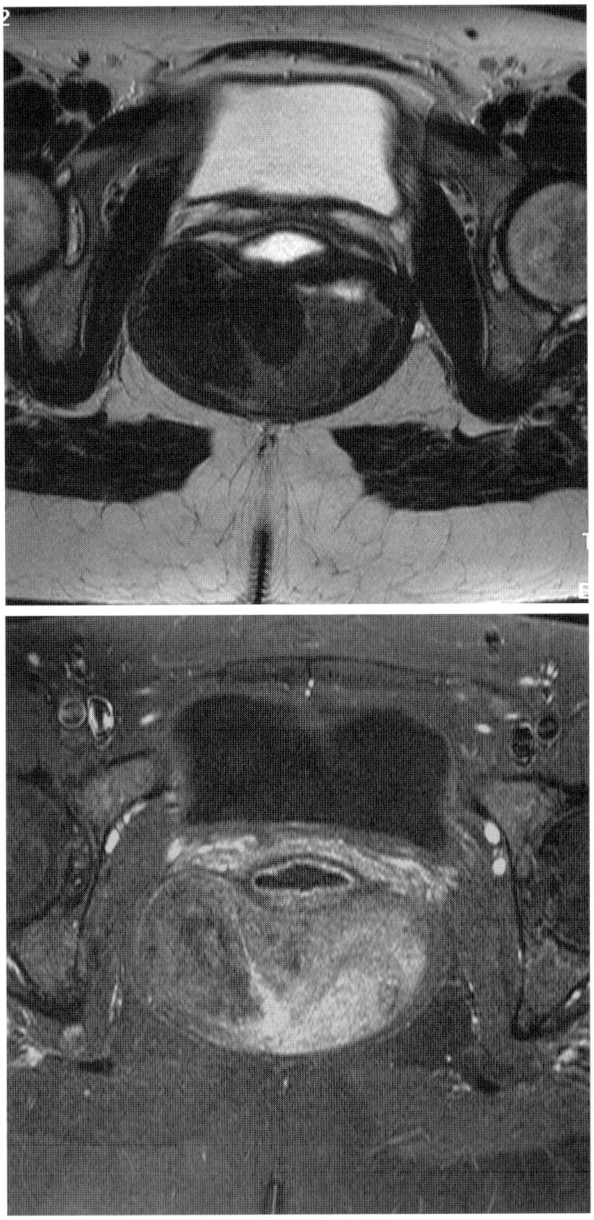

CAS 7 : LÉIOMYOME RECTAL

1. La lésion est située en arrière de la lumière et de la muqueuse rectales. Elle se développe aux dépens de la paroi du rectum de manière exoluminale, elle se raccorde en pente douce aux parois de cet organe.

2. En T2, la lésion est en hyposignal franc, hétérogène, avec une toute petite zone antérieure en hypersignal qui peut correspondre à de la nécrose.
En T1 après injection, le rehaussement est global, hétérogène.
La masse est bien limitée, avec un liséré périphérique en hyposignal T1 et T2, évoquant une capsule.

3. Il s'agit d'une lésion bien limitée, qui ne se développe pas aux dépens de la muqueuse rectale. Elle paraît se développer aux dépens de la paroi rectale ; cependant, il pourrait s'agir d'une lésion rétrorectale accolée au rectum.
Les principales hypothèses diagnostiques sont : tumeur stromale, léiomyome rectal, tumeur desmoïde rétrorectale, lymphome.

COMMENTAIRE

Le léiomyome rectal est une tumeur bénigne très rare, développée dans la musculeuse de la paroi rectale. En imagerie, on ne peut la distinguer des autres tumeurs bénignes mésenchymateuses de la paroi rectale.
Le principal diagnostic différentiel est une tumeur stromale gastro-intestinale, qui exprime la protéine KIT en immuno-histochimie. En IRM, les GISTs anorectales sont volumineuses, bien, limitées, en hyposignal hétérogène T1 et T2. Un signal hémorragique est fortement évocateur (hypersignal T1 et T2).
Le lymphome rectal peut être une lésion arrondie à développement exoluminal, développée aux dépens de la paroi rectale.
Une tumeur desmoïde dans le méserectum peut être une masse bien limitée hétérogène accolée à la paroi rectale. Un contexte de polyadénomatose familiale plaide en faveur de ce diagnostic.
L'examen histologique permet de porter le diagnostic définitif des tumeurs bénignes rectales ou rétrorectales.

Références

- Hoeffel C. et al.
  MRI of rectal disorders.
  AJR 2006; 187: 275-84.
- Levy A.D.
  Anorectal gastrointestinal stromal tumors: CT and MR imaging features with clinical and pathologic correlation.
  AJR 2003; 180: 1607-12.

PATHOLOGIE ORL

A. BELKACEM

CAS 1

Douleur brutale du globe oculaire droit avec diplopie et paralysie du VI droit à l'examen neurologique.
L'IRM cérébrale réalisée en ville est normale.
Une IRM centrée sur les orbites est demandée à la recherche d'une cause locale.

1. Où se situe l'anomalie sur l'IRM ?
2. Un scanner est réalisé après l'IRM, confirme-t-il l'anomalie ?
3. Comment expliquez-vous la symptomatologie ?
4. Quelle gamme diagnostique évoquez-vous ?
5. Sur quel(s) argument(s) vous appuyer pour retenir le bon diagnostic ?

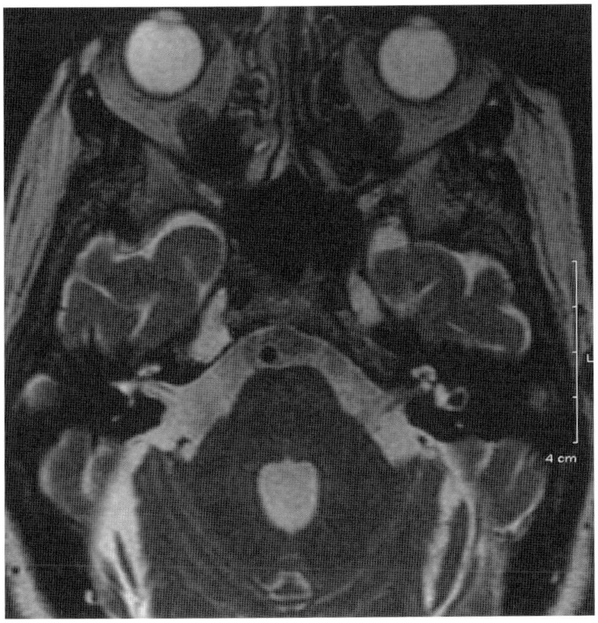

Fig. 1a : IRM axial T2

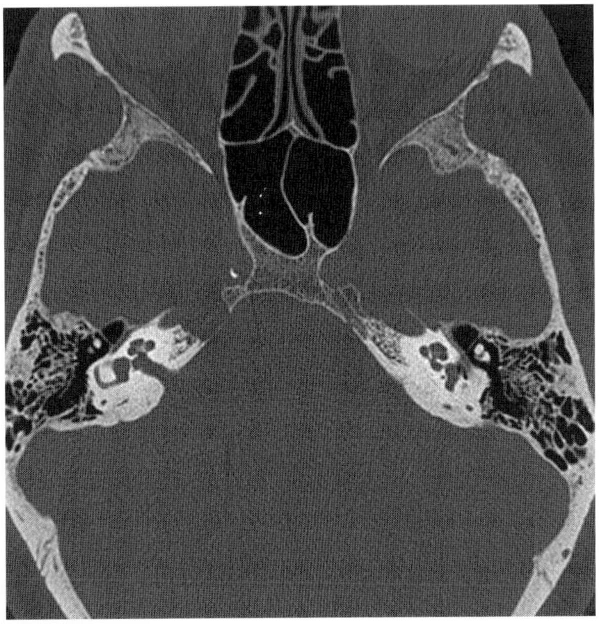

Fig. 1b : TDM axial

CAS 1 : MÉNINGOCÈLE DE L'APEX PÉTREUX

1. On note une asymétrie des cavum de Meckel, plus large à droite.

2. Le scanner montre une lésion ostéolytique de l'apex pétreux droit, avec une corticale amincie en arrière et absente en avant.

3. Le trajet de la VIe paire crânienne droite passe par l'apex pétreux et donc au contact de l'anomalie.

4. Celle des lésions "kystiques" de l'apex pétreux :
   - Granulome à cholestérine
   - Cholestéatome
   - Mucocèle
   - Séquestration liquidienne
   - Pétrosite apicale
   - Méningocèle de l'apex pétreux.

5. Le centre de la lésion n'est pas dans l'apex, mais légèrement excentré en avant. Le signal en IRM est identique au signal du LCS sur toutes les séquences.

COMMENTAIRE

Les lésions de l'apex pétreux sont rares, souvent de découverte fortuite, elles peuvent être symptomatiques. Leur diagnostic est fait par l'imagerie (IRM et scanner) et permet de les subdiviser en lésions "kystiques" et lésions "solides".

- Le granulome à cholestérine est de loin le plus fréquent. C'est une lésion ostéolytique bien limitée au scanner, expansive et son signal IRM est caractéristique (en hypersignal T1 et T2).
- Le cholestéatome congénital de l'apex pétreux présente le même aspect en TDM, mais son signal IRM est différent, en hyposignal T1 et hypersignal T2.
- Le mucocèle, plus rare, peut présenter le même aspect TDM et IRM que le cholestéatome.
- La séquestration liquidienne est un comblement des cellules d'un apex pétreux pneumatisé sans lyse des trabéculations ou de la corticale ni expansion.
- La pétrosite apicale présente une ostéolyse perméative, et le rehaussement de la coque après injection de gadolinium.
- Le méningocèle de l'apex pétreux.

Le méningocèle de l'apex péteux est une hernie du cavum de Meckel dans l'apex pétreux. L'étiologie n'est pas bien définie, on avance des hypothèses "congénitale" ou "acquise". Ces lésions considérées habituellement comme exceptionnelles (30 cas publiés dans la littérature) ne sont pas aussi rares, car souvent asymptomatiques.
Cliniquement, il peut s'agir d'une paralysie du III, V, VI, d'une otorrhée de LCS ou de céphalées.
Il faut considérer cette anomalie comme un incidentalome tout comme la simple séquestration liquidienne ou l'asymétrie de moelle dans les apex.
Il faut être prudent et ne pas rattacher forcément une symptomatologie vague au méningocèle de l'apex pétreux.

RÉFÉRENCES

- K.R. Moore et al.
  Petrous Apex Cephaloceles.
  AJNR 2001; 22: 1867-1871.
- R.P. Muckle et al.
  Petrous apex lesions.
  The American Journal of Otology. 1998; 19: 219-225.

CAS 2

Tuméfaction douloureuse de la région cervicale antérieure. Un scanner est réalisé d'emblée avec injection de produit de contraste. Deux coupes axiales à deux niveaux voisins vous sont proposées.

1. Dans quel(s) espace(s) se trouve l'anomalie ?
2. Quelle est sa nature ?
3. Quelle gamme diagnostique évoquez-vous ?
4. Quel(s) critère(s) utiliser pour une meilleure orientation diagnostique ?

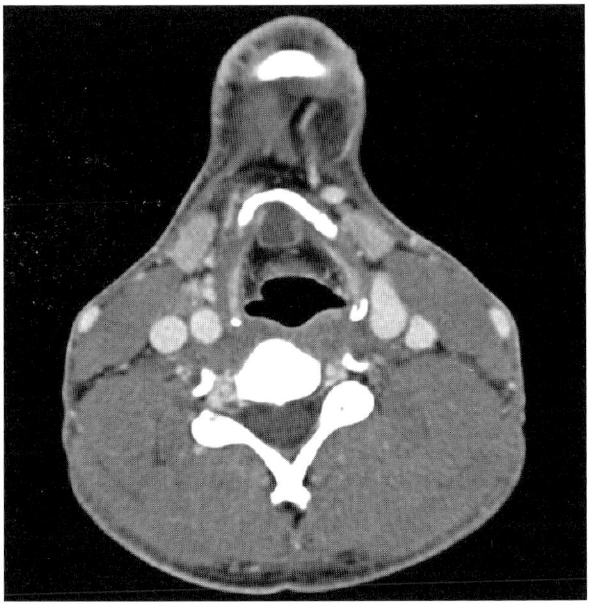

Fig. 2a : coupe axiale scanner

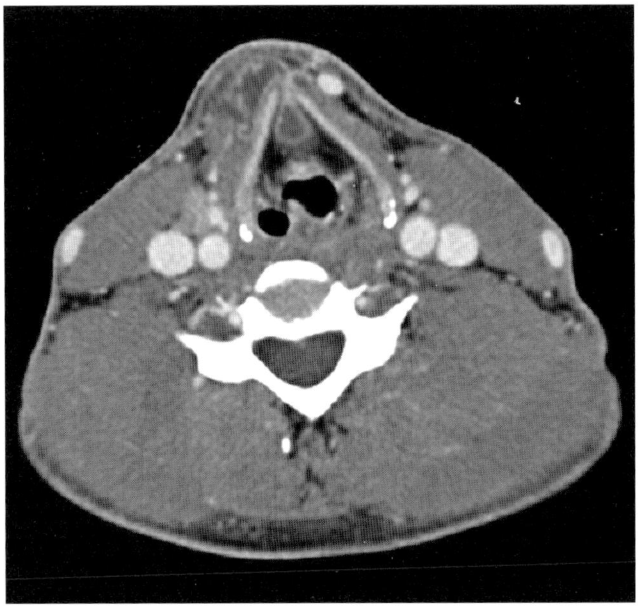

Fig. 2b : coupe axiale scanner

CAS 2 : LE KYSTE DU TRACTUS THYRÉOGLOSSE

1. La lésion siège dans l'espace graisseux pré-épiglottique et s'étend en avant vers l'espace cervical antérieur paramédian gauche à travers l'incisure thyroïdienne supérieure.

2. Il s'agit d'une lésion kystique avec une fine paroi rehaussée par le produit de contraste.

3. Celle des masses cervicales antérieures.

Médianes :

- Kyste du tractus thyréoglosse (supra-hyoïdien)
- Adénopathie sous mentale
- Kyste dermoïde
- Lipome
- Gros lobe pyramidal de la thyroïde
- Thyroïde ectopique

Para-médianes :

- Kyste du tractus thyréoglosse (infra-hyoïdien)
- Kyste branchial (2e arc)
- Adénopathies
- Laryngocèle

4. Le caractère kystique, le siège cervical antérieur, et la probabilité *a priori* sont les critères diagnostiques à prendre en compte.

COMMENTAIRE

Les kystes du tractus thyréoglosse sont parmi les lésions kystiques les plus fréquentes du cou. Bien que ces lésions surviennent habituellement dans l'enfance, on peut aussi les rencontrer à l'âge adulte. Ces kystes peuvent siéger n'importe où sur le trajet du canal thyréoglosse, depuis le foramen cæcum à la base de langue jusqu'à la thyroïde. La localisation est plutôt en position médiane si le kyste est au-dessus ou au niveau de l'os hyoïde et plutôt en position para-médiane si le kyste est infra-hyoïdien.
50 % des cas surviennent avant 20 ans, sans aucune prédominance de sexe. Quelques rares cas de kystes du tractus thyréoglosse héréditaires ont été rapportés, typiquement à transmission autosomique dominante se produisant chez les filles avant la puberté.
Ces kystes deviennent symptomatiques à l'occasion d'une surinfection.
La coexistence d'un carcinome au sein du kyste est rare, moins de 1 %. Dans ce cas, il s'agit le plus souvent d'un carcinome papillaire.

RÉFÉRENCES

- K.K. Koeller
  Congenital cystic masses of the neck: radiologic-pathologic correlation.
  RadioGraphics 1999; 19: 121-146.
- R. Sigal
  Imagerie des masses cervicales.
  J Radiol 1990; 80: 1807-1815.

CAS 3

Surdité de transmission gauche et vertiges chez un homme de 45 ans.
Un scanner est demandé pour rechercher une étiologie.

1. Quelle(s) anomalie(s) notez-vous ?
2. Est-ce en accord avec la clinique ?
3. Quelles reconstructions réalisez-vous pour renforcer votre hypothèse diagnostique ?
4. Quelle signification faut-il donner à une découverte fortuite ?

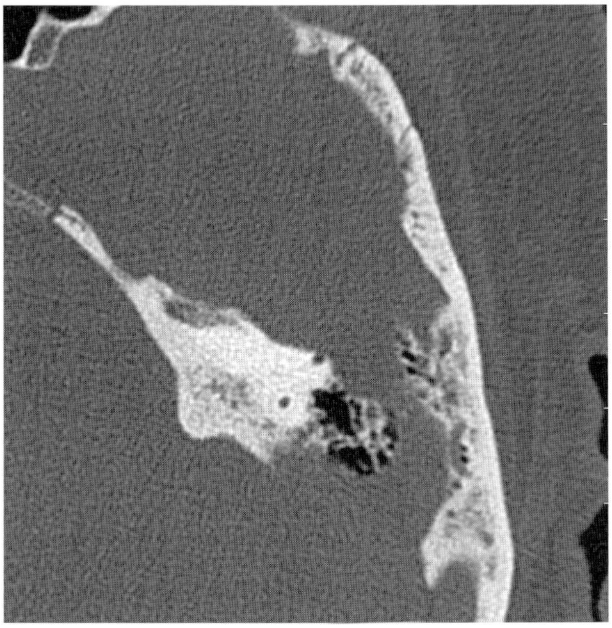

Fig. 3a : TDM coupa axiale, rocher gauche

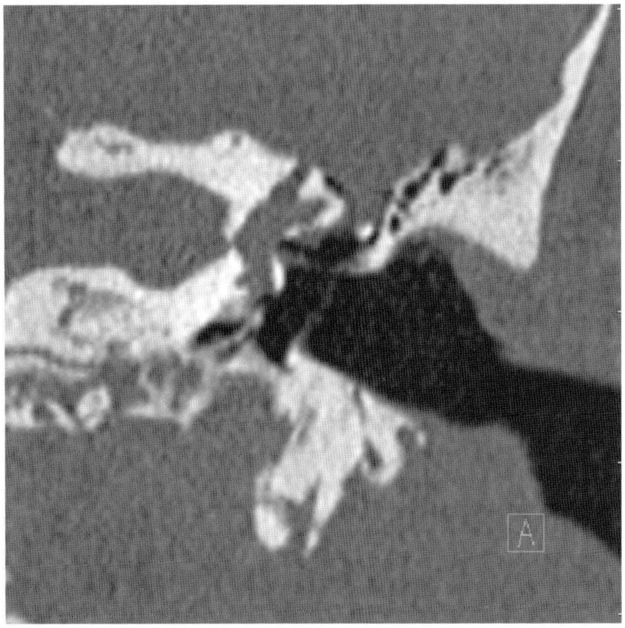

Fig. 3b : TDM coupe coronale, rocher gauche

CAS 3 : DEHISCENCE DU CSC SUPÉRIEUR

1. On note une déhiscence de la couverture osseuse du canal semi-circulaire supérieur gauche. Pas d'autre anomalie notable par ailleurs.

2. Les vertiges s'expliquent aisément du fait de la déhiscence du CSC supérieur. Le vertige est vrai avec un nystagmus vertical, dans le plan du CSC atteint. La surdité de transmission est également liée à cette anomalie. Les liquides péri-lymphatiques sont normalement incompressibles. La création d'une troisième fenêtre mobile (les deux premières étant la fenêtre ovale et la fenêtre ronde) implique un déplacement moins efficace du liquide entre les deux fenêtres normales, une partie de la cinétique hydraulique étant mobilisée par la troisième fenêtre mobile (la déhiscence).

3. Des reconstructions MPR dans le plan du canal semi-circulaire et dans un plan strictement perpendiculaire permettent de mieux visualiser la déhiscence du canal. Une mesure de densité peut être utile. On peut également s'aider de reconstructions 3D surfaciques qui par une vue supérieure surplombant le rocher montrent parfaitement la déhiscence. Si cette vue est très "convaincante" sur le plan de l'imagerie, sa grande limite reste le seuillage.

4. Bien entendu, il faut interpréter ces anomalies avec prudence et rechercher tout autre cause à une surdité de transmission isolée. Lorsque la découverte est fortuite, et qu'il n'existe pas de symptomatologie en rapport, il s'agit le plus souvent d'un faux positif de l'imagerie lié à une couverture osseuse excessivement fine (< 0.1 mm).

COMMENTAIRE

La déhiscence du CSC supérieur peut être la cause de vertige ou de surdité, conséquence d'une troisième fenêtre mobile dans l'oreille interne. Des études ont montré que la surdité de transmission peut être la seule symptomatologie, sans vertige. Le colmatage de la déhiscence osseuse entraînant la régression de la surdité.

Au cours d'une étude autopsique de 1000 rochers, une vraie déhiscence était retrouvée chez environ 0.5 % des cas et près de 1.5 % des cas avaient une couverture osseuse dont l'épaisseur n'excédait pas 0.1 mm, suffisamment fine pour ne pas être détectée sur des coupes de scanner en haute résolution (0.5 mm d'épaisseur).

RÉFÉRENCES

- A.A. Mikulec
  Superior semicircular canal dehiscence presenting as conductive hearing loss without vertigo.
  Otology & Neurotology 2004; 25: 121-129.
- J.P. Carey et al.
  Dehiscence or thinning of bone overlying the superior semicircular canal in a temporal bone survey.
  Arch Otolaryngol head neck Surg. 2000; 126: 137-147

CAS 4

Surdité de transmission ancienne et rétraction postérieure du tympan à fond non contrôlable. Doute sur un cholestéatome.

1. En dehors de l'épaississement des parties molles couvrant le conduit auditif externe, quelle anomalie identifiez-vous sur les coupes axiale et coronale ?
2. Peut-elle expliquer la surdité ?
3. Quels diagnostics différentiels devez-vous évoquer ?

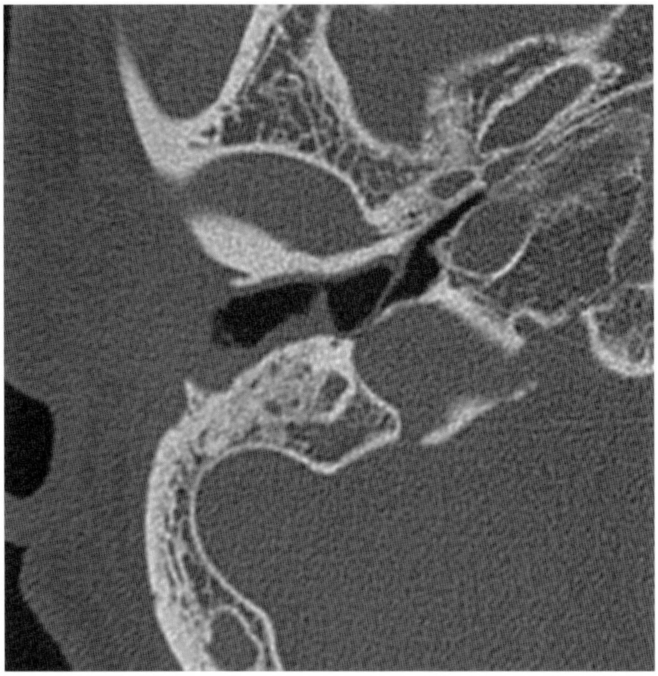

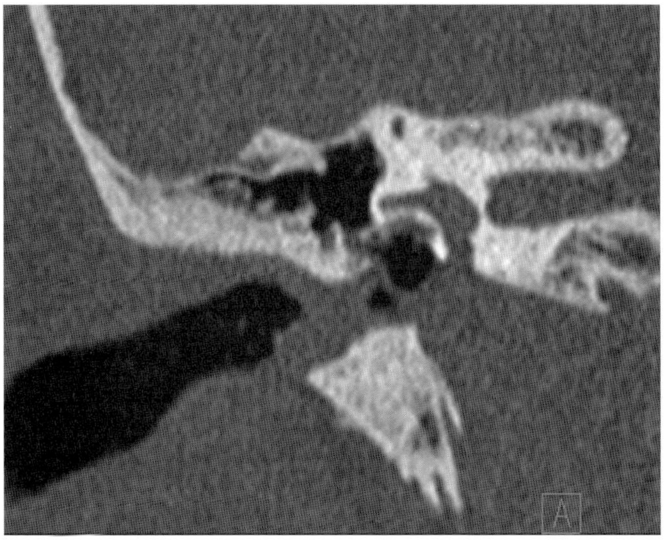

CAS 4 : DÉHISCENCE DU GOLFE DE LA JUGULAIRE COMBLANT LA FOSSE DE LA FENÊTRE RONDE

1. On note une procidence nette du golfe jugulaire droit avec une déhiscence partielle de sa couverture osseuse au niveau du plancher de la caisse du tympan.

2. Le golfe jugulaire est au contact de la membrane de la fenêtre ronde et de la partie postérieure de la membrane tympanique. La surdité de transmission est due soit à la diminution de la mobilité du tympan, soit à la diminution de la mobilité de la membrane de la fenêtre ronde. Une diminution de mobilité de la fenêtre ronde quelle qu'en soit la cause (congénitale ou acquise) entraîne une surdité transmissionnelle, mixte ou de perception.

3. Les diagnostics différentiels à évoquer devant une telle imagerie sont les tumeurs vasculaires (glomus jugulaire) ou d'autres tumeurs telles qu'un schwannome du foramen jugulaire ou un méningiome du foramen jugulaire.

COMMENTAIRE

Sur le plan clinique, la persistance d'une couverture osseuse donne l'aspect d'une masse blanchâtre à l'otoscopie, ce qui peut faire évoquer à tort un cholestéatome.

A l'inverse, la déhiscence osseuse donne une masse bleutée évocatrice d'une tumeur vasculaire (glomus) ou d'un granulome à cholestérine.
Il faudra évoquer une carotide interne aberrante, la persistance d'une artère stapédienne ou toute autre néoplasie.

Une surdité de transmission peut être associée à un golfe jugulaire déhiscent. Dans ce cas, trois mécanismes peuvent être incriminés :
- Il peut s'agir d'un blocage de la chaîne ossiculaire par le syndrome de masse lui-même.
- Il peut être la conséquence d'un contact important avec la membrane tympanique, limitant sa vibration.
- Le dernier mécanisme est lié à l'obstruction de la fosse de la fenêtre ronde. Ce qui est le cas pour notre patient. L'obstruction de la fenêtre ronde et la surdité de transmission qui en résulte ont été étudiées chez l'animal. C'est le déplacement des liquides péri-lymphatique qui est altéré, puisque la membrane de la fenêtre ronde ne peut se déplacer en réponse au déplacement de la platine au niveau de la fenêtre ovale. Les liquides péri-lymphatiques se comportant comme un système hydraulique incompressible. Tout blocage de la fenêtre ronde entraînant un dysfonctionnement de la platine.

Références

- Weiss R.L. et al.
  High jugular bulb and conductive hearing loss. Laryngoscope. 1997 Mar; 107(3): 321-327.

CAS 5

Un scanner est réalisé pour contrôle d'un cholestéatome gauche et troubles tubaires. La chaîne ossiculaire est en place, on n'objective pas de récidive du cholestéatome et la trompe est libre.

1. Quelle(s) anomalie(s) notez-vous sur les incidences axiale (5a) et coronale (5b) ?
2. Préciser les rapports de cette anomalie avec les structures de l'oreille interne.
3. Quel est votre diagnostic ?

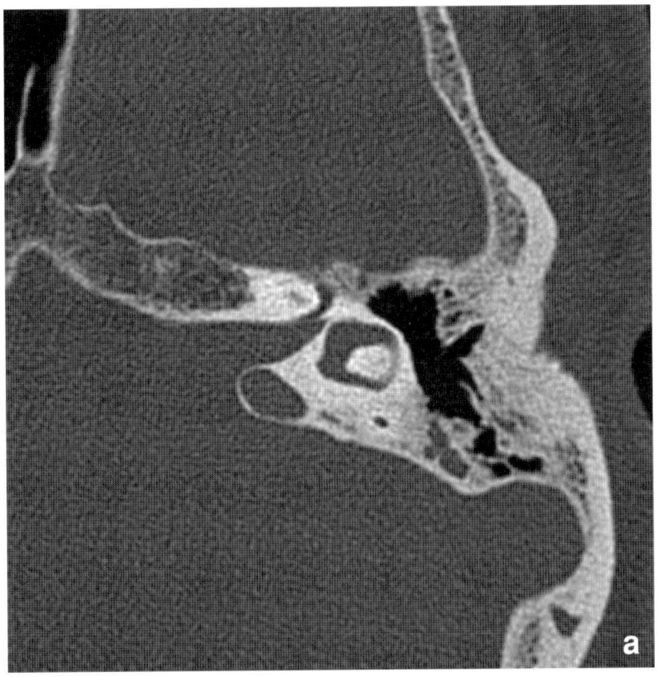

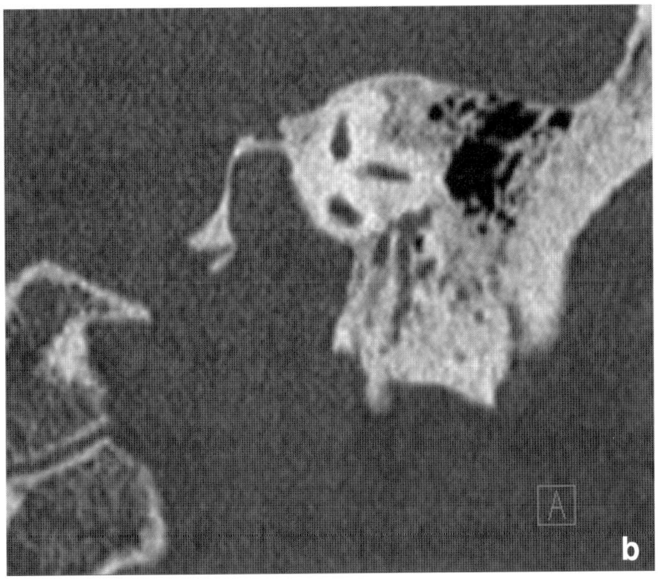

CAS 5 : DIVERTICULE JUGULAIRE

1. La coupe axiale montre une formation ovalaire ostéolytique bien limitée en arrière du conduit auditif interne. Dans le plan coronal, on note un aspect en doigts de gant sur le toit du golfe jugulaire.

2. Cette formation est située en dedans des labyrinthes (cochlée, vestibule et canaux semi-circulaires), en arrière du conduit auditif interne et au contact du bord postérieur du rocher.

3. Il s'agit d'une malposition jugulaire, appelée également diverticule jugulaire.

COMMENTAIRE

L'anatomie du système veineux, particulièrement celui du golfe jugulaire, est extrêmement variable. Si la procidence du golfe jugulaire est relativement fréquente, le diverticule jugulaire est une anomalie plutôt rare et le plus souvent asymptomatique.

Cependant, selon son siège et surtout, sa proximité avec l'oreille interne, cette anomalie veineuse peut être à l'origine de symptômes neurosensoriels, tels qu'une perte d'audition, un acouphène ou un vertige.

Les rapports du diverticule avec la cochlée, les aqueducs vestibulaires, le sac endo-lymphatique, le canal semi-circulaire postérieur, et le canal auditif interne sont importants à préciser, pour pouvoir expliquer la symptomatologie. Une compression du diverticule jugulaire sur le conduit auditif interne ou le canal semi-circulaire postérieur peut entraîner une surdité de perception. Tandis que l'atteinte de l'aqueduc vestibulaire ou du sac endo-lymphatique peut simuler une maladie de Ménière. Les symptômes seraient liés à deux mécanismes (flux turbulent au sein du diverticule ou la compression directe des structures de l'oreille interne).

Le diagnostic de diverticule jugulaire n'est pas aisé en IRM. Seule une séquence angiographique centrée sur la base du crâne permet le diagnostic positif. Cette séquence n'est pas systématiquement utilisée dans l'exploration d'une lésion du paquet acoustico-facial dans le cadre d'une surdité de perception isolée.

Le diverticule jugulaire n'est donc pas une anomalie rare, comme on l'a longtemps cru. En partie parce qu'il est asymptomatique et en partie, parce qu'il est à l'origine des symptômes neurosensoriels, généralement évalué avec l'IRM, qui n'est pas la méthode de choix dans le diagnostic.

RÉFÉRENCES

- C. Bilgen
  Jugular bulb diverticula: clinical and radiologic aspects.
  Otolaryngol Head Neck Surg 2003; 128(3): 382-386.
- D.G. Pappas
  Petrous jugular malposition (diverticulum).
  Otolaryngol Head Neck Surg 1993; 109(5): 847-852

CAS 6

Scanner des sinus réalisé dans le cadre d'un bilan de sinusite chronique.

1. Quelle anomalie est identifiable sur le scanner ?
2. Quel risque est lié à ce type d'anomalie ?
3. Faut-il toujours rechercher les variantes anatomiques à risque chirurgical sur un scanner des sinus ?

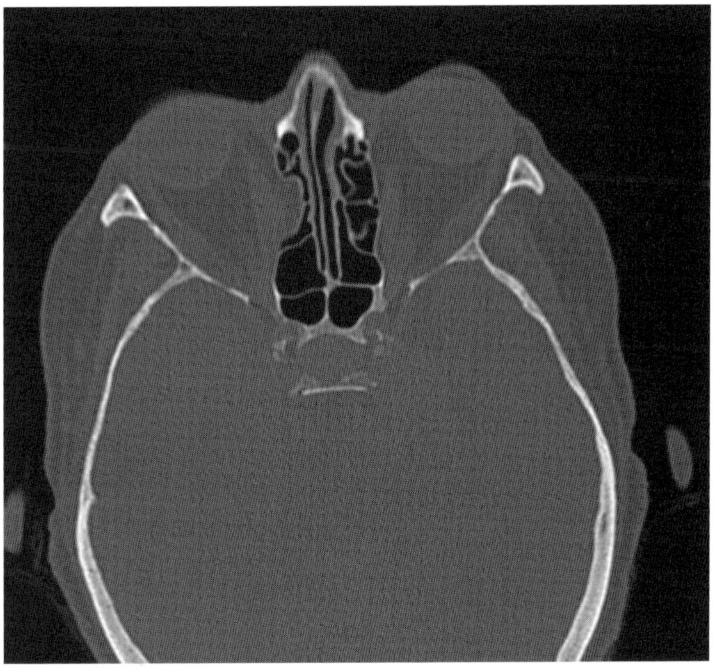

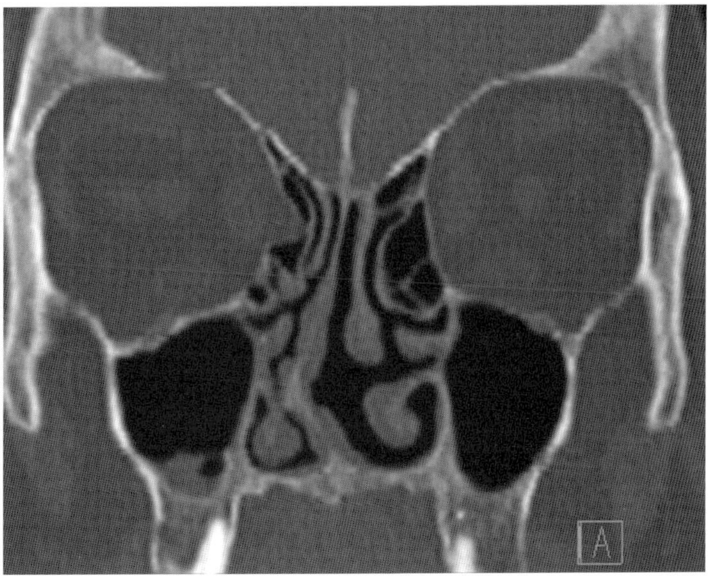

CAS 6 : DÉHISCENCE DE LA LAME ORBITAIRE DE L'ÉTHMOÏDE

1. On note une déhiscence de la lame orbitaire de l'ethmoïde droit avec protrusion de la graisse orbitaire.

2. Il s'agit d'une variante anatomique à risque chirurgical, car en cas de chirurgie endoscopique du sinus, il y a risque de lésion du contenu de l'orbite.

3. Le scanner des sinus quelle qu'en soit l'indication doit faire le bilan de ces variantes anatomiques. Elles sont de deux types :
   - variantes anatomiques exposant à un risque chirurgical ;
   - variantes anatomiques favorisant une pathologie de confinement.

COMMENTAIRE

Le scanner des sinus est essentiel pour signaler les nombreuses variantes anatomiques, afin d'éviter les possibles complications d'une éventuelle chirurgie endoscopique.
Les complications orbitaires sont de gravité variable. La simple effraction de la lame papyracée peut entraîner un hématome ou un emphysème périorbitaire, le plus souvent sans gravité.
La lésion peropératoire d'un muscle oculomoteur, le muscle droit médial le plus souvent, peut se traduire par une diplopie, voire une perte de la vision rapide par un hématome compressif.
L'accident le plus grave est l'atteinte directe du nerf optique ayant pour conséquence une cécité irréversible. Il faut donc bien analyser les rapports étroits entre le nerf et les structures sinusiennes (ethmoïde postérieur et sinus sphénoïdal), à la recherche d'une clinoïde antérieure pneumatisée, d'une cellule d'Onodi ou d'une déhiscence osseuse qui peuvent exposer le nerf optique à un risque traumatique peropératoire.

Principales variantes à risque chirurgical :
- Procidence de la carotide interne au sein du sinus sphénoïdal.
- Cloison intra-sinusienne sphénoïdale insérée sur le canal carotidien.
- Procidence intra-sinusale du nerf optique.
- Pneumatisation des clinoïdes antérieures.
- Présence d'une cellule d'Onodi.
- Déhiscence de la lame orbitaire de l'ethmoïde.
- Trajet intra-ethmoïdal de l'artère ethmoïdale antérieure.
- Déhiscence de la lame criblée de l'ethmoïde.
- Différence de hauteur du toit de l'ethmoïde.
- Insertion du processus unciné sur le cornet moyen.

RÉFÉRENCES

- G. Moulin
  Dehiscence of the lamina papyracea of the ethmoid bone: CT findings.
  AJNR, 1994; 15: 151-153.
- K. Marsot-Dupuch
  Les variantes anatomiques des sinus de la face.
  J Radiol. 2003; 84: 357-367

CAS 7

Surdité de transmission gauche ancienne avec tympanosclérose à l'autoscopie.
Un scanner est demandé dans le cadre du bilan.

1. Quelles anomalies sont visibles sur les deux coupes axiales 7a et 7b ?
2. Comment expliquez-vous les constatations de l'otoscopie ?
3. Que faut-il rechercher ?

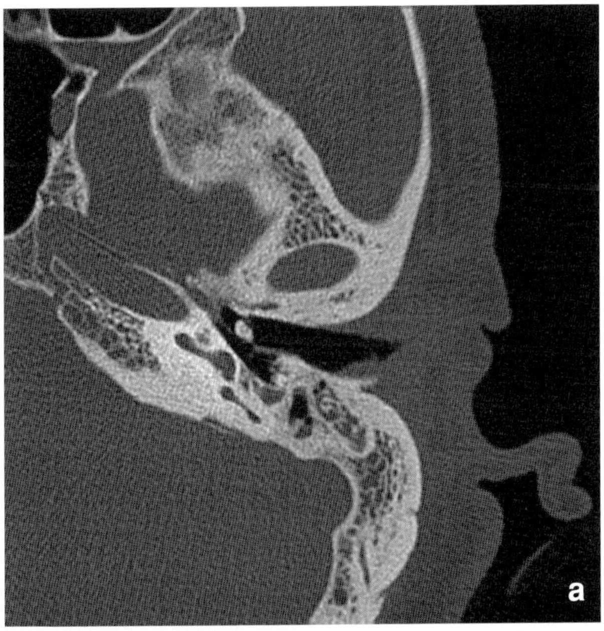

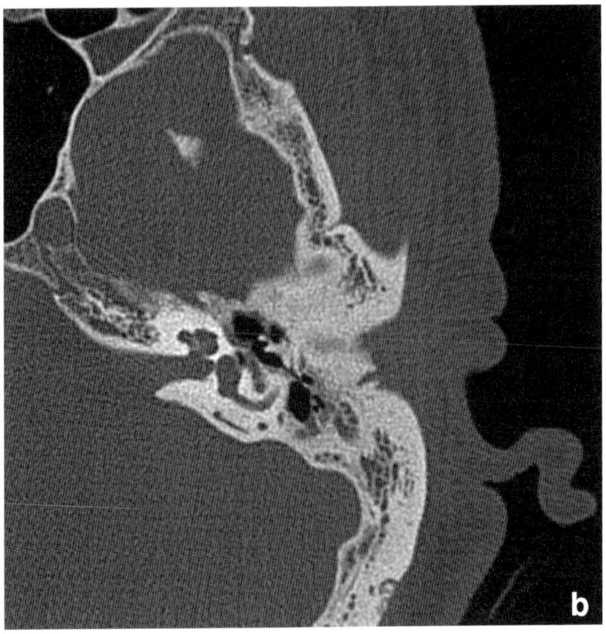

CAS 7 : LUXATION TRAUMATIQUE DU MARTEAU

1. Sur la coupe passant par l'attique (epitympan), on ne visualise pas la tête du marteau en regard du corps de l'enclume. La coupe passant par un niveau inférieur visualise la tête du marteau luxée vers l'hypotympan.

2. L'examen otoscopique, visualise une structure de densité osseuse au travers de la membrane tympanique, ce qui peut prêter à confusion avec un foyer de tympanosclérose.

3. En reprenant l'interrogatoire, il faut rechercher dans les antécédents du patient la notion d'un traumatisme crânien ancien. Dans notre cas, le traumatisme remontait à plus de 15 ans.

COMMENTAIRE

Les complications des fractures du rocher incluent la surdité, le dysfonctionnement vestibulaire, la fuite de liquide cérébro-spinal (LCS), la méningite et la paralysie du nerf facial.

Le scanner en coupe fine permet le bilan des lésions traumatiques de l'oreille externe, moyenne et interne. L'IRM est réservée à l'étude du labyrinthe membraneux.

Les coupes axiales et les reconstructions coronales sont souvent suffisantes pour l'étude de l'atteinte traumatique de la chaîne ossiculaire. Parfois, des reconstructions complémentaires en MPR dans d'autres plans, et surtout des reconstructions 3D sont utiles pour une meilleure compréhension des lésions traumatiques de la chaîne ossiculaire.

La surdité de conduction peut être liée à un hémotympan, résolutif en quelques semaines ou à une discontinuité de la chaîne ossiculaire.

Le traitement chirurgical est envisagé si la perte de l'audition est supérieure à 30 dB et qu'elle persiste six mois après le traumatisme.

Plusieurs types de lésions traumatiques de la chaîne ossiculaire sont à rechercher :

- les luxations ou subluxations (incudo-malaire, incudo-stapédienne, stapédo-vestibulaire) ;
- les fractures ossiculaires (marteau, enclume et étrier, platine) ;
- les fractures-luxations (association des deux).

Référence

• Meriot P. et al.
CT appearances of ossicular injuries.
RadioGraphics 1997; 17: 1445-1454.

PATHOLOGIE OSTÉO-ARTICULAIRE

C. PRADEL - E. BRIDEL

CAS 1

Patient de 59 ans hospitalisé pour des dorsalgies intenses d'aggravation progressive. La découverte d'un tassement de T5, sur les radiographies standards, fait réaliser une IRM dorsale. Vous disposez de coupes sagittales T1 médiane et paramédiane gauches.

1. Quels éléments vous semblent suspects ?
2. Quels renseignements vont vous apporter les coupes axiales ?
3. Ce tassement peut-il être d'origine ostéoporotique ?

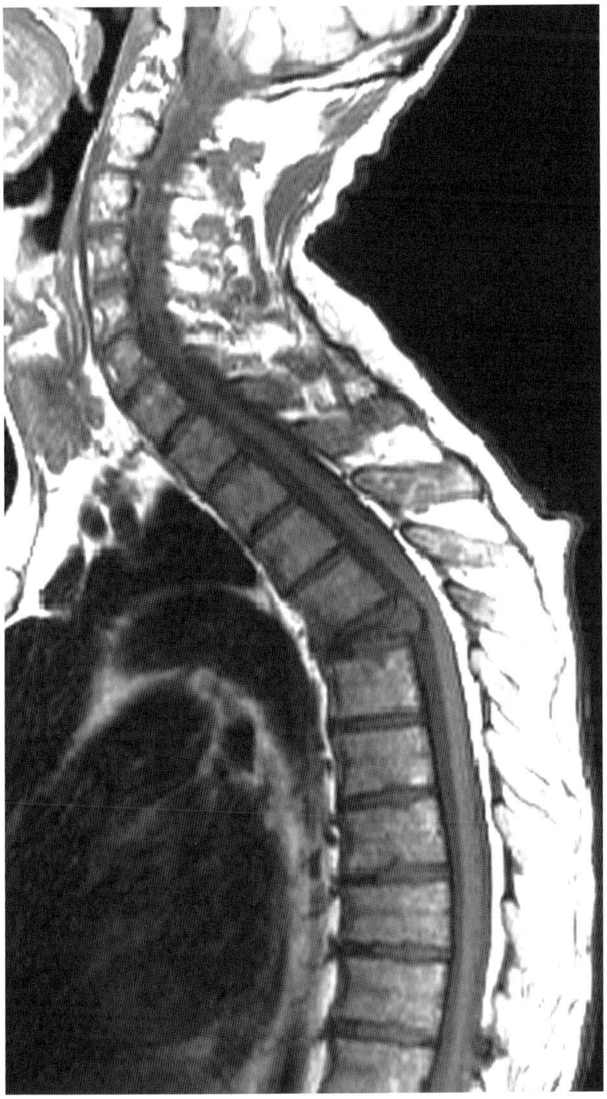

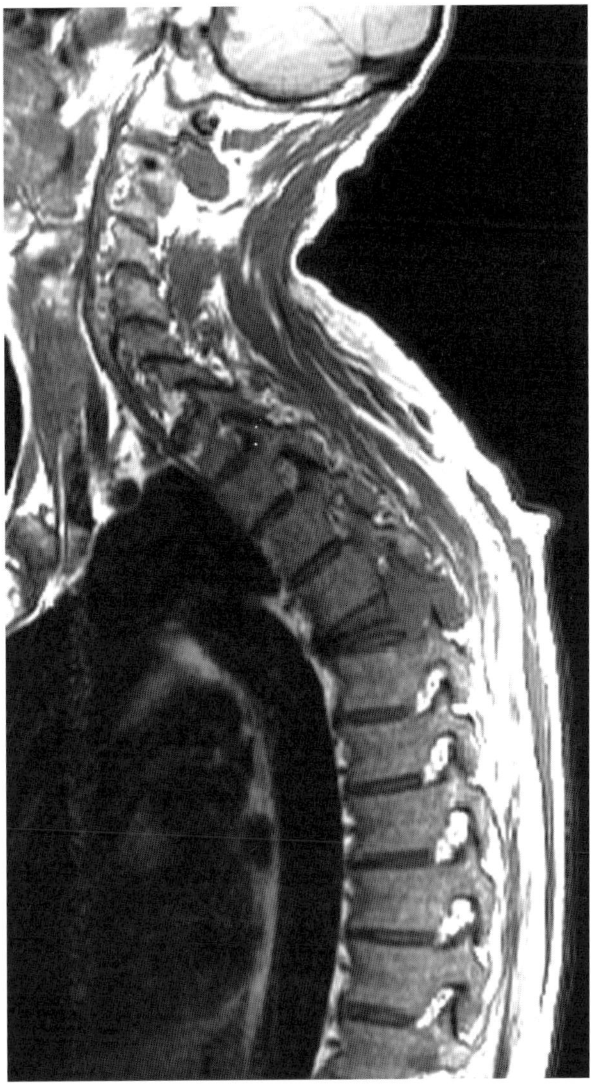

CAS 1 : TASSEMENT MALIN DE T5

1. Les éléments en faveur d'un tassement pathologique sont par ordre croissant de suspicion l'importance du tassement, son caractère unique, sa topographie sur le rachis dorsal au-dessus de T7, le bombement convexe du mur postérieur et surtout le remplacement tissulaire et l'ostéolyse du pédicule et du massif articulaire postérieur s'étendant au foramen T5-T6.

2. Les coupes axiales sont indispensables pour analyser les parties molles périrachidiennes, l'atteinte de l'arc postérieur et le retentissement sur le canal rachidien et en particulier sur le cordon médullaire.

3. Non, l'atteinte ostéolytique du massif postérieur et le comblement tissulaire du foramen éliminent formellement la possibilité d'un tassement mécanique simple.

COMMENTAIRE

Dans l'immense majorité des cas la nature maligne d'un tassement est facile à déterminer, la plupart survenant dans un contexte de cancer connu, avec des localisations osseuses secondaires multiples caractéristiques visibles sur le reste du rachis à l'IRM. Le diagnostic est cependant parfois plus difficile, en particulier si le tassement survient sur une métastase unique ou, plus rarement, sur une tumeur osseuse primitive. Il existe plusieurs signes en IRM en faveur de l'origine tumorale d'un tassement :

- L'aspect convexe en arrière du mur vertébral postérieur.
- Des anomalies de signal d'un pédicule ou d'un élément de l'arc postérieur.
- La présence d'une masse épidurale.
- La présence d'un épaississement focal des parties molles paraspinale.

Ces signes doivent être utilisés avec prudence lorsqu'ils sont isolés, aucun n'étant spécifique à 100 % . L'association de plusieurs de ces signes permet en revanche de faire le diagnostic avec une grande fiabilité.
Par ailleurs, un tassement unique et l'atteinte d'une vertèbre dorsale plus haute que T7 doivent être considérés comme des éléments suspects, les tassements ostéoporotiques étant volontiers multiples et siégeant habituellement sur le rachis dorsal inférieur et le rachis lombaire supérieur. Enfin, l'hétérogénéité du signal en T2, l'importance de la perte de hauteur vertébrale et l'intensité du rehaussement du signal après injection de gadolinium sont quant à eux des signes peu discriminants.

RÉFÉRENCES

- Hee-Sun Jung et al.
  Discrimination of metastatic from acute osteoporotic compression spinal fractures with MR Imaging.
  Radiographics 2003; 23: 179-187.
- Cuenod C.A. et al.
  Acute vertebral collapse due to osteoporosis or malignancy : appearance on unenhanced and gadolinium-enhanced MR images.
  Radiology 1996; 199: 541-549.

CAS 2

Patiente de 83 ans, traitée un an auparavant pour un cancer du col de l'utérus, hospitalisée pour des dorsalgies intenses associées à un syndrome inflammatoire (VS à 68, CRP à 31). Vous disposez de coupes d'IRM sagittales médianes pondérées T1 et T1 fat sat gadolinium.

1. Comment décrivez-vous le signal en T1 des vertèbres T12 et L3 ? De la vertèbre L5 et du sacrum ? Du reste du rachis ?
2. Que pensez-vous de la prise de contraste de l'apophyse épineuse de T11 ?
3. Ces tassements peuvent-ils être d'origine ostéoporotique ?

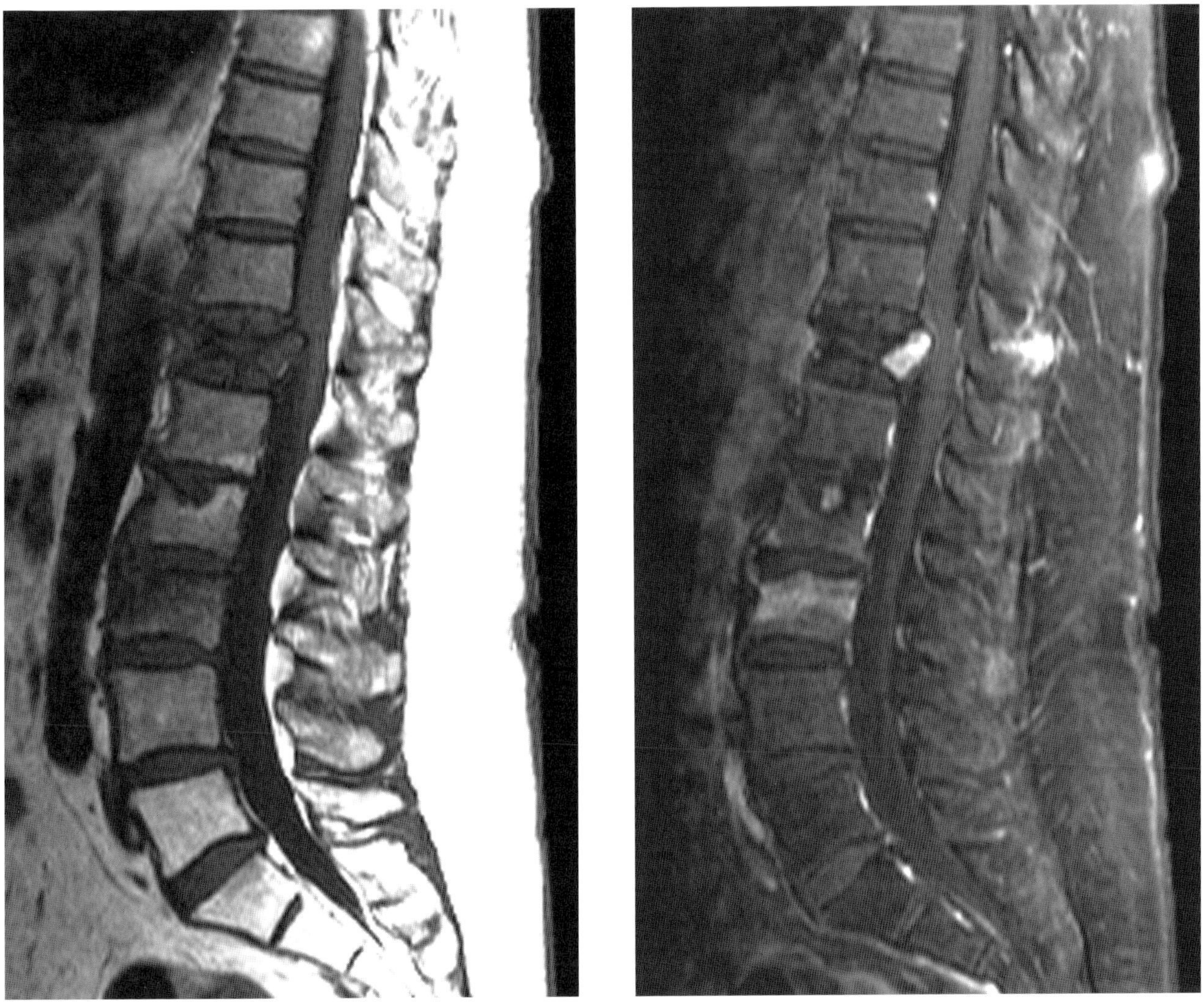

CAS 2 : TASSEMENTS BÉNINS DE T12 ET L1 AVEC FRACTURE DE L'ÉPINEUSE DE T11

1. Vertèbres T12 et L3 : hyposignal traduisant une infiltration ou un remplacement médullaire.
   Vertèbre L5 et sacrum : hypersignal en rapport avec une reconversion graisseuse en champ secondaire à la radiothérapie.
   Reste du rachis : signal normal pour l'âge.

2. La prise de contraste de l'épineuse de T11 est plus ou moins nodulaire et peut paraître suspecte. Cependant, elle correspond à un hyposignal linéaire sur la pondération T1, ce qui doit faire évoquer une simple fracture (confirmée par les coupes axiales).

3. Oui. Le bombement du mur postérieur de T12 n'est pas synonyme de malignité. Il peut être dû au recul d'un fragment osseux dans le canal. L'anomalie de signal de l'épineuse est due à une fracture, sans ostéolyse ni masse sous-jacente individualisable. Il n'existe donc aucun argument formel en faveur de la malignité. Par ailleurs, l'anomalie de signal en bande de L3 est caractéristique d'un tassement ostéoporotique. Il s'agissait de deux fractures-tassements d'origine ostéoporotique.

COMMENTAIRE

Ce cas illustre le fait que les signes classiques des tassements malins *(cf. commentaire du cas n° 1)* ne sont pas spécifiques à 100 %.
Dans les tassements bénins, on observe le plus souvent un respect du mur postérieur ou le recul d'un coin vertébral dans le canal. Un aspect convexe en arrière du mur postérieur est cependant possible, surtout quand le tassement est très prononcé. Il s'explique par une fracture du mur postérieur accompagnée du recul d'un fragment osseux ou de l'issue de moelle osseuse dans le canal.
Une anomalie de signal d'un pédicule est en faveur de la malignité. Cependant, lorsque l'œdème intracorporéal est majeur il peut s'étendre à la partie antérieure des pédicules même lorsqu'il s'agit d'un tassement ostéoporotique. Une anomalie de signal d'un autre élément de l'arc postérieur (lames, apophyses articulaires, épineuses, transverses) est encore plus suspecte. Il faut cependant être sûr qu'il ne s'agit pas d'une fracture associée au tassement, en particulier s'il s'agit de l'épineuse de la vertèbre sus-jacente à la vertèbre tassée, comme dans le cas présenté. Ces fractures, vraisemblablement liées à la cyphose secondaire au tassement, peuvent être trompeuses. Il faut savoir y penser et s'aider des coupes axiales voire d'un complément d'exploration par scanner.

RÉFÉRENCES

- Jung H.S. et al.
  Discrimination of metastatic from acute osteoporotic compression spinal fractures with MR Imaging.
  Radiographics 2003 ; 23 :179-187
- Parlier-Cuau C. et al.
  Imagerie des tassements vertébraux non traumatiques.
  Savoir-faire en radiologie ostéo-articulaire.
  Sauramps Médical 2003, n° 4 : 165-183.

CAS 3

Patient de 52 ans ayant un antécédent de luxation du coude gauche 3 ans auparavant se plaignant d'une gêne et d'une faiblesse du coude associées parfois à des sensations de ressaut. Vous disposez de coupes coronale et sagittale d'arthroscanner.

1. Décrivez les anomalies. Quel est votre diagnostic ?
2. Quel est le risque évolutif principal ?
3. Que pensez-vous du cartilage ulnaire sur la coupe de profil ?

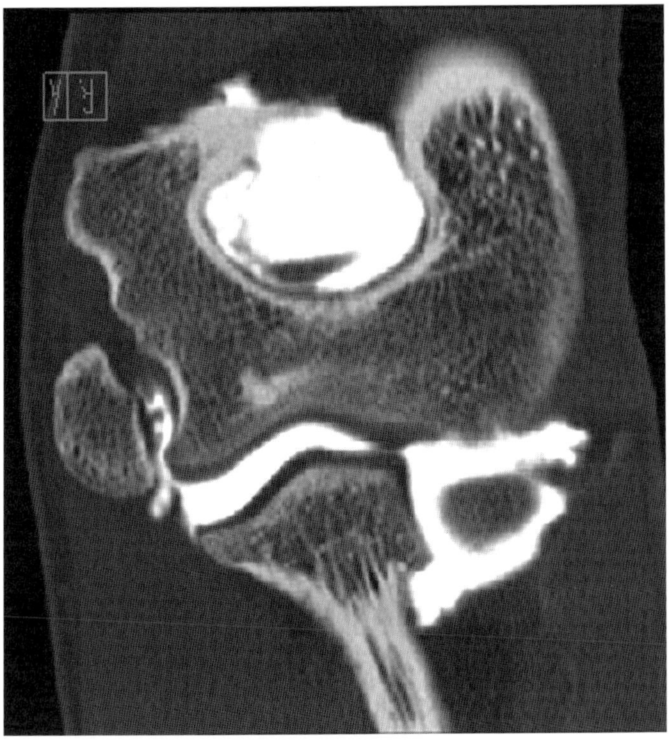

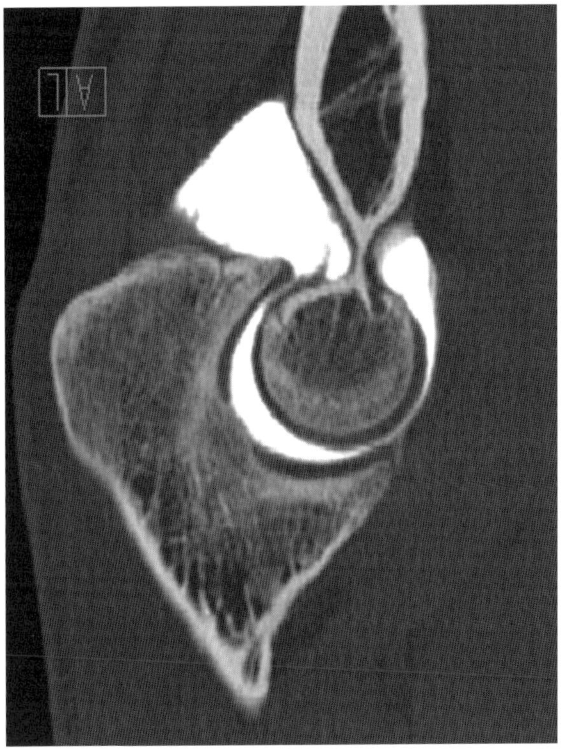

CAS 3 : INSTABILITÉ DU COUDE EN VALGUS

1. Il existe une fracture pseudarthrosée de l'épicondyle médial associée à un bâillement médial de l'interligne huméro-ulnaire. Il s'agit donc d'une instabilité du coude en valgus séquellaire de la luxation.

2. L'instabilité chronique en valgus entraîne un conflit entre l'olécrâne et la face médiale de la fossette olécrânienne responsable d'une arthrose avec production de corps étrangers et d'ostéophytes à l'origine d'un enraidissement progressif du coude.

3. Le cartilage ulnaire est ici strictement normal. La disparition focale du cartilage dans sa portion moyenne sur les coupes sagittales est en rapport avec une crête osseuse physiologique séparant la surface articulaire coronoïdienne et la surface articulaire olécrânienne. Cette crête est particulièrement marquée dans le cas présenté mais reste sans signification pathologique.

COMMENTAIRE

Les luxations du coude ne sont pas exceptionnelles et sont dans 95 % des cas postérieures ou postéro-latérales. Elles s'accompagnent toujours de lésions ligamentaires et parfois de lésions osseuses (apophyse coronoïde et tête radiale). Comme pour l'épaule, ces lésions des éléments stabilisateurs ligamentaires et osseux sont souvent responsables d'instabilités chroniques sources de gênes fonctionnelles et de sensations de ressaut invalidantes (15 à 35 % des patients). A l'inverse de l'épaule cependant, les luxations récidivantes sont rares (1 à 2 % des patients).

Au stade aigu, le rôle de l'imagerie est de mettre en évidence et de quantifier les lésions osseuses associées qui peuvent nécessiter une intervention chirurgicale. Les fractures de l'apophyse coronoïde sont à rechercher sur l'incidence de profil alors que les lésions de la tête radiale et les arrachements épicondyliens sont visibles sur les incidences de face et de trois-quarts. Au stade chronique, les clichés standards recherchent des stigmates de fracture (cals vicieux, pseudarthrose) ou d'arrachement ligamentaire (ossifications para-épicondyliennes), une arthrose (pincement articulaire, ostéophytes, géodes) et des corps étrangers. Ils peuvent également mettre en évidence un bâillement articulaire voire une subluxation, le plus souvent postérieure. Des clichés en stress (varus-valgus) peuvent parfois être réalisés pour objectiver l'instabilité. L'IRM permet une analyse des ligaments collatéraux du coude et en particulier de la bandelette antérieure du ligament collatéral médial qui est l'élément le plus important fonctionnellement pour la stabilité en valgus et la stabilité antéro-postérieure. C'est un examen qui reste cependant peu demandé en pratique courante. L'arthroscanner est très utile en complément des clichés standard. Il permet surtout d'objectiver des signes d'arthrose secondaire débutante se traduisant par des anomalies cartilagineuses et par de petits ostéophytes dont la description doit être précise si un débridement chirurgical est envisagé. Il permet également la mise en évidence des corps étrangers intra-articulaires radiotransparents.

RÉFÉRENCES

- Nourissat G. et coll.
  Les instabilités post-traumatiques du coude. Savoir-faire en radiologie ostéo-articulaire.
  Sauramps Médical 2005, n° 7 : 51-65.
- Daniels D.L. et al.
  Radiologic-anatomic correlations. The elbowjoint: osseous and ligamentous structures.
  Radiographics 1998; 18: 229-236.

CAS 4

Patient de 31 ans polytraumatisé à la suite d'un accident de 2 roues se plaignant à son réveil d'une douleur du poignet droit. L'examen clinique, difficile, met en évidence une déformation et un empâtement du poignet droit. Vous disposez de l'incidence de face.

1. Décrivez les anomalies.
2. Que va montrer le cliché de profil ?
3. Quelles lésions associées recherchez-vous ?

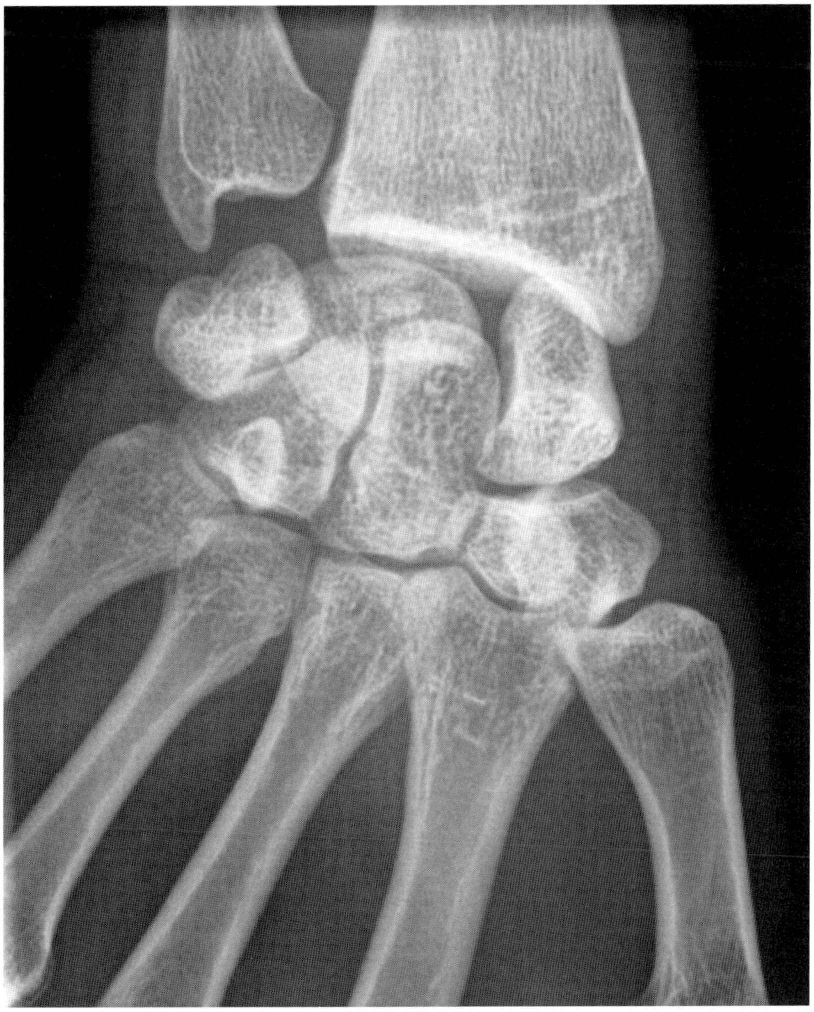

CAS 4 : LUXATION PÉRILUNAIRE DORSALE DU CARPE

1. Le cliché de face montre un aspect irrégulier du premier arc de Gilula et une absence de visualisation du deuxième arc. Ceci traduit une perte des rapports articulaires normaux du carpe.

2. Le cliché de profil va montrer une luxation périlunaire dorsale du carpe.

3. Il faut rechercher des fractures associées, en particulier sur le scaphoïde, le capitatum, le trichetrum et la styloïde radiale.

COMMENTAIRE

Les luxations péri-lunaires du carpe sont les plus fréquentes des luxations du carpe. Elles se définissent par une perte de contact des surfaces des interlignes capito-lunaire, scapho-lunaire et luno-triquetral. Dans 95 % des cas, il s'agit, comme ici, d'une luxation dorsale du capitatum et du reste du carpe. On distingue le stade I lorsque le lunatum reste en regard du radius du stade II lorsque le lunatum est également subluxé ou luxé.
Les radiographies doivent comporter au minimum des incidences de face et de profil aussi parfaites que possible et doivent rechercher une fracture associée, extrêmement fréquente, du scaphoïde (2/3 des cas), de la styloïde radiale ou du triquetrum. On parle alors de fracture-luxation péri-lunaire.
Le délai de traitement par rapport au traumatisme est important et conditionne le type de traitement. Les lésions diagnostiquées précocement peuvent en effet bénéficier d'une réduction par manœuvre externe alors que les lésions initialement ignorées, malheureusement fréquentes, évoluent vers la luxation invétérée puis l'arthrose avec à la clé un traitement chirurgical plus délabrant (résection de la première rangée du carpe, arthrodèse partielle...).

RÉFÉRENCE

• Tanji P. et coll.
Les luxations périlunaires du carpe. GETROA opus XXVIII.
Imagerie du poignet et de la main.
Sauramps Médical 2001, 97-120.

CAS 5

Patient d'une cinquantaine d'années, consultant pour des douleurs semi-récentes en regard de l'éminence hypothénar, associées à un début de faiblesse musculaire. Ces douleurs font suite à une activité intensive de bricolage le week-end (coups répétés de marteau). Cliniquement, le test d'Allen démontre une augmentation du temps de recoloration des quatrième et cinquième doigts de la main droite.
Une échographie-Doppler est demandée.

1. Analyser cette échographie.
2. Quel est votre diagnostic ?
3. Quelles autres explorations d'imagerie auraient pu être proposées ?

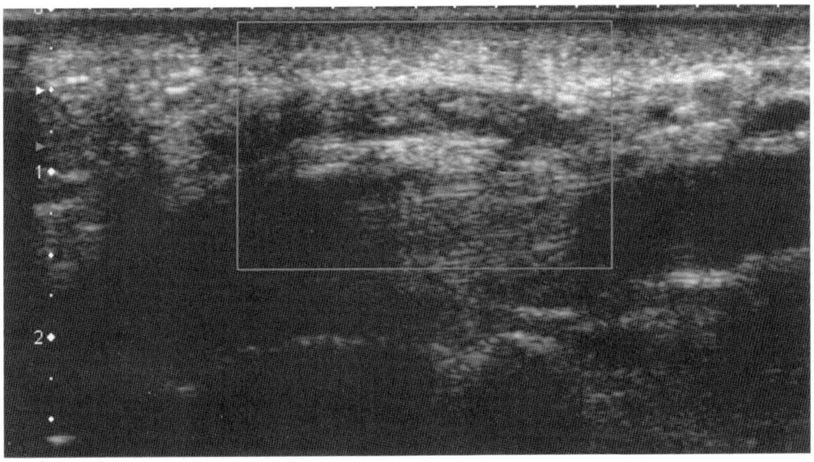

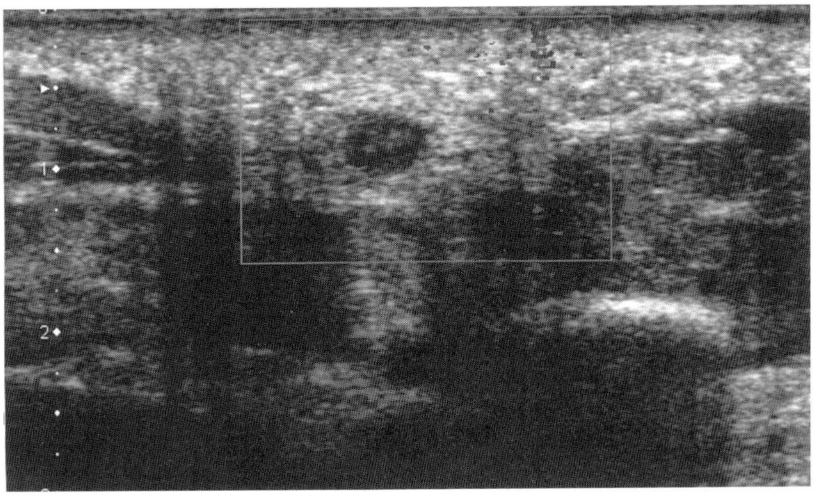

CAS 5 : HAMMER HYPOTHENAR SYNDROME

1. Elargissement du diamètre de l'artère ulnaire droite, hyperéchogénicité endo-luminale de l'artère ulnaire droite, en rapport avec un thrombus aigu responsable de l'occlusion de cette artère.

2. Hammer Hypothénar Syndrome

3. Artériographie, CT ou MR angiographie.

COMMENTAIRE

Ce syndrome a été décrit pour la première fois par Conn en 1970.
Il survient chez des personnes ayant un passé de traumatismes répétés en regard de l'éminence hypothénar, tout particulièrement les travailleurs manuels ; cependant, ce syndrome a été observé chez des sportifs (handball, tennis, squash, golf). Des cas à révélation aiguë ont été rapportés dans la littérature comme celui que nous venons d'exposer.

L'artère ulnaire est particulièrement vulnérable à ces traumatismes répétés spécifiques en raison de sa situation anatomique. Conséquence de ces traumatismes, des lésions pariétales artérielles se forment et aboutissent à une thrombose de l'artère, ou à la formation d'un anévrysme qui peut se thromboser.
Cliniquement, les patients souffrent de douleurs en regard de l'éminence hypothénar, de paresthésies des quatrième et cinquième doigts, de troubles vasculaires distaux de ces deux derniers doigts. Le Test d'Allen est positif.
Le diagnostic est confirmé par l'échographie Doppler, qui individualisera l'occlusion de l'artère ulnaire. D'autres techniques d'imagerie peuvent être réalisées, dont une artériographie, un CT ou une MR angiographie, dont l'avantage sera de donner une cartographie de la vascularisation de la main.
Le traitement consiste en une résection chirurgicale du segment thrombosé et à une revascularisation par un greffon veineux.

RÉFÉRENCES

- Blum A. et al.
  Pathologic conditions of the hypothenar eminence: Evaluation with multidetector CT and MR Imaging.
  Radiographics 2006; 26: 1021-44.
- Velling T.E. et al.
  Sonographic diagnostic of ulnar artery aneurysm in hypothenar hammer syndrome: report of 2 cases.
  J Ultrasound Med 2001; 20: 921-4.

CAS 6

Douleurs depuis trois semaines localisées à la face antéro-latérale du genou. Ces douleurs font suite à un effort intense lors du semi-marathon de Paris.
Une IRM est demandée afin de faire le bilan lésionnel.

1. Décrivez les anomalies.
2. Quel est votre diagnostic ?

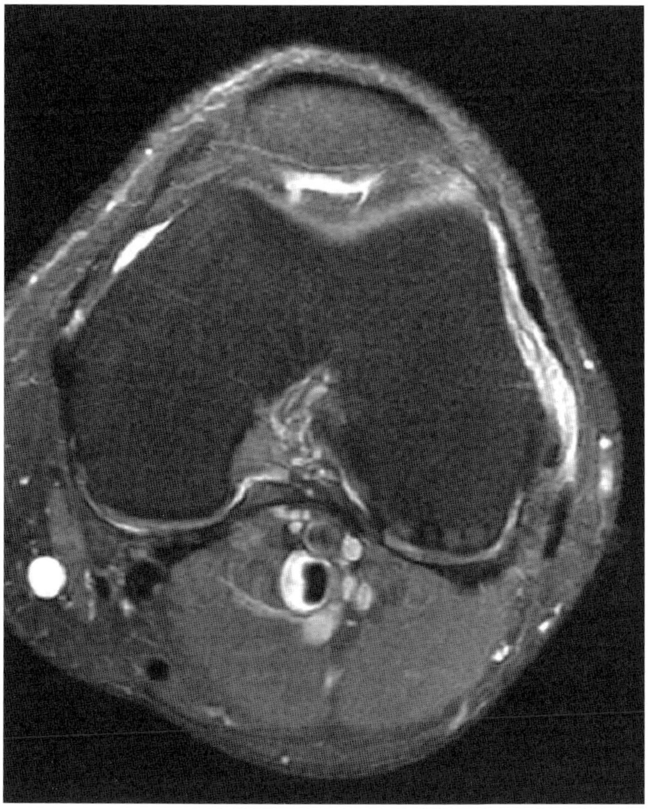

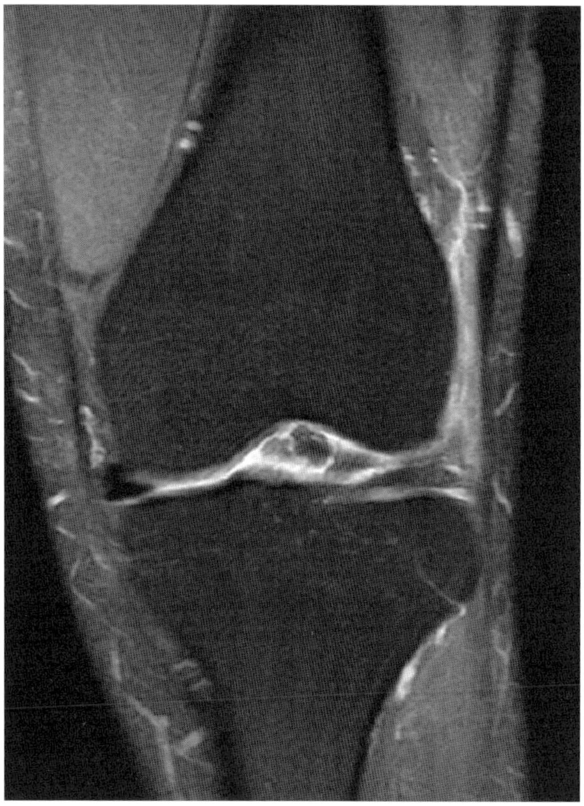

CAS 6 : SYNDROME DE LA BANDELETTE ILIO-TIBIALE

1. Epaisseur normale de la bandelette ilio-tibiale ; Anomalies de signal mal définies (hypersignal DP) dans un espace graisseux, localisé entre cette bandelette et le condyle fémoral latéral.

2. Syndrome de la bandelette ilio-tibiale, en raison du contexte clinique, et des anomalies retrouvées en IRM.

COMMENTAIRE

Le syndrome de la bandelette ilio-tibiale ou syndrome de l'essuie-glace est une cause fréquente de gonalgie latérale.
La bandelette ilio-tibiale est constituée proximalement par des fibres tendineuses du muscle tenseur du fascia lata, des moyen et grand fessiers. Elle s'insère distalement sur le tubercule de Gerdy à la face antérolatérale du tibia.
Ce syndrome est dû à une hyper utilisation, se caractérisant par des mouvements répétés avec contact entre la bandelette ilio-tibiale et le condyle fémoral latéral. Cette zone de friction serait maximale lors d'une flexion d'une trentaine de degrés.
Il survient fréquemment chez les coureurs de fond. D'autres sportifs peuvent être concernés comme les cyclistes, les footballeurs.
Des facteurs extrinsèques et intrinsèques ont été mis en cause : méthodes d'entraînement, courses en terrain irrégulier, l'alignement anatomique du membre inférieur.

Le diagnostic est basé sur l'examen clinique associé à l'histoire du patient. Cliniquement, la douleur est reproduite lors d'une pression exercée sur le condyle latéral au cours de mouvement de flexion et extension.

Les radiographies standards sont normales. L'IRM permet de mettre en évidence certaines anomalies, et de faire la part des choses entre les différents diagnostics différentiels d'une gonalgie latérale.

Les anomalies décelées chez ces patients sont :
- Anomalies de signal mal définies dans un espace graisseux sous jacent à la bandelette ilio-tibiale, se traduisant par un hyposignal T1, hypersignal T2. Cet espace est limité latéralement par la bandelette, et distalement et médialement par la jonction capsuloméniscale du ménisque externe, le ligament collatéral fibulaire, et le condyle fémoral latéral.
- Ces anomalies de signal mal définies peuvent chez certains patients prendre l'aspect d'une collection liquidienne de même localisation que précédemment. Ceci suggérerait la formation d'une bursite secondaire, plutôt que d'une inflammation d'une bourse primaire.
- Epaisseur souvent normale de la bandelette ilio-tibiale. Son épaississement peut être retrouvé mais qu'à des stades chroniques.

Le traitement est fréquemment conservateur, avec de bons résultats.

RÉFÉRENCE

- Muhle C., Mo Ahn J., Resnick D.
Iliotibial Band Friction Syndrome: MR Imaging findings in 16 patients and MR arthrographics study of six cadaveric knees. Radiology 1999; 212: 103-10.

CAS 7

Patiente d'une vingtaine d'années ayant fait un faux mouvement au niveau du genou. Depuis, elle se plaint de douleurs permanentes. A l'examen clinique, un épanchement est retrouvé.
Une IRM est demandée pour le bilan de ces gonalgies semi-récentes.

1. Décrivez les anomalies.
2. Quel est votre diagnostic ?
3. Quelles autres anomalies recherchez-vous ?

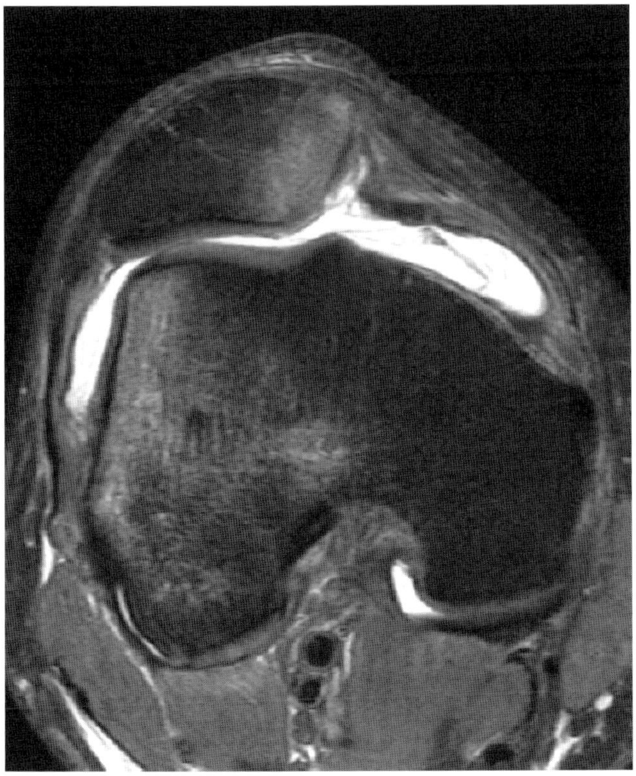

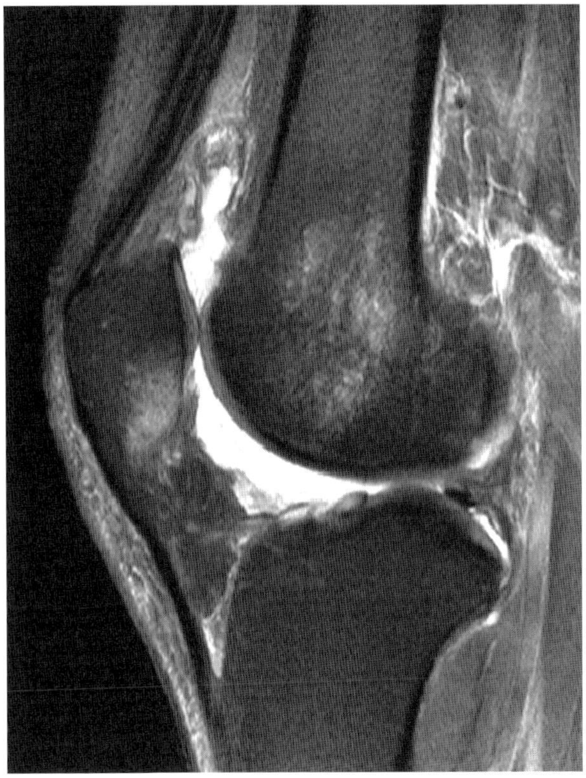

CAS 7 : LUXATION PATELLAIRE

1. Les coupes axiales DP FatSat montrent des contusions osseuses localisées à la face inféro-médiale de la patella et à la face antérolatérale du condyle fémoral latéral. Il s'associe un épanchement articulaire.

2. Luxation patellaire.

3. Fragments chondraux ou ostéochondraux libres, lésions du complexe rétinaculaire médial.

COMMENTAIRE

La luxation patellaire est un accident aigu, court, se résolvant spontanément ; le plus souvent, les patients ne s'en sont pas aperçus. Elle survient fréquemment chez des sujets jeunes.
Le mécanisme est le résultat d'une rotation interne du fémur sur un tibia fixé, genou en position fléchi ; une contraction quadricipitale survient dans cette position, entraînant alors la luxation latérale patellaire par rapport à la gorge trochléenne.
Une insuffisance trochléenne peut être un facteur prédisposant au mécanisme.
Les radiographies standards n'ont qu'un rôle secondaire, à la recherche de fragments osseux libres.
Des études récentes ont montré que 50 à 75 % des luxations patellaires n'étaient pas diagnostiquées en raison de la difficulté à examiner le genou, et à faire la part des choses avec d'autres diagnostics, ainsi que la difficulté du patient à se rappeler des faits. En conséquence, l'IRM a montré son intérêt pour faire le bilan devant un genou traumatique et poser le diagnostic.

Les signes retrouvés en résonance magnétique sont :
- Un épanchement articulaire, voire une hémarthrose.
- Des contusions osseuses, se traduisant par un hyposignal T1, hyper T2 Fatsat, se localisant à la face antérolatérale du condyle fémorale, à la partie inféromédiale de la patella. Cette distribution est caractéristique du mécanisme de luxation patellaire.
- Des fragments chondraux ou ostéochondraux libres dans l'épanchement articulaire, provenant de la face inféromédiale patellaire ou antérolatérale condylienne fémorale.
- Des lésions du complexe rétinaculaire médial : œdème, lésions du ligament patellofémoral médial ou MPFL (entorse, rupture à proximité de son attache fémorale), élévation secondaire du vaste oblique médial. Des études récentes ont montré l'importance du MPFL, comme stabilisateur primaire vis-à-vis de la luxation patellaire. Cette structure anatomique est tendue du tubercule des adducteurs au pole supérieur et médial de la patella.

Références

- Elias D.A. et al.
  Acute lateral patellar dislocation at MR imaging: Injury patterns of medial patellar soft tissue restraints and osteochondral injuries of the inferomedial patella.
  Radiology 2002; 225: 736-43.
- Sanders T.G. et al.
  Medial patellofemoral ligament injury following acute transcient dislocation of the patella: MR findings with surgical correlation in 14 patients.
  JCAT; 25(6): 957-62.

PATHOLOGIE VISCÉRALE

P. AZIZI

CAS 1

Patiente de 26 ans, consulte aux urgences pour des douleurs abdominales mal systématisées, plutôt périombilicales, évoluant depuis 4-5 jours.
Il n'y a pas de fièvre. On note un syndrome inflammatoire biologique avec 16.000 globules blancs et une CRP élevée.
Une appendicite aiguë est suspectée et on réalise un scanner abdominopelvien avec opacification colique et injection de produit de contraste.

1. Décrire les anomalies TDM.
2. Quel est le diagnostic le plus probable ?

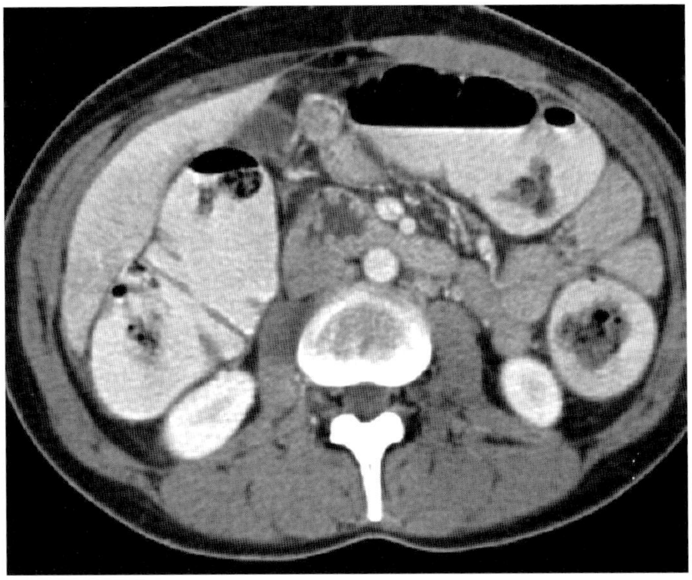

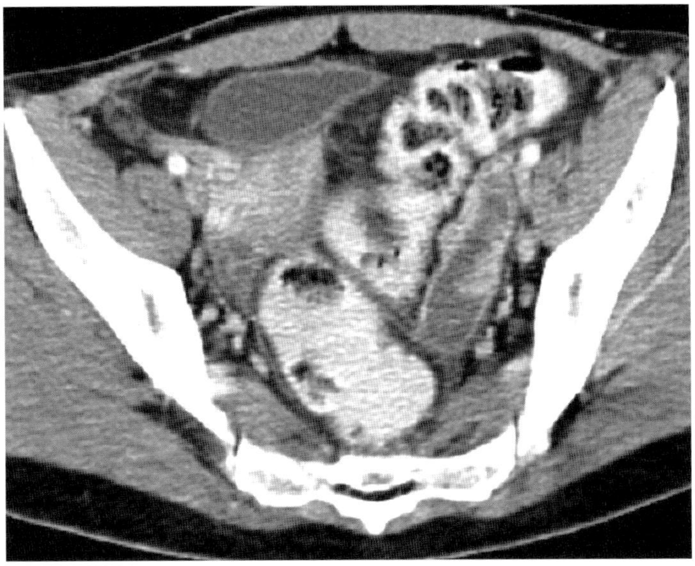

CAS 1 : PÉRIHÉPATITE SECONDAIRE À UN ABCÈS TUBAIRE GAUCHE

Les images tomodensitométriques montrent un minime épanchement périhépatique (image 1a) et pelvien, associé à une image liquidienne, tubulée, à paroi épaisse, rehaussée par le produit de contraste, pelvienne gauche.

COMMENTAIRE

En 1920, Stajano décrit pour la première fois une périhépatite aiguë en association à une inflammation pelvienne. Curtis rapporte en 1930, plusieurs observations concernant des adhérences hépatopéritonéales en rapport avec une infection pelvienne à gonocoques.
Quatre ans plus tard cette théorie est confirmée par Fitz-Hugh. Le syndrome de Fitz-Hugh-Curtis est né et il complique 4 à 20 % des salpingites aiguës.
Le diagnostic de périhépatite reste difficile malgré des moyens techniques perfectionnés : radiologiques (échographie, TDM, IRM) et biologiques (bactériologie, sérologie et recherche par PCR).
Ce diagnostic, surtout chez la femme jeune, doit être suspecté devant l'association clinique de douleurs de l'hypochondre droit et de fièvre.
Les symptômes gynécologiques (leucorrhée, métrorragies, douleurs pelviennes) sont inconstants et souvent au second plan.
Il est alors nécessaire d'éliminer les principaux diagnostics différentiels (cholécystite aiguë, hépatite aiguë, ulcère perforé, pancréatite aiguë, pyélonéphrite aiguë).
La représentation anatomique du syndrome de Fitz-Hugh-Curtis est l'existence d'adhérences vélamenteuses en "cordes de violon" interhépatodiaphragmatiques, tendues entre la capsule hépatique et le péritoine.
Le germe le plus souvent mis en cause est le Chlamydiae trachomatis.
Le mécanisme de dissémination du germe à l'étage susmésocolique se fait probablement par contamination de proximité transabdominale mais aussi par voie lymphatique et hématogène.
Le traitement de référence est celui de la salpingite, nécessitant une biantibiothérapie.
Il semble actuellement d'usage de réaliser une cœlioscopie, en priorité chez les nullipares, afin d'effectuer le diagnostic, le bilan des lésions, un prélèvement bactériologique et une toilette péritonéale.

RÉFÉRENCE

• Chevalier N. et al.
Abcès périhépatique secondaire à une pelvipéritonite.
J Gynecol Obstet Biol Reprod 2002; 31: 681-683.

CAS 2

Patiente de 38 ans aux antécédents d'appendicectomie, de psychose maniaco-dépressive traitée, se présente aux urgences pour des douleurs abdominales diffuses associées à des nausées, vomissements et un arrêt des matières et des gaz depuis le matin.
La patiente est apyrétique. La biologie révèle une hyperleucocytose à 16.500 globules blancs.
Un scanner abdominopelvien est réalisé.

1. Décrire les anomalies scanographiques ?
2. Y a-t-il des signes de gravité ?
3. Quel est le diagnostic ?

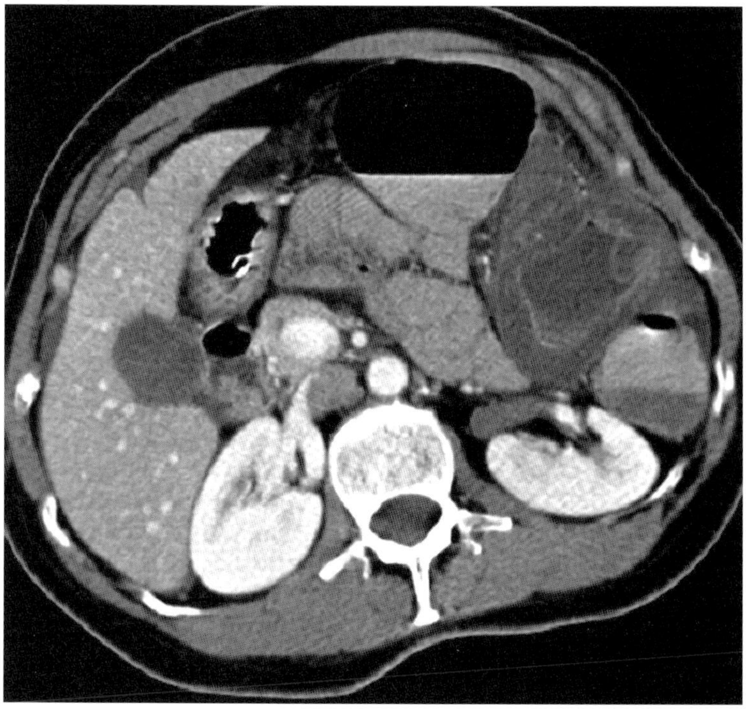

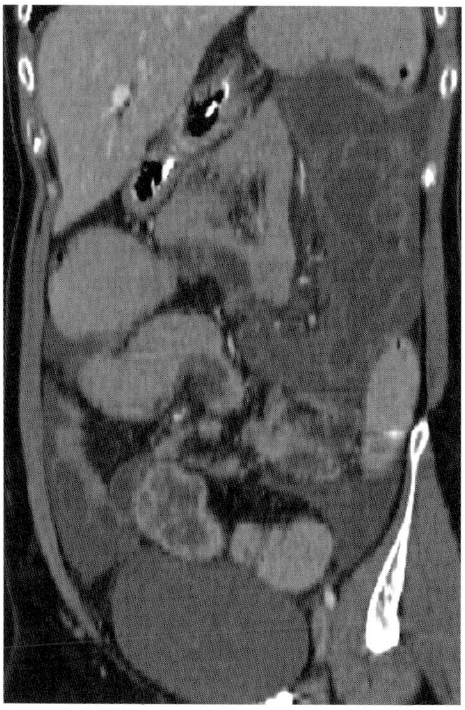

CAS 2 : VOLVULUS DU CŒCUM

1. Sur *l'image a*, présence d'une structure inhabituelle dans l'hypochondre gauche, dont l'origine est difficilement identifiable sur cette seule image.
   Il existe également un épanchement intrapéritonéal.

2. Sur *l'image b*, reconstruction dans le plan coronal, le cœcum n'est plus en place, il est situé dans l'hypochondre gauche. Le niveau de torsion se situe à la partie médiane de l'abdomen.

3. Les signes de gravité que l'on peut décrire sont l'épanchement péritonéal et l'absence de rehaussement de la muqueuse du cœcum.

COMMENTAIRE

Le cœcum est en fréquence la deuxième partie du côlon concernée par le volvulus, après le sigmoïde et avant l'angle gauche et le côlon transverse.
Cette affection survient sur un cœcum anormalement mobile.
L'âge moyen de survenue est compris entre 55 et 65 ans.
Deux mécanismes peuvent être décrits : la torsion du cœcum autour de sa base constituant le volvulus cœcal "vrai", par mécanisme organo-axial (90 % des cas) ; la bascule du cœcum se fait par un mécanisme mésentérico-axial (10 % des cas).
L'association des deux mécanismes est possible.
La torsion expose à un risque élevé de nécrose car elle intéresse le cœcum, son méso et ses vaisseaux.
La clinique est celle d'une occlusion intestinale aiguë par strangulation.
L'imagerie apporte les meilleurs arguments diagnostiques.
L'ASP permet de poser le diagnostic dans plus de 70 % des cas. Au scanner, le volvulus du cœcum sera suspecté sur la présence d'une importante distension cœcale et du signe du tourbillon, correspondant à la torsion du cœcum, de l'iléon terminal et de son méso.
Actuellement, la facilité et la rapidité d'accès au scanner, la possibilité de réaliser des reconstructions frontales font de cet examen un outil diagnostique indéniable.
L'évolution spontanée du volvulus du cœcum se fait soit vers la détorsion et la guérison soit vers l'ischémie et la nécrose.
Les affections posant des problèmes de diagnostic différentiel sont le volvulus du sigmoïde ou du grêle, ou la dilatation gastrique.
Les bases du traitement sont de trois ordres :
- réduire la torsion,
- traiter les complications évolutives,
- et prévenir la récidive.

Les méthodes sont essentiellement chirurgicales. La chirurgie peut être conservatrice (détorsion simple, cœcostomie, cœcopexie) ou non (cœcotomie ou résection iléo-cœcale).

RÉFÉRENCES

- Abita T. et al.
  Les volvulus du cœcum.
  J Chir 2005, 142: 220-224.
- Moore C.J. et al.
  CT of cecal volvulus: unraveling the image.
  AJR 2001, 177: 95-98.

CAS 3

Patient de 27 ans, sans antécédent médicochirurgical, victime d'un AVP. Le patient était ceinturé et a subi un choc frontal.
Un scanner thoracoabdominal a été réalisé à l'hôpital de Creil, révélant un traumatisme hépatique et pancréatique. Le patient est alors transféré en chirurgie viscérale pour prise en charge spécialisée.
Une IRM abdominale est demandée par les chirurgiens.

1. Décrire les anomalies radiologiques et quel est votre diagnostic ?
2. Quelle séquence supplémentaire est nécessaire ?
3. Faut-il réaliser un autre examen radiologique ?

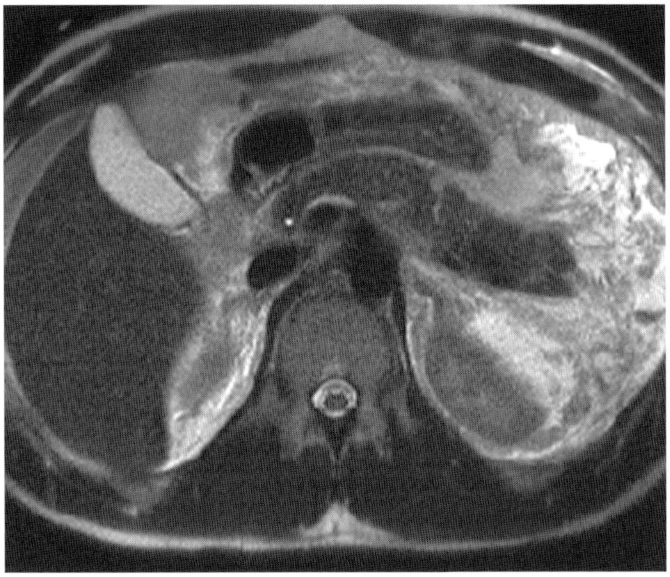

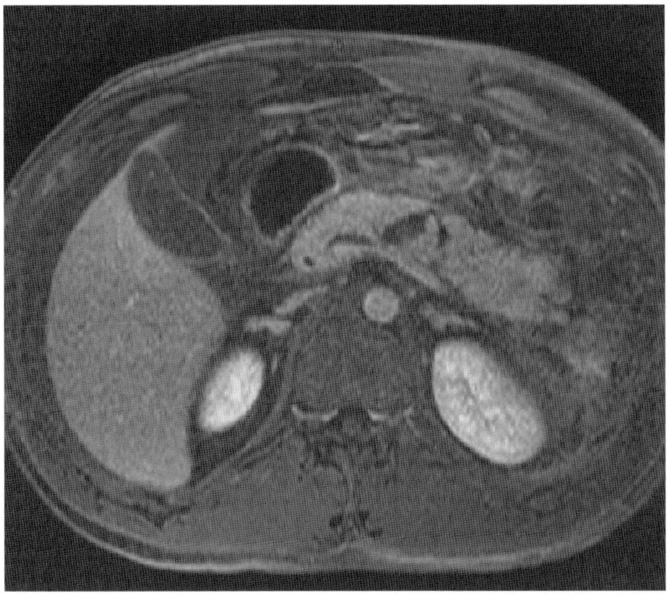

CAS 3 : LÉSION TRAUMATIQUE DU PANCRÉAS

1. Sur la séquence pondérée T2 (image a), il existe un épanchement liquidien intrapéritonéal. Sur les deux images IRM, on individualise un double trait de fracture au niveau du corps du pancréas. Le Wirsung est bien individualisé dans sa portion céphalique. Sa portion corporéale n'est pas visible.

2. Une cholangiopancréatographie par IRM (CPRM) est absolument nécessaire pour faire le bilan canalaire.

3. Une cholangiographie rétrograde par voie endoscopique (CPRE) est indiquée à la fois pour confirmer ou non la présence d'une rupture du Wirsung et pour la mise en place d'une prothèse dans le Wirsung, en aval de la rupture le cas échéant.

COMMENTAIRE

La gestion des traumatismes pancréatiques comporte des difficultés diagnostiques et thérapeutiques.
Les atteintes pancréatiques sont rares, de l'ordre de 3 % des traumatismes abdominaux chez l'adulte comme chez l'enfant.
Les circonstances de survenue sont les traumatismes abdominaux fermés, lors des accidents de la voie publique à forte vélocité, avec une atteinte céphalique par écrasement de la glande contre le billot vertébral dans les 3/4 des cas et les chutes à vélo de l'enfant avec impact du guidon dans l'abdomen et fracture corporéocaudale.
Le scanner est l'examen de référence, performant, non invasif, chez le blessé en stabilité hémodynamique. Les signes les plus spécifiques sont l'élargissement de la glande, la présence d'une fracture pancréatique hypodense ou d'un hématome. La preuve d'une atteinte du canal de Wirsung n'est obtenue par TDM que dans la moitié des traumatismes du pancréas.
Désormais, la CPRM est devenue l'alternative non invasive à la CPRE pour évaluer l'atteinte canalaire. Lorsqu'il existe une rupture du canal de Wirsung, elle est visualisée comme une interruption focale avec une dilatation proximale.
La classification la plus utilisée est la classification de Lucas, assez proche du score de gravité classique rédigé par l'American Association for the Surgery of Trauma (AAST) :

- *Classe I :* contusion ou lacération pancréatique avec une atteinte parenchymateuse limitée. Wirsung intact. Pas d'atteinte duodénale associée.
- *Classe II :* lacération, perforation ou section complète du corps et de la queue. Suspicion de section du canal de Wirsung. Pas d'atteinte duodénale associée.
- *Classe III :* écrasement, perforation ou section complète de la tête pancréatique. Pas d'atteinte duodénale.
- *Classe IVa :* atteinte combinée duodéno-pancréatique. Atteinte pancréatique limitée.
- *Classe IVb :* atteinte combinée duodéno-pancréatique. Atteinte pancréatique sévère (rupture du canal de Wirsung).

Lorsque les équipes en ont l'habitude, la mise en place d'une prothèse endocanalaire a donné d'excellents résultats. Le principal facteur prédictif de succès est la position de la prothèse qui doit être placée en pont de part et d'autre de la fracture.
Lorsque ce geste n'est pas réalisable, deux alternatives thérapeutiques sont possibles :

- *la première*, volontiers pratiquée chez l'enfant consiste en un traitement médical et une surveillance en milieu chirurgical, suivie d'un éventuel geste de dérivation interne si un pseudokyste survient ;
- *la deuxième alternative*, en cas de doute sur une lésion associée et/ou d'atteinte du pancréas gauche est la laparotomie exploratrice avec un traitement des lésions par exérèse ou drainage.

RÉFÉRENCES

- Arvieux C. et al.
  Les traumatismes pancréatiques.
  J Chir 2003; 140: 261-269.
- Gomez M.A. et al.
  L'IRM dans la prise en charge des lésions traumatiques du pancréas.
  J Radiol 2004; 85: 414-417.

CAS 4

Scanner abdominopelvien sans puis avec injection d'iode réalisé chez ce patient de 83 ans, à J10 d'une coloproctectomie et anatomose colorectale basse pour cancer du rectum, pour des douleurs abdominales et une extériorisation par les drains pelviens d'un liquide citrin abondant (700 cc/24 h).

1. Décrire les anomalies.
2. Quel est le diagnostic le plus probable ?
3. Quelle est l'attitude thérapeutique ?

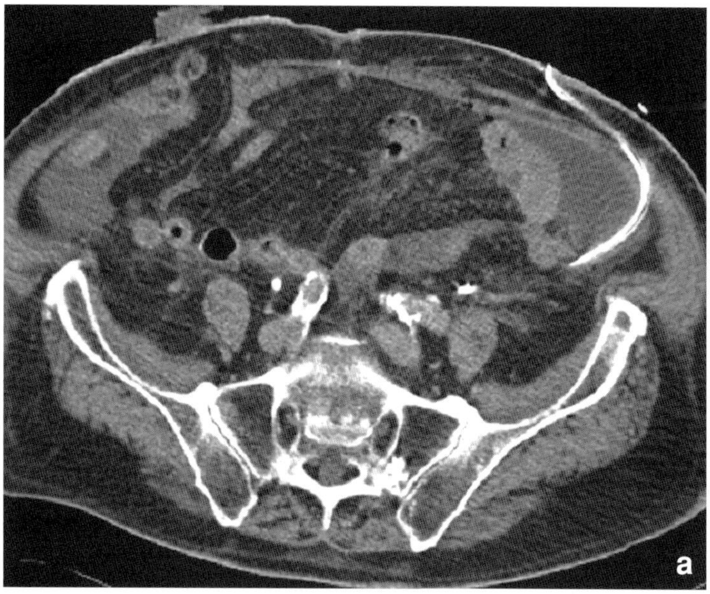

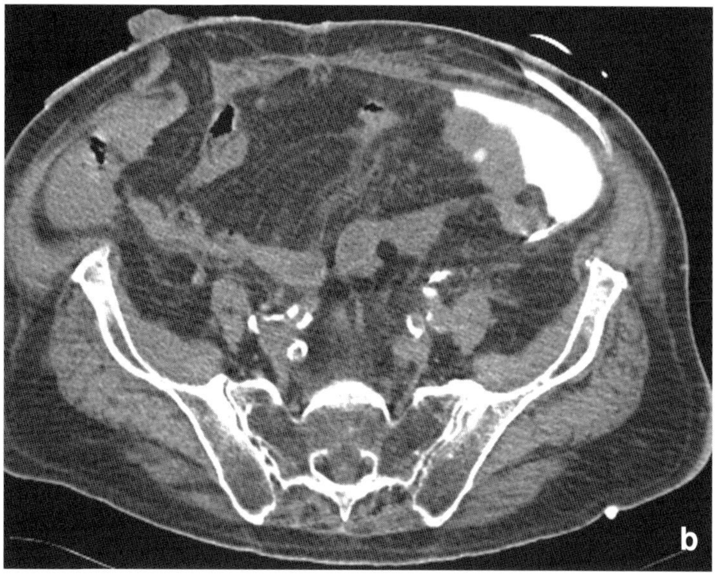

CAS 4 : UROPÉRITOINE SECONDAIRE À UN TRAUMATISME CHIRURGICAL DE L'URETÈRE

1. L'image "a" sans injection montre la présence d'un épanchement liquidien intrapéritonéal, au contact d'un drain pelvien gauche.

2. Sur l'image "b", réalisée cinq minutes après injection, cet épanchement s'opacifie par le produit de contraste. Cet aspect confirme alors l'origine urinaire de cet épanchement.

3. La conduite à tenir est la mise en place d'une sonde de néphrostomie ou d'urétérostomie.

COMMENTAIRE

Les infections sont les complications urinaires postopératoires les plus fréquentes après chirurgie rectale.
Les autres complications sont dominées par les anomalies fonctionnelles (incontinence et rétention), secondaires à la lésion des plexus hypogastriques, le plus souvent dans le cadre d'une chirurgie carcinologique ou après amputation abdomino-périnéale.
Leur diagnostic n'est pas du ressort de la radiologie.
Le traumatisme chirurgical des voies excrétrices est exceptionnel après chirurgie colorectale. Il survient essentiellement au cours du traitement des cancers avec radiothérapie préalable.
Seul 1/3 des plaies urétérales est diagnostiqué en peropératoire.
L'examen clé du diagnostic est l'uroscanner. Il permet de préciser le siège de la lésion et d'affirmer l'origine urinaire d'une collection pelvienne.
Une acquisition tardive (10 minutes après injection de produit de contraste) doit être systématique afin d'augmenter la sensibilité de l'examen.
Le traitement est le plus souvent radiologique avec pose d'une néphrostomie percutanée afin d'assécher la fistule.

RÉFÉRENCE

• Brouard R. et al.
Rectum opéré: aspect radiologique postopératoire normal et des principales complications.
Feuillets de Radiologie 2003; 43: 255-269.

CAS 5

Patiente de 45 ans présentant des douleurs abdominales, un météorisme et une hyperleucocytose à J3 d'une hystérectomie totale pour carcinome épidermoïde du col utérin. Elle nous est adressée par l'hôpital Rothschild pour un scanner abdominopelvien.

1. Comment interpréteriez-vous les deux images radiologiques proposées ?
2. Les anomalies scanographiques sont-elles responsables du tableau clinique ?

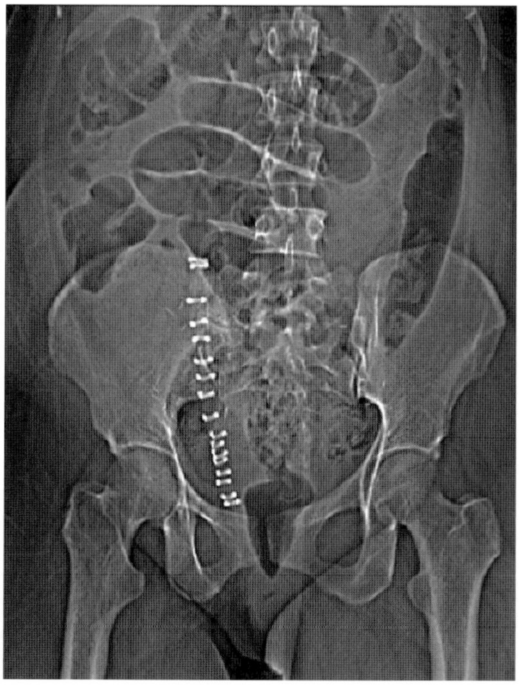

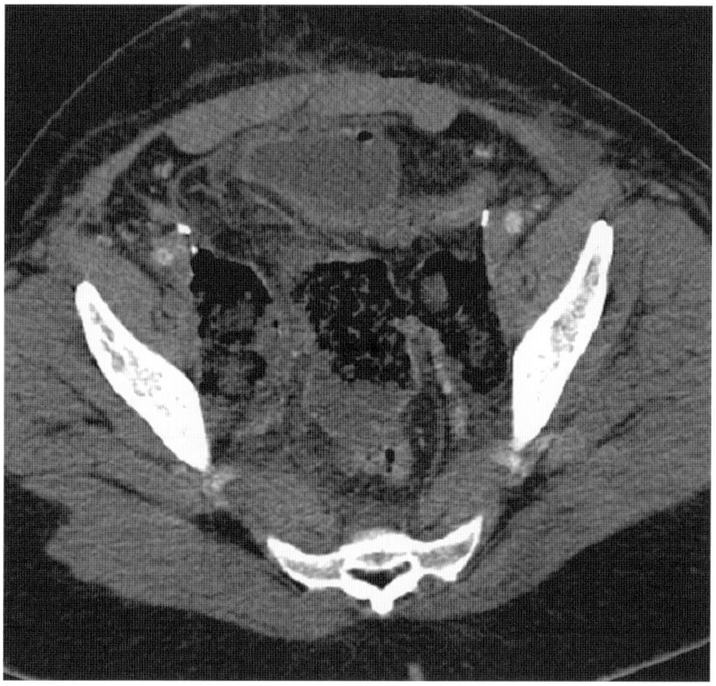

CAS 5 : ASPECT POSTOPÉRATOIRE NORMAL APRÈS WERTHEIM : LAMES DE SURGICEL®

1. Sur l'image a, qui correspond au topogramme du scanner, on note la présence d'anses grêles médianes dilatées. Le côlon paraît normalement aéré.
Dans le pelvis, on visualise de multiples bulles d'air de répartition inhabituelle.
Sur l'image b, on visualise trois anomalies pelviennes, oblongues, bien limitées, contenant de l'air.

2. Ces trois images correspondent à des compresses hémostatiques résorbables, mises en place dans la loge d'hystérectomie et en lieu et place du curage ganglionnaire.

COMMENTAIRE

Les agents hémostatiques bioabsorbables sont utilisés pour l'hémostase des hémorragies capillaires peropératoires de faible importance, ne pouvant pas être contrôlées par ligature ou cautérisation.
Les quatre agents hémostatiques les plus utilisés sont les compresses de collagène, de gélatine (Gelfoam®), la cellulose oxydée régénérée (Surgicel®) et le collagène microfibrillaire.
Ces agents hémostatiques sont utilisés en chirurgie cardiovasculaire, thoracique, maxillofaciale, ORL et gynécologique.
La cellulose oxydée régénérée (Surgicel®) est préparée à partir de la cellulose qui la transforme en acide polyanhydroglucuronique. Son mécanisme d'action n'est pas complètement élucidé. En contact avec la peau, ce produit gonfle et se transforme en une masse rouge-brun foncée, tenace, adhésive, qui favorise la formation du caillot. Elle adhère rapidement sur les surfaces lésées, après 24-48 heures, devient gélatineuse et peut être enlevée sans provoquer de saignement. Elle peut aussi être laissée en place, la vitesse de son absorption dépend alors de la quantité appliquée.
Le Surgicel® a également un pouvoir bactéricide vis-à-vis de la plupart des germes.
Au scanner, ces agents hémostatiques réalisent des "masses" bien limitées, contenant des bulles d'air.
Cet aspect peut être tout à fait pris à tort pour un abcès chez des patients explorés en postopératoire pour un syndrome septique. Ces compresses de cellulose ont en général une forme géométrique (carrée ou rectangulaire) et il n'y a pas de rehaussement périphérique après injection d'iode ni de niveau hydroaérique.
La localisation dans un site opératoire permet d'évoquer du matériel hémostatique.
L'utilisation d'agents hémostatiques bioabsorbables est de plus en plus fréquente et les radiologues doivent en connaître l'aspect au scanner, car ils peuvent être pris à tort pour des abcès. La lecture d'un scanner dans un cas pareil doit idéalement se faire en présence d'un compte rendu opératoire détaillé afin d'éviter un traitement antibiotique, voire un drainage inutile.

RÉFÉRENCES

- Sandrasegaran K. et al.
  Distinguishing gelatin bioabsorbable sponge and postoperative abdominal abscess on CT.
  AJR 2005; 184: 475480.
- O'Connor A.R. et al.
  Imaging of retained surgical sponges in the abdomen and pelvis.
  AJR 2003; 180: 481-489.

CAS 6

Patiente de 81 ans hospitalisée en réanimation médicale pour choc septique.
Un scanner thoracoabdominopelvien est réalisé pour rechercher un foyer infectieux. Il n'y a pas eu d'injection du fait d'une insuffisance rénale.

1. Décrire les anomalies tomodensitométriques.
1. Quel est le diagnostic le plus probable ?
1. Quelle est la conduite à tenir ?

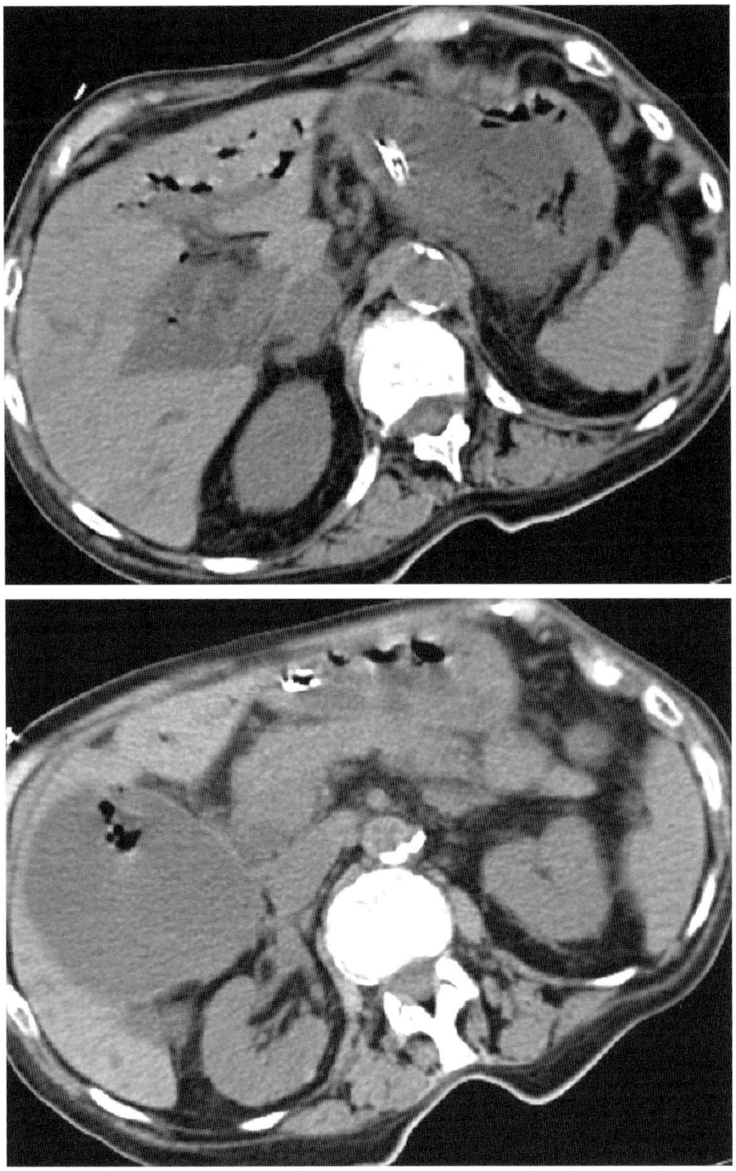

CAS 6 : CHOLECYSTITE AIGUË PERFORÉE DANS LE TUBE DIGESTIF

1. Les deux images TDM montrent une vésicule biliaire distendue, à paroi épaisse, contenant une bulle d'air.
2. Les coupes sur le foie retrouvent une aérobilie.
3. Cette patiente a bénéficié, du fait de son état et de son âge, d'un drainage percutané de la vésicule biliaire sous contrôle TDM.

COMMENTAIRE

La cholécystite aiguë sur lithiase est un tableau clinique au pronostic relativement sérieux selon l'âge et les maladies de base.
La mortalité varie entre 1 et 10 %. La cholécystite est la plupart du temps le fait d'une obstruction lithogène du canal cystique, très rarement d'une irritation directe de la paroi vésiculaire.
En l'absence de tout traitement, la cholécystite aiguë peut guérir spontanément en quelques jours, mais son risque de complications est d'environ 20 %.
L'apparition d'un empyème s'accompagne d'une détérioration de l'état général et de signes d'infection.
Le stade ultime est la cholécystite gangreneuse, favorisée par l'âge et le diabète, qui peut évoluer vers la perforation.
La vésicule biliaire est en effet en intime relation avec le duodénum et le côlon transverse.
Une inflammation de la vésicule biliaire peut évoluer vers une perforation et une fistulisation dans le tube digestif.
La fistule avec le duodénum est la plus fréquente. L'air passe ainsi du tube vers l'arbre biliaire (aérobilie). Inversement, les calculs peuvent migrer vers l'iléon et peuvent entraîner un iléus biliaire ou dans le duodénum et réaliser le syndrome de Bouveret.
La sensibilité du scanner est inférieure à celle de l'échographie pour le diagnostic de cholécystite aiguë et de lithiase du cholédoque. A l'inverse, elle permet de mettre en évidence un minime pneumopéritoine, détecter de façon remarquable les infiltrations locales de la graisse et d'explorer l'ensemble de la cavité abdominale.
Le traitement définitif est la cholécystectomie.
Chez les patients à hauts risques chirurgicaux, le drainage biliaire percutané est réalisé.

RÉFÉRENCES

- Hanbidge A.E. et al.
  Imaging evaluation for acute pain in the right upper quadrant.
  RadioGraphics 2004; 24: 1117-1135.
- Bennett G.L. et al.
  CT findings in acute gangrenous cholecystitis.
  AJR 2002; 178: 275-281.

CAS 7

Jeune homme de 17 ans, admis aux urgences pour AVP (cycliste renversé par une voiture).
Le patient est stable sur le plan hémodynamique.
Un scanner cérébral et thoracoabdominopelvien est réalisé pour faire le bilan des lésions traumatiques.

1. Décrire les anomalies TDM.
1. Quel est le diagnostic à évoquer ?

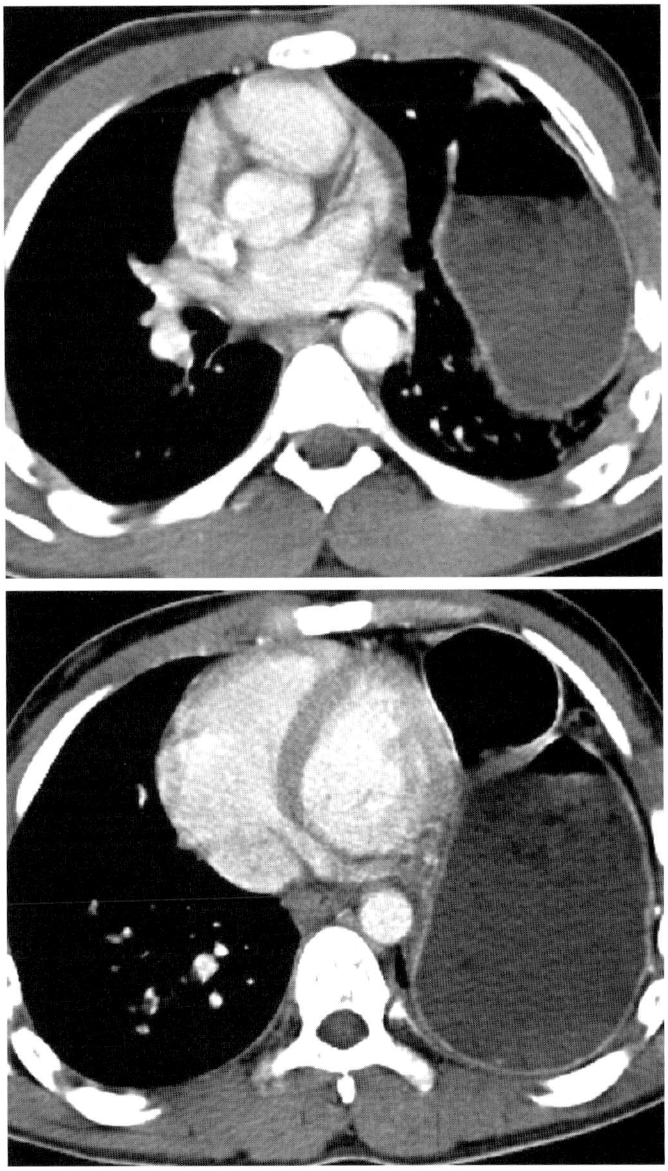

CAS 7 : RUPTURE DIAPHRAGMATIQUE GAUCHE POST-TRAUMATIQUE

Les deux images scanographiques montrent un estomac en situation anormale, ascensionné dans le thorax, secondaire à la rupture diaphragmatique. Notez que le médiastin est discrètement refoulé sur la droite.

COMMENTAIRE

Les lésions traumatiques du diaphragme, présentes dans 8 % des traumatismes fermés du thorax, peuvent résulter soit d'un mécanisme de décélération, soit d'une élévation soudaine de la pression intra-abdominale, consécutivement au traumatisme.
La distinction entre rupture et plaie diaphragmatique est essentielle.
Les plaies sont généralement secondaires à une lésion par arme blanche ou par arme à feu.
La région postérolatérale de la coupole diaphragmatique gauche représente le point faible où se produit le plus souvent la rupture.
Dans la majorité des séries, les ruptures de la coupole gauche sont plus fréquentes que celles de la coupole droite. Ceci est généralement expliqué par la probable plus grande résistance de la coupole droite, la protection de celle-ci par le foie et surtout le fait que les ruptures droites sont souvent associées à des lésions vitales (foie, veines hépatiques, veine cave inférieure) aboutissant au décès avant l'arrivée du blessé à l'hôpital.
Les lésions associées sont très souvent la règle et témoignent de la sévérité du traumatisme. Elles concernent surtout le pelvis, la rate et les reins.
Sur la radiographie standard du thorax obtenue à l'admission, les ruptures diaphragmatiques se traduisent par une coupole diaphragmatique ascensionnée, déformée ou floue.
Le scanner démontre les viscères abdominaux herniés à travers la rupture plutôt que la rupture elle-même.
L'intervention chirurgicale en urgence constitue le traitement classique des ruptures diaphragmatiques.
La rupture diaphragmatique post-traumatique est une complication classique des traumatismes thoraco-abdominaux. Le diagnostic doit être précoce afin d'intervenir en urgence pour éviter les complications.

RÉFÉRENCES

- osseaume T. et al.
Rupture diaphragmatique droite découverte à la suite d'un traumatisme.
Feuillets de Radiologie 2005; 45: 71-74.

- Wintermark M. et al.
Imagerie des traumatismes fermés du thorax.
J Radiol 2002; 83: 123-132.

- Slim K.
Ruptures et plaies du diaphragme.
J Chir 1999; 136: 67-75.

PATHOLOGIE OSTÉO-ARTICULAIRE

N. JOMAAH

CAS 1

Patient de 20 ans présentant une tuméfaction indolore de la partie antérieure du poignet.

1. Décrivez les anomalies morphologiques du nerf médian.
2. Quel est votre diagnostic ?

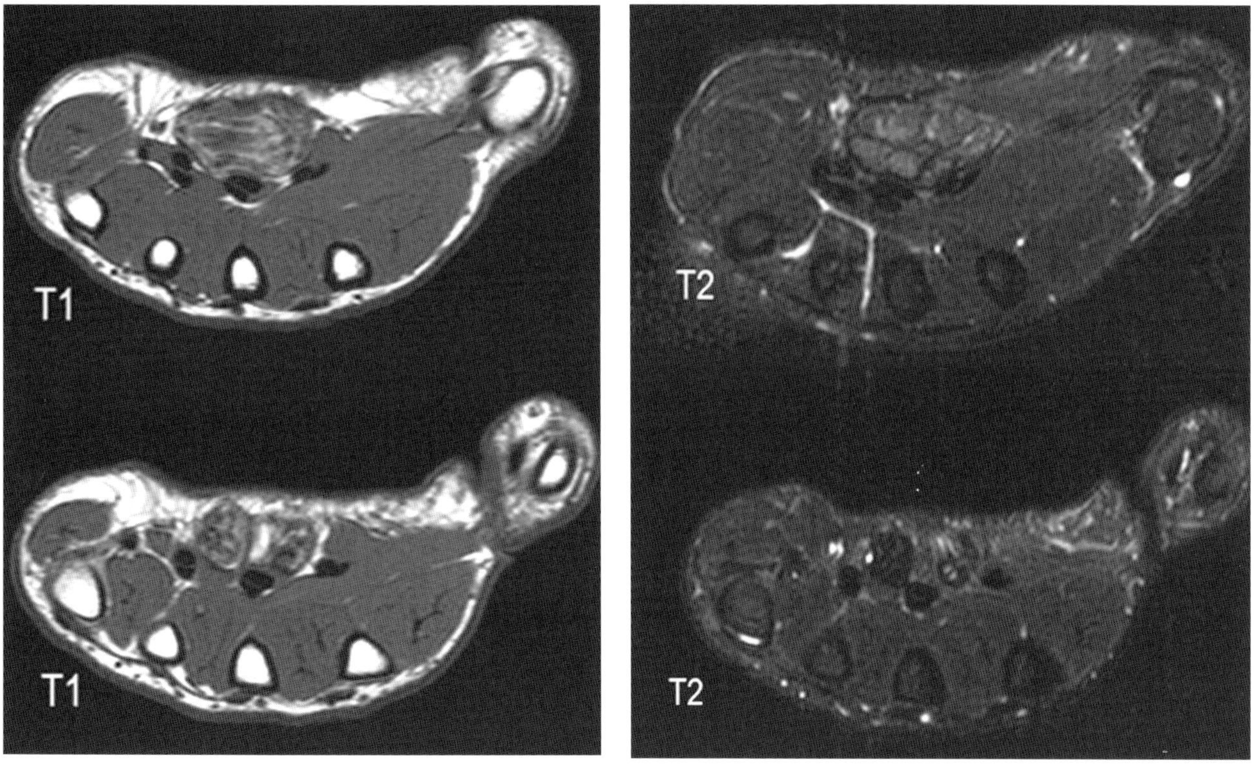

CAS 1 : FIBROLIPOME DU NERF MÉDIAN

1. Elargissement avec infiltration graisseuse du nerf médian, associés à une dissociation en bande des fascicules nerveux. Les anomalies intéressent le nerf médian ainsi que ses branches de division.

2. Fibrolipome du nerf médian.

COMMENTAIRE

Il ne s'agit pas d'une véritable tumeur, mais plutôt d'un hamartome sous l'aspect d'une infiltration fibro-adipeuse bénigne du nerf.
L'atteinte du nerf médian est la localisation la plus fréquente des fibrolipomes.
La lésion atteint typiquement l'adulte jeune de 20-24 ans sans prédilection pour le sexe.
La lésion est composée de tissu graisseux et fibreux qui englobe et infiltre le nerf.
La masse se localise habituellement au poignet et à la paume de la main mais peut s'étendre aux doigts et à l'avant-bras.
Il existe souvent une association avec une macrodactylie des deuxième et troisième doigts.
L'aspect clinique est celui d'une tuméfaction molle de la paume, souvent indolore, mais des paresthésies dans le territoire du nerf médian peuvent exister.
En IRM, l'aspect est celui d'un élargissement fusiforme du nerf, infiltré par un tissu graisseux en hypersignal sur les séquences pondérées T1. Les fascicules nerveux sont dissociés en bande et épaissis par une fibrose péri-neurale.

RÉFÉRENCE

- Toms A.P., Anastakis D., Bleakney R.R., Marshall T.J. Lipofibromatous hamartoma of the upper extremity: A review of the radiologic Findings for 15 Patients. AJR 2006; 186: 805-811.

CAS 2

Patient sportif de 23 ans présentant une douleur rétro-malléolaire externe. Une IRM de la cheville a été réalisée.

1. Décrivez les anomalies sur l'IRM.
2. Quel est votre diagnostic ?
3. Quel diagnostic différentiel évoquez-vous ?

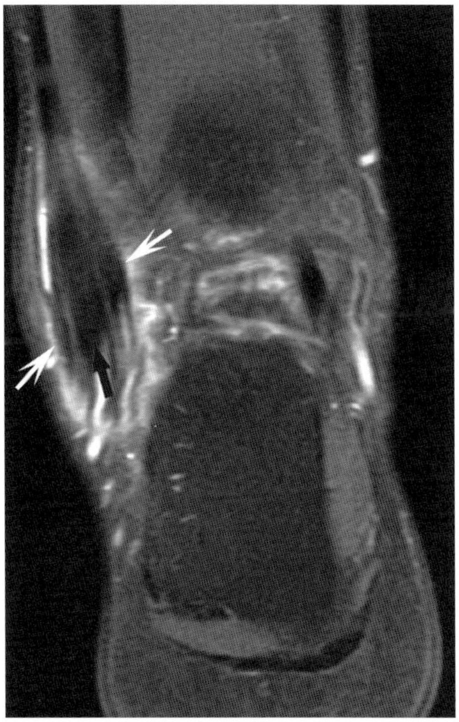

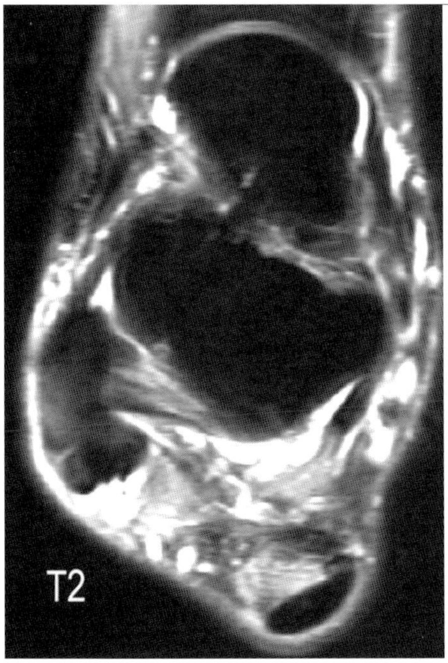

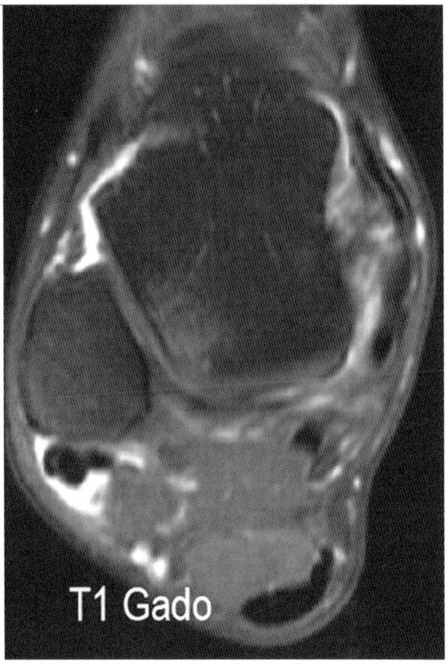

CAS 2 : FISSURE LONGITUDINALE DU TENDON COURT FIBULAIRE

1. Le tendon court fibulaire est divisé en deux petits tendons avec l'interposition du tendon long fibulaire. Il existe un épanchement dans la gaine des tendons fibulaires rehaussée après injection de Gadolinium correspondant à une ténosynovite. Pas de désinsertion du retinaculum supérieur des fibulaires ni subluxation des tendons fibulaires.

2. Fissure longitudinale du tendon court fibulaire.

3. Tendon peroneus quartus accessoire.

COMMENTAIRE

La fissure longitudinale du tendon court fibulaire s'observe chez les sportifs à la suite d'une laxité chronique de la cheville mais est aussi de découverte fortuite chez les personnes âgées.
La fissure siège habituellement derrière la malléole externe mais également au niveau de la trochlée fibulaire du calcanéum, souvent hypertrophiée. L'extension proximale et distale est variable. La fissure mesure environ 2,5 à 5 cm dans le plan longitudinal.
L'IRM montre un tendon court fibulaire divisé en deux petits tendons avec interposition du tendon long fibulaire.
Il existe souvent une synovite associée, marquée par un épanchement dans la gaine synoviale des fibulaires, un épaississement et un rehaussement après injection de Gadolinium de la synoviale.
L'association avec une désinsertion du retinaculum supérieur des fibulaires et/ou une lésion du plan ligamentaire latéral est fréquemment observée chez les sportifs.
Le tendon peroneus quartus (muscle accessoire inconstant) peut être interprété à tort comme une fissure longitudinale du tendon court fibulaire. Le suivi du trajet des tendons peroneus quartus et court fibulaire sur les coupes successives, notamment au niveau de leurs insertions, permet de redresser le diagnostic. Le tendon peroneus quartus prend naissance au niveau du corps musculaire du court fibulaire et s'insère sur la trochlée fibulaire du calcanéum alors que le tendon court fibulaire s'insère sur la base du 5e métatarsien.
En pratique, la présence de trois tendons dans la région rétro malléolaire latérale doit faire évoquer soit une fissure longitudinale du tendon court fibulaire soit un tendon peroneus quartus accessoire.

RÉFÉRENCE

• Wang X.T., Rosenberg Z.S., Mechlin M.B., Schweitzer M.E. Normal variants and diseases of the peroneal tendons and superior peroneal retinaculum: MR imaging features. RadioGraphics 2005; 25: 587-602.

CAS 3

Patient de 32 ans présentant une douleur mécanique postérieure de la cheville. Une IRM de la cheville a été réalisée.

1. Décrivez les éléments anatomiques du carrefour postérieur.
2. Quel est votre diagnostic ?

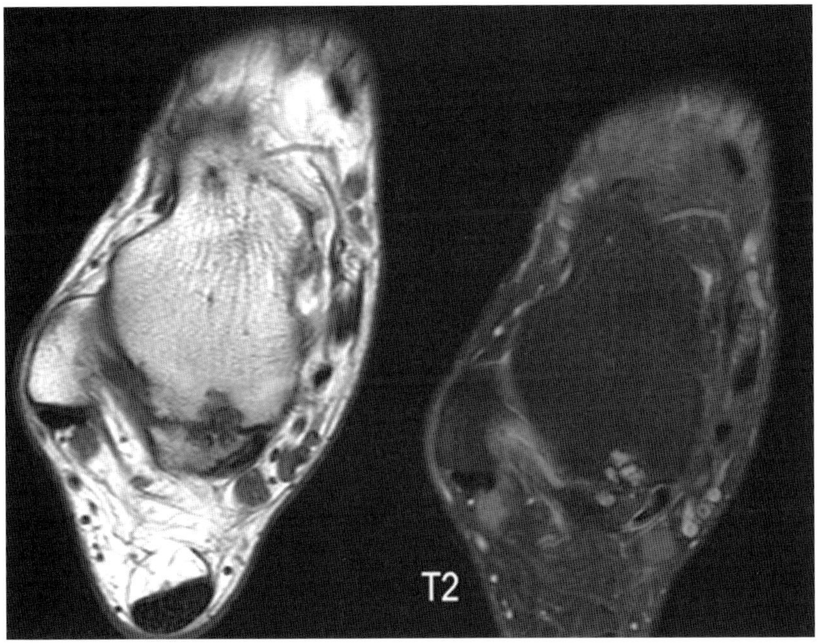

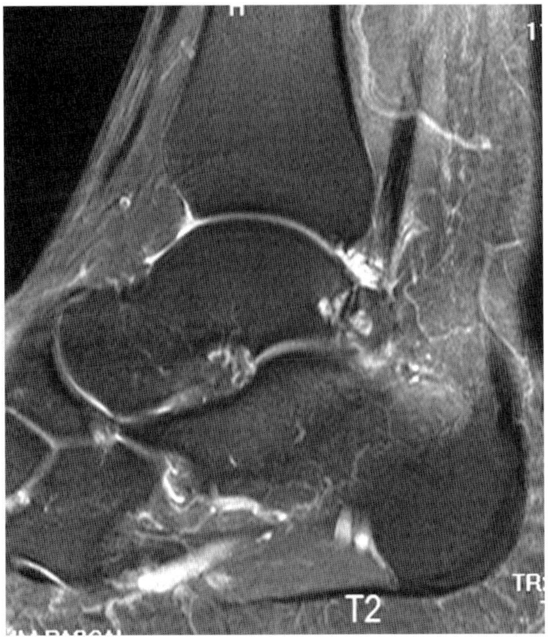

CAS 3 : LE SYNDROME DE L'OS TRIGONE

1. Anatomiquement, le carrefour postérieur est constitué des éléments osseux et des éléments des parties molles :

Eléments osseux :
- Le tubercule postéro-latéral du talus,
- Le tubercule postéro-médial du talus,
- L'os trigone,
- La face supérieure du calcanéum,
- Le pilon tibial postérieur (troisième malléole),
- L'articulation tibio-talienne,
- L'articulation sous-talienne.

Eléments des parties molles :
- Le cul-de-sac synovial postérieur,
- Le tendon du long fléchisseur propre de l'hallux (LFPH) dans sa gouttière de la face tibiale postérieure puis dans la gouttière talienne postérieure, limitée en dehors par le tubercule postéro-latéral du talus et en dedans par le tubercule postéro-medial du talus,
- Le paquet vasculo-nerveux tibial postérieur qui chemine entre le tendon du long fléchisseur propre de l'hallux et le tendon fléchisseur commun des orteils,
- Le ligament annulaire interne, le ligament fibulo-talien postérieur, le ligament tibio-talien postérieur et le ligament talo-calcanéen postérieur.

2. Syndrome du carrefour postérieur.

COMMENTAIRE

Connu également sous le nom de syndrome du carrefour postérieur de la cheville, le syndrome de l'os trigone est le résultat d'un conflit de l'articulation cartilagineuse entre l'os trigone et le tubercule postéro-latéral du talus.
L'os trigone existe dès la naissance sous la forme d'une extension cartilagineuse de la partie postérieure du talus et apparaît comme un noyau d'ossification secondaire entre 8 et 11 ans. Son retard de fusion est à l'origine d'une queue longue du talus et sa non fusion avec le talus (7 à 14 %) donne naissance à l'os trigone et à une articulation cartilagineuse avec la partie postérieure du talus (synchondrosis). L'os trigone est souvent associé à un tubercule postéro-latéral du talus court. En flexion plantaire maximale et répétitive, un volumineux os trigone peut entrer en conflit avec, en haut, la troisième malléole et en bas, la face supérieure du calcanéum par compression chronique. Dans certains cas, on observe une fracture avec fragmentation de l'os trigone par compression entre tibia et calcanéum.
Des microtraumatismes à répétition peuvent aboutir à un détachement de l'os trigone de ses liens articulaires avec le tubercule postéro-latéral du talus et être responsable ultérieurement d'une arthropathie dégénérative talo-trigonale.
Il se traduit cliniquement par des douleurs de la partie postérieure de la cheville en flexion plantaire avec limitation progressive de l'amplitude.
L'IRM et le scanner mettent en évidence un volumineux os trigone, un oedème de l'os spongieux, des condensations des berges talo-trigonale et de multiples lacunes dégénératives de l'os sous chondral.
Une inflammation du repli synovial postérieur de l'articulation talo-crurale et une ténosynovite du tendon long fléchisseur propre de l'hallux peuvent être associées.

RÉFÉRENCE

- Karasick D., Schweitzer M.E.
  The os trigonum syndrome: imaging features.
  AJR 1996; 166(1): 125-129.

CAS 4

Patiente de 42 ans se plaignant d'une tuméfaction douloureuse de la face palmaire de la main gauche avec irradiation aux 4e et 5e doigts à la percussion.
Une IRM complétée par une échographie a été pratiquée.

1. Décrivez les anomalies.
2. Quel signe vous paraît important pour évoquer le diagnostic d'une tumeur des nerfs périphériques ?
3. Quelles sont les deux tumeurs les plus fréquemment rencontrées au niveau de la main ?

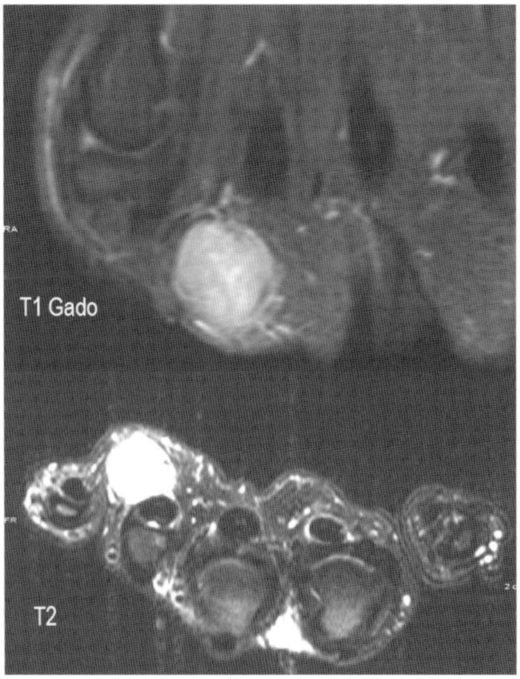

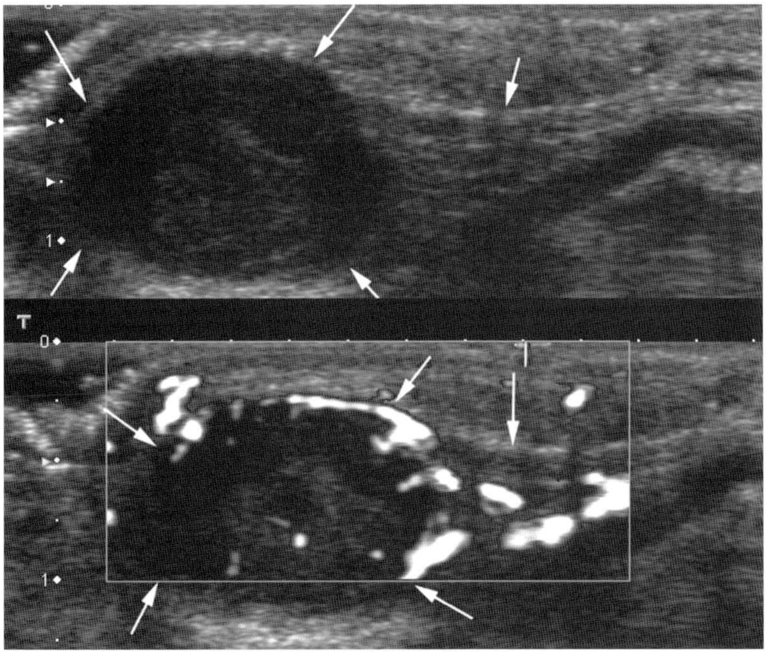

CAS 4 : SCHWANNOME DU 4e NERF INTERDIGITAL DE LA MAIN

1. Masse ovalaire, à contours nets, au niveau du 4e espace interdigital de la main gauche, en hypersignal intense sur les séquences pondérées T2, englobant le paquet vasculo-nerveux, dont témoigne la présence des plages punctiformes en asignal (vaisseaux à flux rapide) et rehaussée de façon intense après injection de Gadolinium. L'échographie met en évidence une masse hypoéchogène et hypervasculaire au Doppler énergie avec la présence d'une image tubulaire entrant dans la masse correspondant à un trajet nerveux.

2. La mise en évidence d'un trajet nerveux entrant et sortant de la masse est un signe pathognomonique d'une tumeur des nerfs périphériques.

3. Le kyste synovial est la tuméfaction la plus fréquemment rencontrée au niveau de la main (pseudotumeur) suivie par la tumeur à cellules géantes de la gaine tendineuse.

COMMENTAIRE

Le schwannome est la tumeur la plus fréquente des tumeurs nerveuses. Il se rencontre chez des patients entre 20 et 50 ans. Sa localisation est habituellement à la face palmaire du poignet et de la main et atteint en particulier le nerf ulnaire.

Cliniquement, le schwannome se présente comme une tuméfaction unique, ferme, mobile transversalement mais pas longitudinalement, souvent asymptomatique. Des signes d'irritation nerveuse à la percussion sont évocateurs. La lésion est souvent unique, mais dans 5 % des cas elle est multiple sur le même trajet nerveux et peut s'associer à une maladie de Recklinghausen.
L'aspect macroscopique est assez caractéristique : la tumeur est bien encapsulée, située dans un tronc nerveux et refoule les groupes fasciculaires sans les envahir. Des zones nécrotiques au sein de la tumeur sont souvent retrouvées.

La mise en évidence d'un trajet nerveux entrant et sortant de la masse est un signe pathognomonique d'une tumeur des nerfs périphériques. Ce signe est valable pour les grands troncs nerveux et difficile à mettre en évidence dans les lésions des petits nerfs.
En IRM, le signal du schwannome est classiquement égal à celui des muscles sur les séquences pondérées T1 et élevé sur les séquences pondérées T2.
La mise en évidence d'une capsule sous la forme d'un "ring" en hyposignal T1 est évocatrice de schwannome.
Le rehaussement après injection de Gadolinium est variable et aspécifique, souvent intense et homogène.

RÉFÉRENCE

• Suh J.S., Abenoza P. et al.
Peripheral (extracranial) nerve tumors: correlation of MR imaging and histologic findings.
Radiology 1992; 183(2): 341-6.

CAS 5

Patient de 45 ans présentant une cervico-dorsalgie mécanique. Une IRM cervico-dorsale avec injection de Gadolinium a été réalisée.

1. Décrivez les anomalies sur les séquences sagittale et axiale T2 et T1 après injection de Gadolinium.
2. Quel est votre diagnostic ?

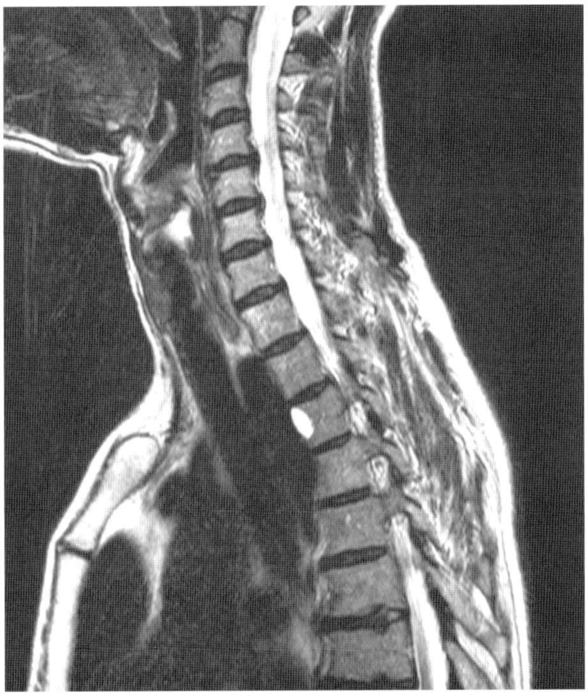

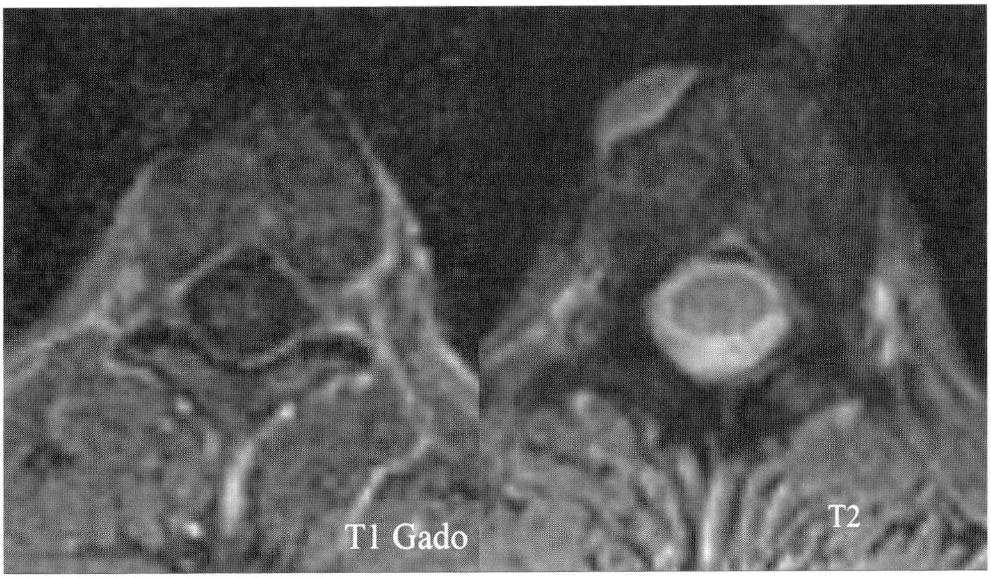

CAS 5 : MALFORMATION LYMPHATIQUE (LYMPHANGIOME)

1. Scaloping antérieur du corps vertébral de T3 au contact d'une masse ovalaire prévertébrale en hyposignal homogène sur les séquences pondérées T1 et en hypersignal intense sur les séquences pondérées T2, sans rehaussement après injection de Gadolinium.

2. La présence d'une masse liquidienne dans la région thoracique pré-vertébrale en hypersignal intense sur les séquences T2 doit faire évoquer une malformation vasculaire. L'absence de rehaussement après injection de Gadolinium est plutôt en faveur d'une malformation lymphatique que veineuse. Un scaloping antérieur témoigne du caractère chronique et ancien de la lésion.

COMMENTAIRE

Les malformations lymphatiques sont présentes dès la naissance et touchent essentiellement les régions céphalique, axillaire et thoracique. Elles sont caractérisées cliniquement par une masse souple, non pulsatile. Leur évolution est corrélée aux épisodes infectieux. Elles peuvent augmenter considérablement de volume au cours des infections virales ou bactériennes chez l'enfant, pouvant entraîner des gènes respiratoires dans leurs localisations thoraciques.
La présence d'un élément veineux au sein de la lésion est possible et on parle alors d'une malformation veino-lymphatique.
Elles sont classées en malformations macrokystiques et malformations microkystiques.
Contrairement aux malformations veineuses, qui se manifestent à l'échographie par une masse hypoéchogène et hétérogène, l'aspect échographique des malformations lymphatiques est celui de larges cavités liquidiennes, anéchogènes, séparées par des septa. Elles sont avasculaires et aucun signal n'est détecté.
L'aspect IRM des malformations lymphatiques est celui d'une masse liquidienne macro compartimentales (lymphangiomes macrokystiques) ou micro compartimentales (lymphangiomes microkystiques) en hyposignal sur les séquences pondérées T1 et hypersignal intense sur les séquences pondérées T2. Après injection de Gadolinium, on peut observer une prise de contraste des septa intralésionels.
Un niveau liquide est caractéristique d'une malformation lymphatique.

RÉFÉRENCE

• Bisdorff A., Jomaah N., Bousson V., Chapot R., Laredo J.D. Imagerie des anomalies vasculaires des parties molles. In Conduite à tenir devant une image osseuse ou des parties molles d'allure tumorale.
GETROA, Sauramps médical ed. 2004.

CAS 6

Patiente de 59 ans se plaignant d'une douleur sous capitale du deuxième rayon du pied gauche. Une IRM de l'avant pied a été réalisée.

1. Décrivez les anomalies.
2. Quel est votre diagnostic ?

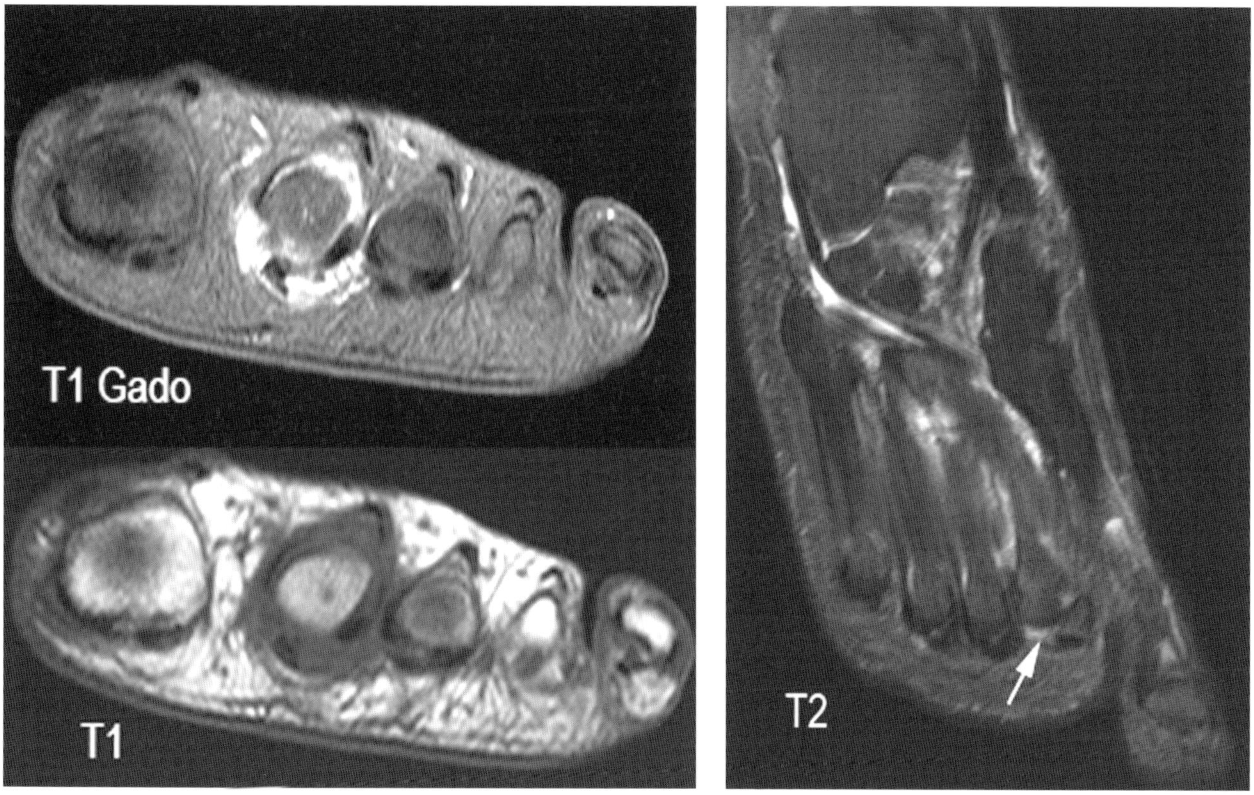

CAS 6 : SYNDROME DU 2e RAYON

1. Synovite de l'articulation métatarso-phalangienne, associée à une ténosynovite du tendon fléchisseur du deuxième rayon. La coupe axiale T2 met en évidence une subluxation de l'articulation métatarso-phalangienne.

2. Syndrome du deuxième rayon.

COMMENTAIRE

1. Il s'agit d'une cause fréquente de métatarsalgie statique. Il est défini comme une instabilité de l'articulation métatarso-phalangienne du deuxième rayon. Il est souvent associé à un hallux valgus.

2. L'évolution se fait en 3 stades :

Premier stade :
Instabilité simple, caractérisée par un syndrome douloureux de l'articulation métatarso-phalangienne. L'examen clinique doit rechercher une instabilité verticale. La radiographie est normale mais l'IRM peut montrer, à ce stade, une réaction synoviale de l'articulation métatarso-phalangienne, une ténosynovite du tendon fléchisseur et une rupture de la plaque plantaire.

Deuxième stade :
Subluxation dorsale de l'articulation métatarso-phalangienne associée à une réaction synoviale (stade inflammatoire).

Troisième stade :
Luxation fixe avec déformation, griffe de l'orteil et diminution de l'appui pulpaire. La griffe est responsable d'une ulcération cutanée au niveau de l'articulation inter-phalangienne proximale par conflit avec la chaussure.

RÉFÉRENCE

- Piat C., Van Driessche S., Allain J.
  Syndrome du deuxième rayon métatarso-phalangien.
  Rev Chir Orthop Reparatrice Appar Mot 2003; 89(5) : 113.

CAS 7

Jeune sportif se plaignant d'une tuméfaction douloureuse rétro malléolaire médiale à l'effort. Une IRM de la cheville a été réalisée.

1. Décrivez les anomalies.
2. Quel est votre diagnostic ?

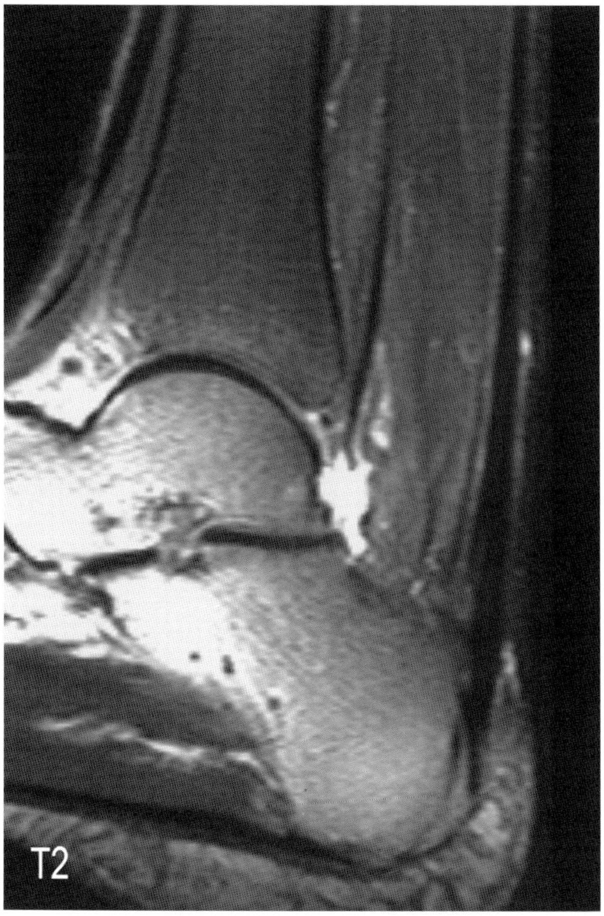

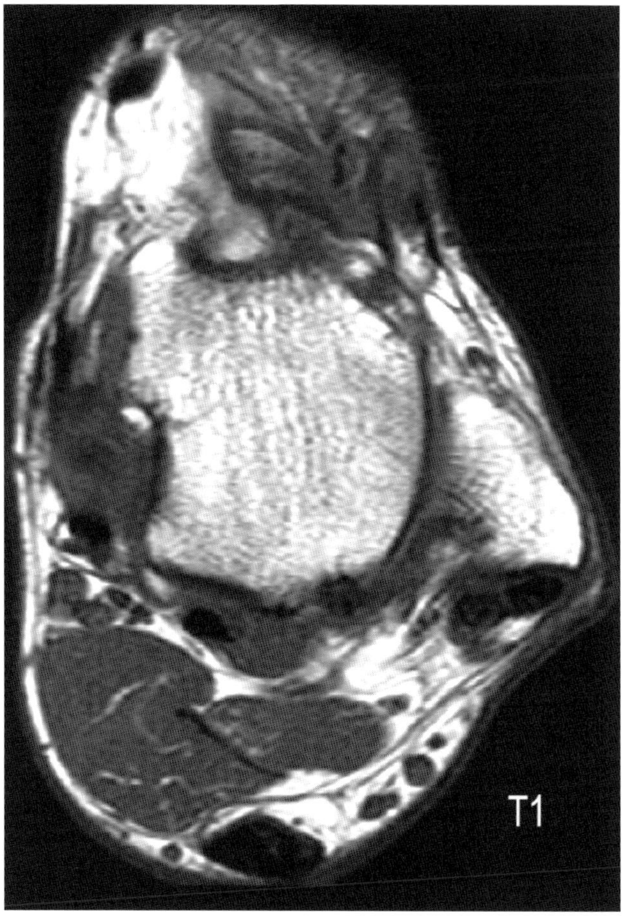

CAS 7 : MUSCLE SOLÉAIRE ACCESSOIRE

1. Volumineuse masse tissulaire, de signal et d'aspect morphologique identiques aux muscles voisins, comblant la graisse pré-Achiléenne (Triangle de Kager) et venant au contact du paquet vasculo-nerveux tibial postérieur.
2. Muscle soléaire accessoire.

COMMENTAIRE

Le muscle soléaire accessoire est une variation anatomique connue.
Souvent asymptomatique, le muscle soléaire accessoire peut simuler une masse des parties molles.
Il prend naissance au niveau de la crête soléaire du tibia pour se diriger médialement par rapport au muscle soléaire. Il s'insère par des fibres charnues ou par un tendon sur la face supérieure du calcanéum ou par un tendon bifide sur la face médiale du calcanéum.
Dans certains cas, il peut s'insérer sur le bord médial du tendon calcanéen.
Il se rencontre dans 8 à 10 % des cas et il est bilatéral dans 30 à 50 % des cas. Il existe une prédominance masculine ainsi qu'une prévalence d'atteinte du côté droit.
Cliniquement, il se manifeste par l'apparition d'une tuméfaction douloureuse à l'effort (notamment la course à pied) dans la région rétro-malléolaire médiale.
Il peut être responsable d'un syndrome du carrefour postérieur ou d'une compression du paquet vasculo-nerveux tibial postérieur nécessitant une excision chirurgicale.
La radiographie de la cheville de profil montre souvent un comblement de la clarté adipeuse pré-Achiléenne (Triangle de Kager) par une opacité tissulaire.
L'IRM montre une masse surnuméraire de signal identique aux muscles voisins. L'intérêt de l'IRM réside dans la détection des lésions associées (syndrome du carrefour postérieur ou compression du paquet vasculo-nerveux tibial postérieur).
En pratique, toute masse occupant la fossette graisseuse de Kager doit faire évoquer un muscle soléaire accessoire.

RÉFÉRENCE

- Kouvalchouk J.F., Lecocq J., Parier J., Fischer M.
  Le muscle soléaire accessoire : à propos de 21 observations et revue de la littérature.
  Rev Chir Orthop Reparatrice Appar Mot 2005; 91(3) : 232-238.

PATHOLOGIE SÉNOLOGIQUE

L. DUPERRAY - L. ROTENBERG

CAS 1

Madame BOQ..., 68 ans. Une surveillance par IRM lui est proposée en raison d'un haut risque familial de cancer du sein (sœur, mère, grand-mère maternelle) et d'un grand nombre de mammographies déjà effectuées. Elle présente un écoulement mamelonnaire gauche épisodique dont l'étude cytologique est négative.

1. Décrivez les images.
2. Quel diagnostic proposez-vous ?
3. Quelle est la conduite à tenir ?

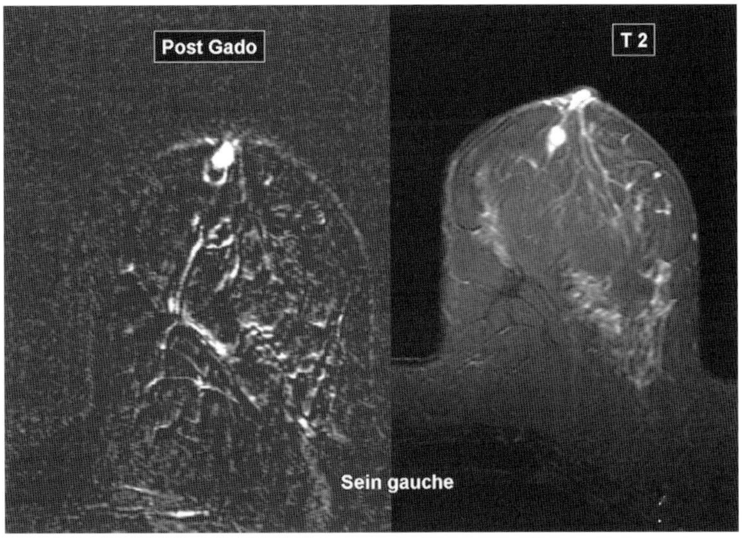

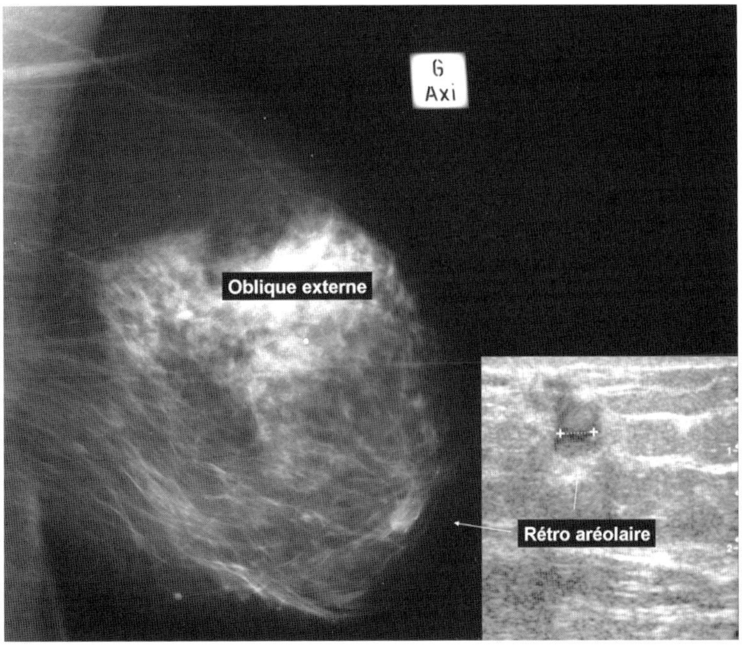

CAS 1 : PAPILLOME SOLITAIRE

1. En IRM, la séquence pondérée T2 montre un hypersignal franc rétroaréolaire gauche homogène, fusiforme, à contours nets. Sur la séquence dynamique, apparaît une prise de contraste rapide, précoce, intense, rétroaréolaire plus proximale que l'hypersignal T2 qu'elle jouxte. L'image IRM correspond à l'association d'une formation tissulaire et d'une collection liquidienne.
   Sur le cliché mammographique, il existe une discrète opacité rétro-aréolaire inférieure arrondie, de faible densité et à l'échographie une lacune de 5 mm cernée d'une lame liquidienne.

2. La première hypothèse est celle d'un papillome à cause de la présence d'un peu de liquide autour de la formation tissulaire. L'IRM n'est pas rassurante. Elle peut faire discuter, outre un papillome, une cytostéatonécrose récente mais ne peut exclure un carcinome médullaire ou colloïde, voire papillaire.

3. La petite taille de la lésion tissulaire rend très difficile une microbiopsie. Dans ce cas particulier on a opté pour l'exérèse d'emblée, en raison des antécédents familiaux et d'une cytologie négative.

COMMENTAIRE

Les papillomes sont des tumeurs intracanalaires composées de cellules épithéliales bénignes recouvrant un axe conjonctivo-vasculaire central ramifié.
On distingue :
- le papillome solitaire proximal rétroaréolaire, souvent accompagné d'un écoulement. Le risque de dégénérescence paraît négligeable ;
- le papillome périphérique, distal, souvent multiple, qui survient plus tôt (40 ans). L'écoulement est moins fréquent, le risque de dégénérescence plus élevé. Il peut se manifester rarement par un nodule (papillome non sécrétant).

Les papillomes sont souvent occultes à la mammographie et à l'échographie. Ils se présentent parfois typiquement comme une formation tissulaire dans un kyste. Mais de nombreux autres aspects sont possibles, en rapport avec des phénomènes d'accompagnement, d'où des difficultés de diagnostic. L'ischémie, par exemple, peut être à l'origine de calcifications très piégeantes. En cas d'écoulement, la galactographie met en évidence une lacune ou un arrêt.
En IRM, les papillomes sont souvent non détectables avant contraste. Après injection, la lésion apparaît, ronde ou ovale, bien circonscrite. Le rehaussement initial, supérieur à celui du parenchyme, présente un accroissement continu ou occasionnellement un plateau, sans wash-out.
L'imagerie ne peut exclure avec fiabilité la malignité, l'examen histologique est nécessaire.

A la limite des lésions papillaires se situent :
- l'adénose érosive du mamelon ou adénome papillaire du mamelon développé dans le sinus lactifère. C'est une tuméfaction mamelonnaire framboisée, suintante, avec un stade pré-érosif puis érosif d'aspect suspect. Son évolution est lente, elle ne dégénère pas mais détruit le mamelon ;
- la papillomatose juvénile : c'est une lésion dystrophique complexe faite d'une hyperplasie canalaire d'architecture papillaire, sans axe conjonctivo-vasculaire central. Elle survient chez des femmes jeunes (10 à 40 ans) et se manifeste par des nodules palpables, douloureux.

RÉFÉRENCE

- Uwe Fischer
  Practical MR mammography. Stuttgart.
  New York : Thieme, 2004 : 50-53.

CAS 2

Madame MA..., 36 ans, n'a aucun antécédent mammaire personnel ou familial. L'examen clinique des seins et des creux axillaires est normal.
Il s'agit d'une première mammographie, effectuée à titre systématique.

1. Y a-t-il une image surprenante ?
2. Quel élément clinique cherchez-vous ?
3. Quel diagnostic évoquez-vous ?

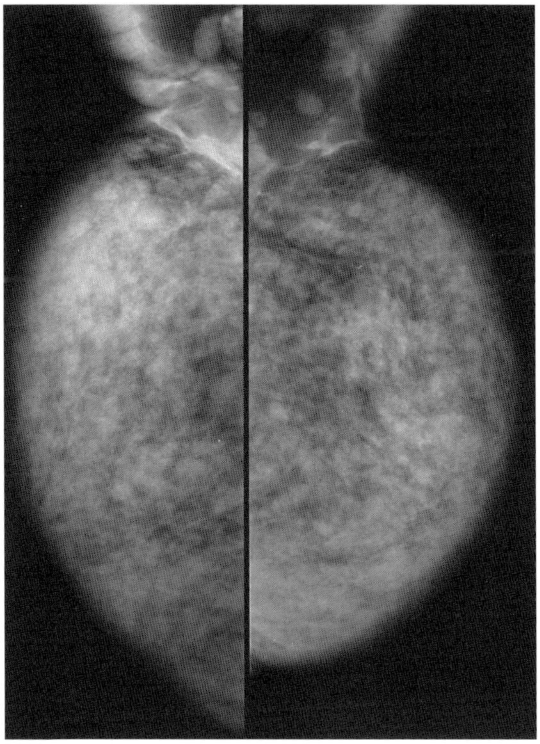

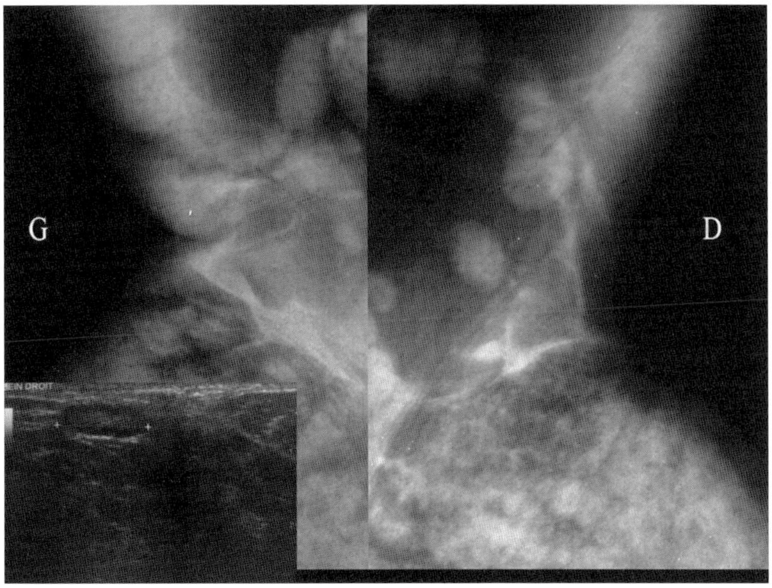

CAS 2 : SYNDROME DE BARRAQUER-SIMMONS

1. Le contraste est énorme entre la forte densité hydrique des seins et l'hyperclarté bilatérale symétrique des creux axillaires, où les ganglions, d'aspect normal, semblent flotter dans un milieu dont la tonalité est presque celle de l'air, sans opacité linéaire de type conjonctif, ni clarté cerclée.

2. La cause de cette anomalie n'est pas locale. On recherche des signes cliniques de lipodystrophie : répartition non harmonieuse du tissu adipeux sous-cutané (atrophie et/ou hypertrophie), visage émacié, hypertrophie musculaire éventuelle.

3. Cette patiente est atteinte d'un syndrome de Barraquer-Simmons.

COMMENTAIRE

Ce syndrome est une lipodystrophie c'est-à-dire une anomalie de répartition du tissu adipeux, considérée comme acquise, caractérisée cliniquement par une hypertrophie du tissu adipeux de la partie inférieure du corps, contrastant avec une lipoatrophie de la partie supérieure.

Ces modifications surviennent le plus souvent dans l'enfance. L'association avec des stigmates auto-immuns est assez fréquente, les altérations métaboliques rares.

On aurait pu évoquer parmi les autres causes d'hyperclarté :

- un lipome bilatéral, mais il se manifeste par une tuméfaction rénitente, sa transparence est nettement moindre. Il est le plus souvent encapsulé et il subsiste des structures fibrillaires ;
- une cytostéatonécrose dont la graisse saponifiée est très radiotransparente. Mais la clarté est localisée, cerclée en "bulle de savon" et le contexte clinique est différent (post-traumatique, post-chirurgical souvent) ;
- le halo clair péritumoral est localisé et le contexte est particulier.

Cette hyperclarté intense et non circonscrite semble très évocatrice de lipodystrophie.

RÉFÉRENCE

• Capeau J. et al.
Diabètes et syndromes lipodystrophiques génétiques et acquis.
Journées de Diabétologie 2003, Flammarion Médecine-Sciences.

CAS 3

• Madame B..., 54 ans, dont le père et une cousine ont fait un cancer du sein, est suivie très régulièrement, tous les 18 mois par mammo/écho depuis 20 ans. Sa mammographie est normale, ses clichés stables. Elle signale lors d'un contrôle l'apparition de nodules thoraciques enchâssés dans le derme, qui progressent rapidement en nombre et taille et gagnent bientôt l'abdomen, le cou et le visage.

Cliché A

1. Qu'évoquent ces lésions cutanées ? Que doit-on rechercher ?

2. Ont-elles une valeur pronostique particulière ?

• Madame RI..., 63 ans, est hospitalisée pour occlusion sur bride. A cette occasion est constatée une volumineuse lésion ulcéro-nécrotique mammaire gauche de 20 cm, négligée depuis de nombreuses années, responsable d'un saignement abondant (Hb = 4,4 g/l). L'ulcération évolue depuis plus de deux ans.

Cliché B

3. Quel est le pronostic d'une telle lésion ?

A

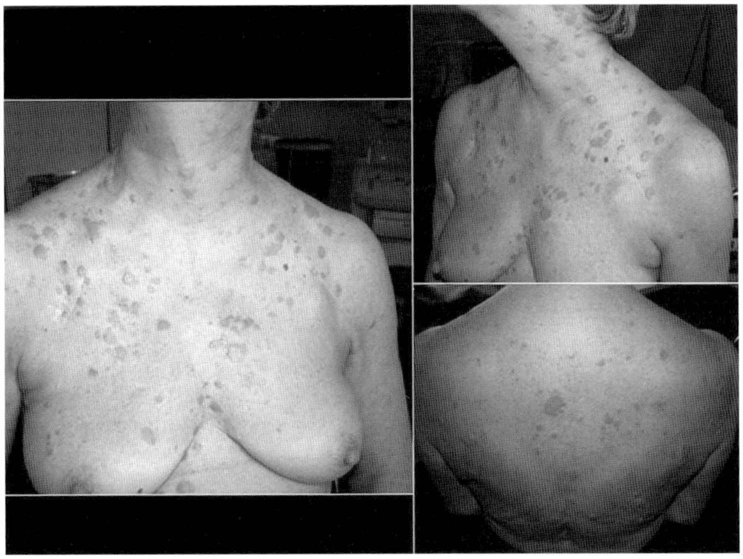

B

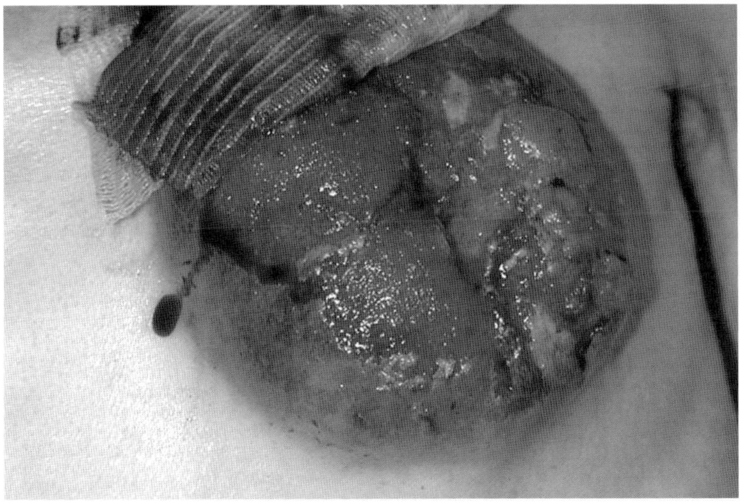

CAS 3 : DEUX HISTOIRES D'UNE ÉVOLUTION CLINIQUE SPONTANÉE

1. Ces lésions cutanées évoquent des métastases. Leur biopsie est en faveur d'un adénocarcinome indifférencié. La cause la plus fréquente de métastases cutanées est le cancer bronchique (un quart d'entre elles). Mais chez cette patiente, malgré une mammographie normale, il faut rechercher compte tenu de son haut risque familial, un cancer du sein, deuxième grande source de métastases cutanées. L'IRM montre des lésions mammaires bilatérales multiples en rapport avec un carcinome canalaire infiltrant SBR3 Her 2 Neu+.
   Dans ce cas, les nodules sont enchâssés dans le derme, durs, indolores et irréguliers. Les métastases cutanées de cancer du sein peuvent aussi prendre l'aspect de placards rouges, d'apparition brutale, chauds et douloureux, simulant l'érysipèle ou de plaques scléreuses rosées ou jaunâtres parsemées de télangiectasies et parfois de nodules.
   Le nodule de perméation est en continuité avec la lésion mammaire. La métastase cutanée à distance est liée à une lymphangite carcinomateuse visible ou non.

2. Les lésions cutanées signent la diffusion métastatique de la maladie. Elles ont une valeur pronostique péjorative. Elles sont difficilement accessibles au traitement.

3. Il s'agit d'un carcinome canalaire infiltrant très évolué localement, dont le pronostic est péjoratif car le traitement local est difficile à cause de la perte de substance. Mais cet état local n'implique pas la présence de métastases, qui ici, ne sont pas retrouvées par le bilan d'extension. Le traitement a consisté en une chimiothérapie préopératoire, suivie d'une mastectomie puis de trois cures de chimio. La radiothérapie a été refusée par la patiente. Deux ans après, se produit une récidive locale. Six ans après le traitement initial, la patiente est toujours en vie.

COMMENTAIRE

La tumeur de Madame B... a échappé totalement au dépistage classique par mammo/écho. On ne sait pas ce qu'aurait montré une IRM plus précoce. Cette observation troublante d'une évolution restée occulte malgré une surveillance "armée" ne permet pas de récuser le schéma d'un développement linéaire dans le temps de la maladie. Elle peut ne traduire que l'inefficacité de la mammographie.

Pour Madame RI..., il semble exister une relation linéaire entre temps et progression tumorale, avec toutefois une discordance entre l'évolution locale cataclysmique et l'absence de métastases décelables.

Ces deux cas ont en commun une histoire clinique en contradiction avec le schéma évolutif habituellement admis.

RÉFÉRENCE

• Schwartz R.A. et al.
Secondary mucinous carcinoma of the skin: metastatic breast cancer.
Dermato Surg 2004; 30: 234-235.

CAS 4

- Madame BOU..., 63 ans consulte pour le diagnostic étiologique d'une métastase gastrique d'adénocarcinome. Elle a présenté, il y a 20 ans, une lésion mammaire inflammatoire qui a régressé totalement cliniquement après traitement médical et incision, avec persistance sur la mammographie d'une opacité stellaire, surveillée annuellement, complètement stable *(Cliché A)*.

- Madame BA..., 49 ans. Voici deux clichés radiographiques réalisés en mars 1987 et octobre 1988. Cette patiente n'a reçu aucun traitement *(Cliché B)*.

Sur le contexte clinique et les images mammographiques, quel diagnostic évoquez-vous ?

A

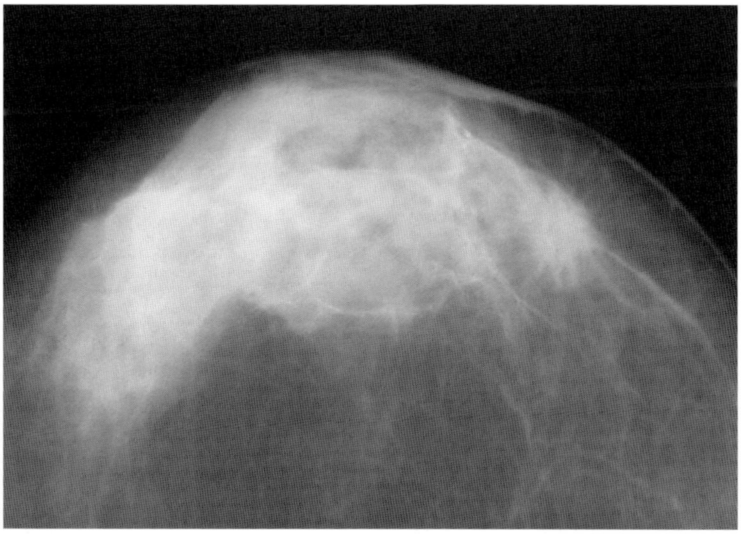

B

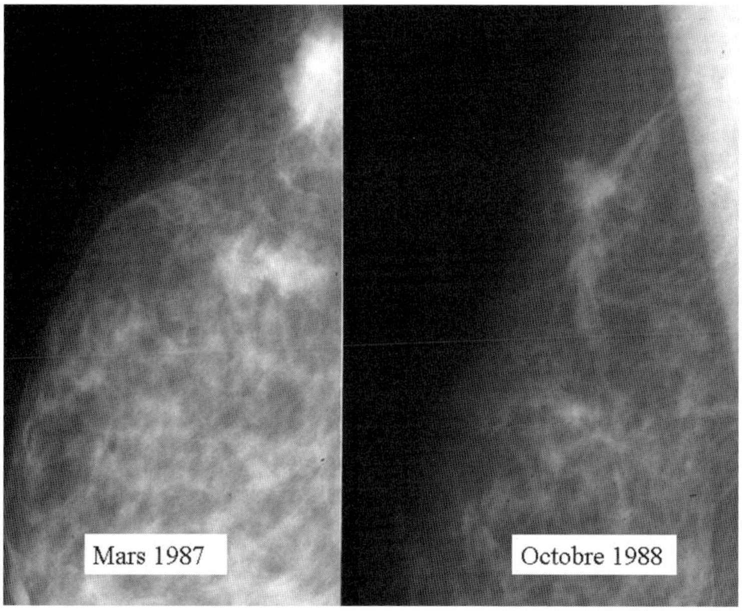

CAS 4 : DEUX ÉVOLUTIONS SPONTANÉES D'UNE IMAGE DE CANCER DU SEIN

Il s'agit dans les deux cas d'un adénocarcinome mammaire.

- Madame BOU... a bénéficié d'une surveillance médicale annuelle. Malheureusement, l'opacité stellaire résiduelle a été considérée à tort comme une séquelle d'abcès et sa stabilité a endormi la vigilance médicale.
  Le diagnostic correct n'est fait que 20 ans plus tard quand la survenue d'une métastase gastrique conduit à la réalisation d'une biopsie mammaire.

- Madame BA... dont la mère est décédée d'un cancer du sein malgré des traitements lourds, a refusé toute thérapeutique, après un diagnostic cytologique de malignité.
  Il s'est produit une régression spontanée du nodule palpable et des images mammographiques qui a duré quelques années puis une réapparition de la maladie. La patiente a accepté alors une radiothérapie. A ce jour, elle va bien.

COMMENTAIRE

Des opacités stellaires, stables dans le temps, peuvent être d'étiologie bénigne : cicatrice, adénose sclérosante, cicatrice radiaire, certaines dystrophies banales ou complexes, granulomes inflammatoires. Mais la stabilité de l'image n'est qu'un critère relativement fiable pour préjuger de la bénignité.

Quand on a la possibilité d'observer l'évolution sans intervention humaine d'un cancer du sein, on est surpris de constater que celle-ci ne correspond pas toujours au schéma admis d'une histoire linéaire dans le temps.

Ces observations sont d'autant plus importantes qu'elles sont rares.

Des pauses, des avancées et des reculs dans l'évolution spontanée de la maladie semblent possibles.

RÉFÉRENCES

- Welch G.
  Dois-je me faire tester pour le cancer ? Peut-être pas et voici pourquoi.
  Les presses de l'Université de Laval. 2005.
- Gros Ch.
  Les maladies du sein.
  Masson, 1963.

CAS 5

1. Quel est votre diagnostic ?
2. Quel examen demandez-vous ?
3. Quelle est la conduite à tenir ?

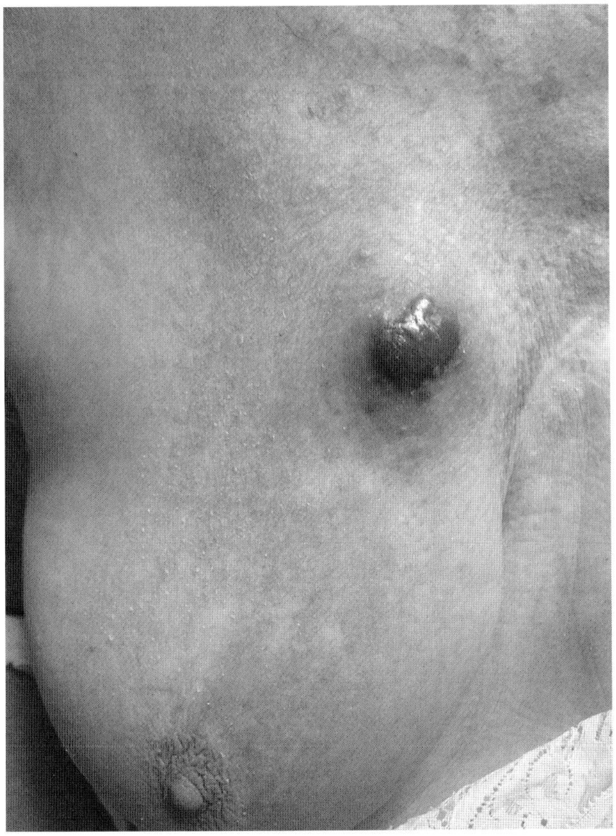

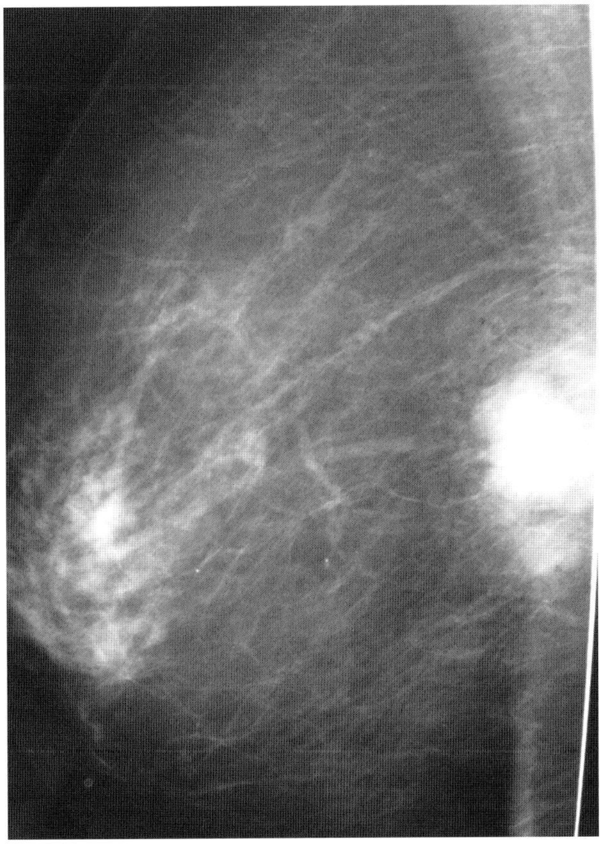

CAS 5

1. Il s'agit d'un angiosarcome mammaire :
- Tumeur vasculaire rare : moins de 1 % des sarcomes
- Signes cutanés dans 17 % des cas
- Haute malignité
- Leur diagnostic peut être difficile en raison notamment de plages d'aspect trompeusement bénin.
- A différencier du syndrome de Stewart-Treves qui correspond à un angiosarcome sur lymphœdème du bras après mastectomie.

2. L'IRM mammaire permet d'évaluer :
- Taille
- Extension locorégionale notamment pariétale
- Multifocalité
- Étude de la loge de mastectomie controlatérale

Il s'agit donc de l'examen de référence.

3. Une mastectomie, voire une pariétectomie est nécessaire car :
- Lésion agressive
- Marges de sécurité nécessaires
- Tendance à la récidive locale
- Risque de métastases

Références

- Liberman L. et al.
  Angiosarcoma of the breast.
  Radiology 1992; 183: 649.
- Ruben E. et al.
  Cutaneous angiosarcoma of the breast 7 years after lumpectomy and radiation therapy.
  Radiology 1990; 174: 258.
- Laurent J.C. et al.
  Angiosarcome mammaire, étude d'un cas et revue de la littérature.
  Le Sein 1995; 1163-1961.

CAS 6

Mlle P. 21 ans. Pas d'antécédent.
Nodule du quadrant supéro-externe droit mesuré à 20 mm il y a 15 jours, apparu depuis quelques semaines, étiqueté adénofibrome.
Consulte pour nouvelle progression

1. Quelles sont vos hypothèses diagnostiques, classification Birads ?
2. Quel examen demandez-vous ?
3. Quelle est la conduite à tenir ?

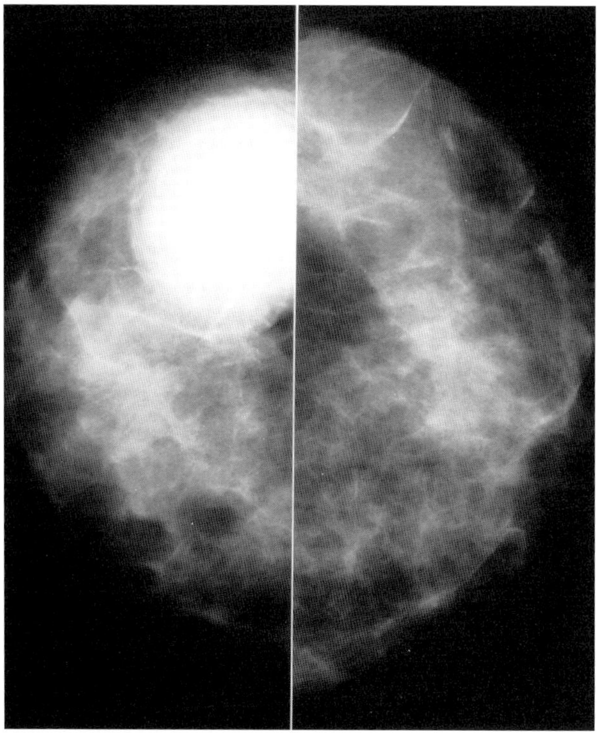

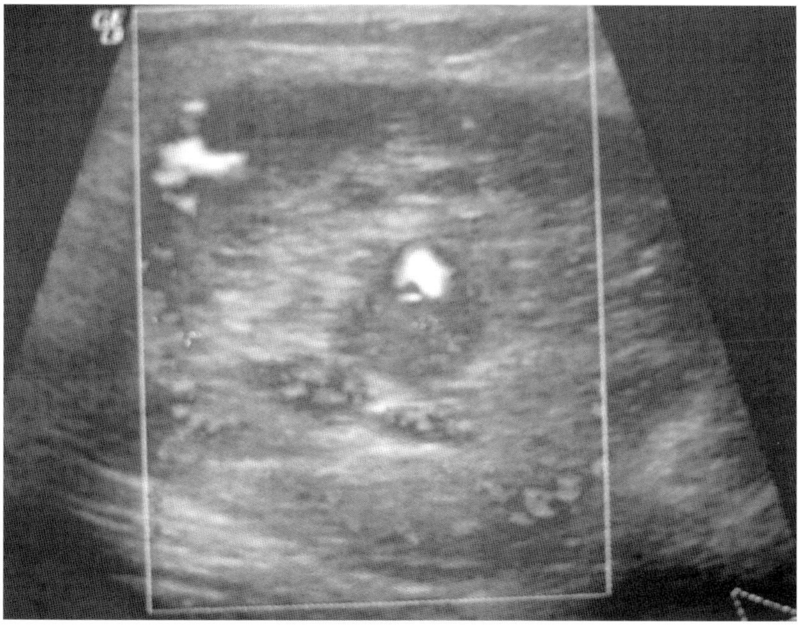

CAS 6

Mammographie : progression depuis le dernier contrôle, d'un syndrome de masse dense, bien limité mais flou, sans désorganisation architecturale ni microcalcification.
- Échographie mammaire : nodule tissulaire, hétérogène, ovalaire, bien limité mais très vascularisé.
- Birads catégorie 5.

1. Hypothèses diagnostiques
Nodules tissulaires, bilatéraux, bien limités, d'apparition récente :
- *Lésions bénignes très peu probables :*
  * adénofibrome
  * kyste à contenu épais
  * abcès à pyogènes
  * tuberculose
- *Lésions malignes :*
  * cancer primitif
- *Carcinome canalaire infiltrant commun (CCI)*
- *Carcinome médullaire*
- *Carcinome colloïde*
- *Carcinome papillaire*
- *Autres...*
  * métastases mammaires, lymphome mammaire, sarcomes, autres...

2. Le diagnostic de certitude, repose sur la confrontation histologique à réaliser d'emblée compte tenu de l'évolutivité.
- Micro biopsie sous contrôle échographique. Pistolet automatique 16 ou 14 gauges.
- Macro biopsie par aspiration : Mammotome ou Vacora.
- Macro biopsie sans aspiration : Spirotome
- Histologie, Récepteurs hormonaux, Her2

3. Ces lésions localement avancées et rapidement évolutives ne permettent une exérèse chirurgicale carcinologique d'emblée.

Après biopsie à visée histologique et bilan d'extension : une chimiothérapie néoadjuvante pour contrôle locorégional et surtout général est indiquée afin d'éviter l'apparition de métastases à distance.
Au décours : un bilan clinique, mammographie (échographique) voire IRM.
En cas de réponse complète, une chirurgie conservatrice avec curage et une radiothérapie complémentaire sont réalisées sur le sein.
En cas de réponse partielle mais satisfaisante, une tumorectomie ou une mastectomie est réalisée suivie d'une radiothérapie sur la cicatrice et la chaîne mammaire interne.

COMMENTAIRE

Une masse rapidement progressive indique une confrontation histologique quel que soit l'âge de la patiente.
Les protocoles de chimiothérapie actuels permettent des réponses locales satisfaisantes (complète ou partielle) dans plus de 80 à 90 % des cas.

Cette réponse locorégionale est selon tous les auteurs le principal facteur de survie sans récidive et de survie globale.

En cas de réponse complète, la survie atteint 60 à 75 % à 5 ans contre 30 à 46 % en cas de tumeur résiduelle.

L'évaluation de cette réponse est donc capitale, la mammographie, l'échographie et l'IRM jouent un rôle majeur avec une sensibilité de 80 % pour la mise en évidence de reliquats tumoraux contre 50 % à l'examen clinique. La spécificité est par contre respectivement de 75 et 90 %.

RÉFÉRENCES

- Gilles E. et al.
  Locally advanced breast cancer: contrast-enhanced substraction MR imaging of response to preoperative chemotherapy.
  Radiology 1994 ; 191 : 633-638.
- Early breast cancer from screening to multidisciplinary management.
  Radiology 1999; 213: 50.

CAS 7

Femme de 53 ans.
Nodule du quadrant supéro-externe gauche bilobé.
1re biopsie à l'aiguille 18 gauge sous échographie : lésion de mastose bénigne.

1. Classification ACR des images droites et gauches
2. Que pensez-vous des résultats de la 1re biopsie ?
3. Quel examen demandez-vous ?

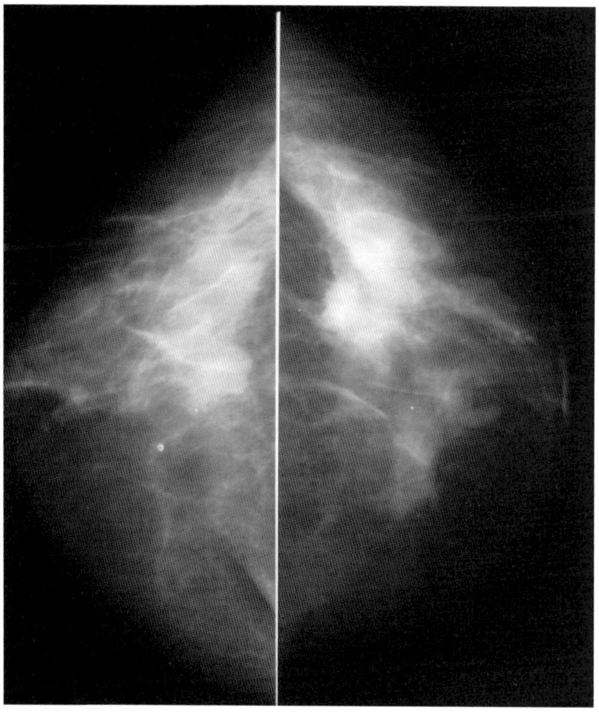

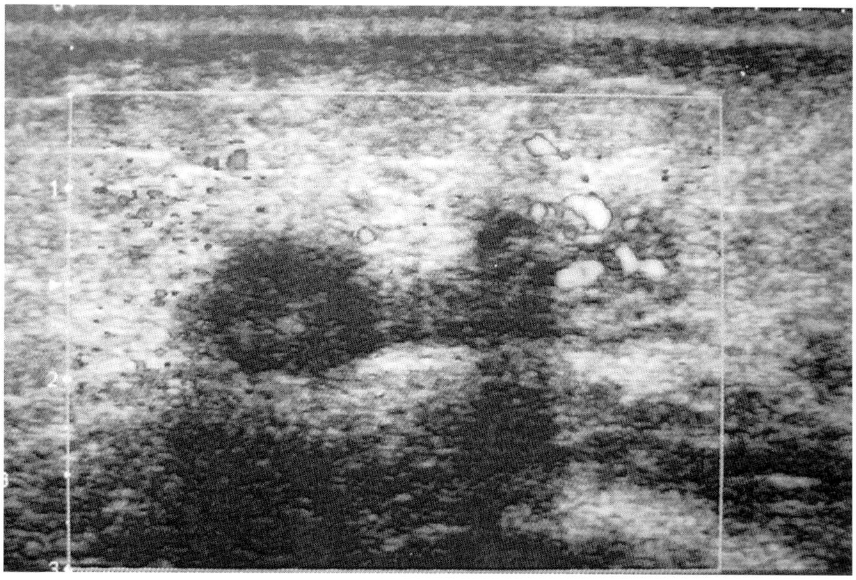

CAS 7

1. La classification ACR pour le sein droit est ACR3 et pour le sein gauche ACR4/5.
2. La biopsie est non contributive, réalisée à l'aiguille 18 G, le prélèvement est de trop petite taille.
3. Il existe donc une discordance nette entre les résultats de l'imagerie et les résultats de la biopsie. Il faut proposer une IRM avant la réalisation d'une nouvelle biopsie. L'IRM permet d'améliorer la caractérisation des images dans une optique de diagnostic étiologique. De plus, elle permet d'optimiser les conditions de réalisation d'une nouvelle biopsie.

RÉFÉRENCES

- Rotenberg L. et al.
  Multicenter clinical experience with large core soft tissue biopsy without vacuum assistance.
  European Journal of Cancer Prevention 2004, 13 : 491-498.
- Wendie A. et al.
  Diagnostic accuracy of mammography, clinical examination, US, and MR imaging in preoperative assessment of breast cancer.
  Radiology 2004, 10 : 1148.
- Jackman R.J. et al.
  Atypical ductal hyperplasia: can some lesions be defined as probably benign after stereotactic 11-gauge vacuum-assisted biopsy, eliminating the recommendation for surgical excision?
  Radiology 2002, 224 : 548-554.
- Liberman L.
  Percutaneous imaging-guided core breast biopsy. State of the art at the millennium.
  AJR 2000, 174: 1191-1199.

PATHOLOGIE OSTÉO-ARTICULAIRE

F. ZEITOUN - P. LE HIR

CAS 1

Femme de 32 ans qui consulte pour des lombalgies d'horaire mixte, permanentes, insomniantes depuis quelques semaines, avec paresthésies de la face antérieure de la cuisse gauche. La patiente est apyrétique. Son rachis lombaire est raide. Le bilan biologique est normal.

1. Décrivez les anomalies.
2. Quelles sont vos hypothèses diagnostiques ?

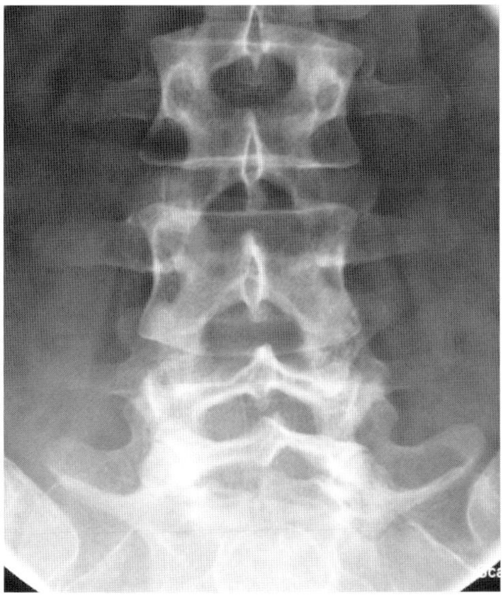

Fig. 1a : cliché standard de face.

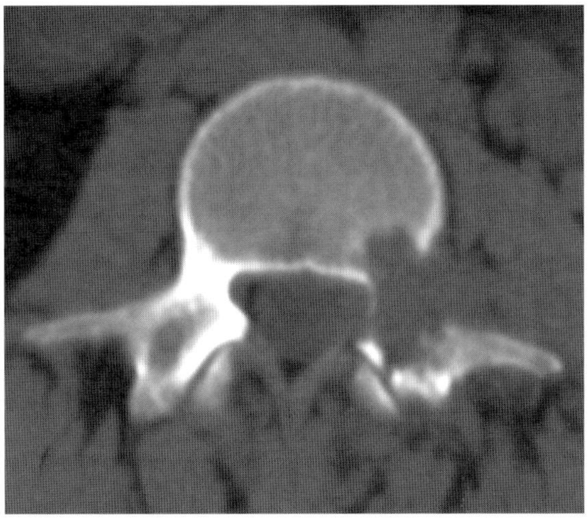

Fig. 1b : coupe axiale de scanner

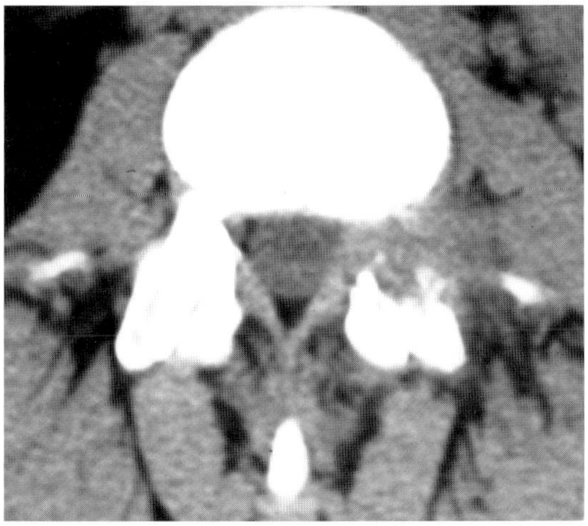

Fig. 1c : coupe axiale de scanner.

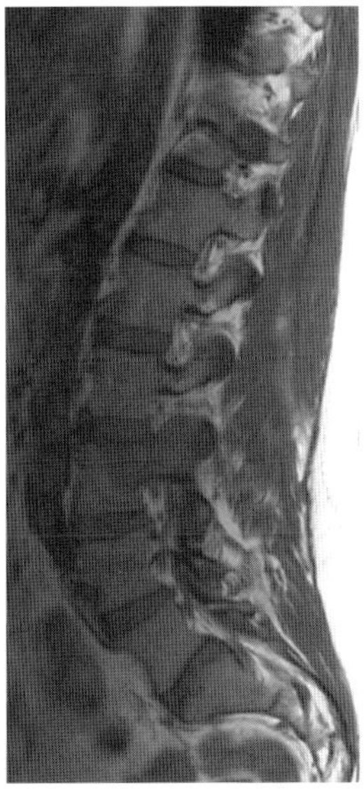

Fig. 1d : coupe sagittale gauche d'IRM en séquence T1.

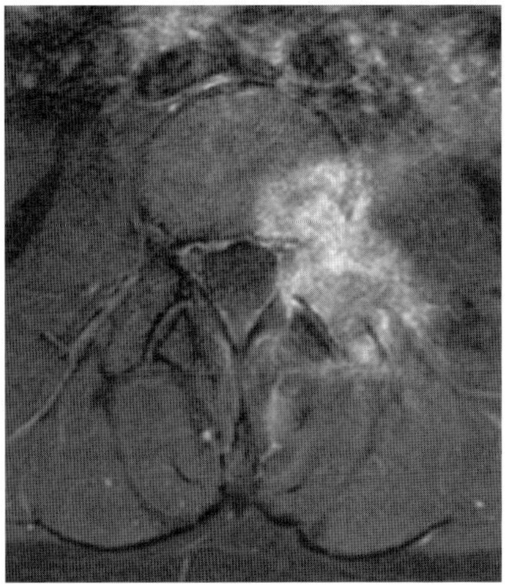

Fig. 1e : coupe axiale d'IRM en séquence T1 gadolinium, avec saturation de graisse.

CAS 1

1. Les radiographies du rachis lombaire montrent une lyse du pédicule gauche de L3. Le scanner confirme la lésion et l'IRM montre la présence d'une masse des parties molles centrée sur le pédicule, avec une extension endocanalaire. Les principales hypothèses diagnostiques concernant cette lésion agressive sont une lésion maligne (métastase, lymphome, myélome) ou une lésion pseudotumorale (histiocytose, infection).
   Une biopsie transpédiculaire est alors pratiquée, qui met en évidence la présence d'un granulome éosinophile.

2. Le granulome éosinophile des os est un syndrome appartenant au groupe des hitiocytoses Langerhansiennes, caractérisées par la prolifération de cellules de Langerhans pouvant toucher tous les organes. La cellule de Langerhans est proche des cellules dendritiques cutanées, mais comporte des inclusions cytoplasmiques visibles en microscopie électronique (granules de Birbeck) et présente un marquage caractéristique en immunohistochimie (Anti-CD1a et anti-S100).
   Il existe des formes disséminées d'histiocytose Langerhansienne (syndrome de Hand-Schüller-Christian et syndrome de Letterer-Siwe), touchant principalement les enfants avant 15 ans. Le granulome éosinophile est classiquement localisé au squelette, pouvant être monostotique (30 % des cas) ou polyostotique (70 % des cas). Il touche plutôt les sujets dans leur première ou deuxième décade mais peut survenir à tout âge. La physiopathologie du granulome éosinophile est incomplètement élucidée, mais l'hypothèse qui prévaut actuellement est celle d'un infiltrat réactionnel à une infection virale non encore identifiée.
   Les sites d'atteinte osseuse les plus fréquents sont le crâne (30 % des cas), le bassin (15 à 30 % des cas), le rachis (15 à 30 % des cas) et les os longs.
   L'atteinte vertébrale est révélée classiquement par des douleurs d'horaire inflammatoire et est très rarement associée à un déficit neurologique. Au maximum, elle entraîne un aspect radiologique de "vertebra plana", ou tassement presque complet du corps vertébral avec respect du mur postérieur. En IRM, les lésions "actives" sont en hypersignal T2, en hyposignal T1 et se rehaussent après injection. L'arc postérieur n'est atteint que dans 10 à 23 % des atteintes vertébrales. La présence d'une masse des parties molles est rarement décrite.
   La prise en charge thérapeutique des lésions osseuses isolées de granulome éosinophile ne fait pas l'objet d'un consensus. Il existe une possibilité de guérison spontanée des lésions. Certaines équipes pratiquent l'injection intralésionnelle de corticoïdes, d'autres un curetage chirurgical. L'efficacité de la radiothérapie à faibles doses a également été décrite dans des petites séries de même que celle des biphosphonates.

Remerciements aux Docteurs D.L. Touitou, C. Bazille, B. Hamze, A. Wyler et M. Polivka

Références

- Laredo J.D.
  Imagerie ostéo-articulaire.
  Masson Resnick. 2000. Bone and joint diseases 1998. 4th edition.
- Chateil J.F. et al.
  Histiocytose Langerhansienne et granulome éosinophyle. Conduite à tenir devant une image osseuse ou des parties molles d'allure tumorale.
  Sauramps médical 2004. page 129.

CAS 2

Patient âgé de 52 ans, sans antécédent connu, qui se plaint de cervicalgies et d'une asthénie. Le bilan biologique révèle une anémie (hémoglobine 9 g/l) et une hypercalcémie, ainsi qu'une accélération de la VS.

1. Décrivez les anomalies.
2. Quel(s) diagnostic(s) évoquez-vous ?
3. Quel (s) examen(s) proposez-vous ?

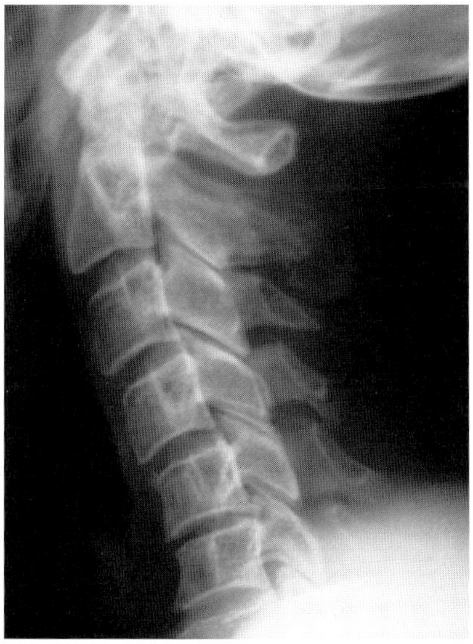

Fig. 2a : cliché standard de profil.

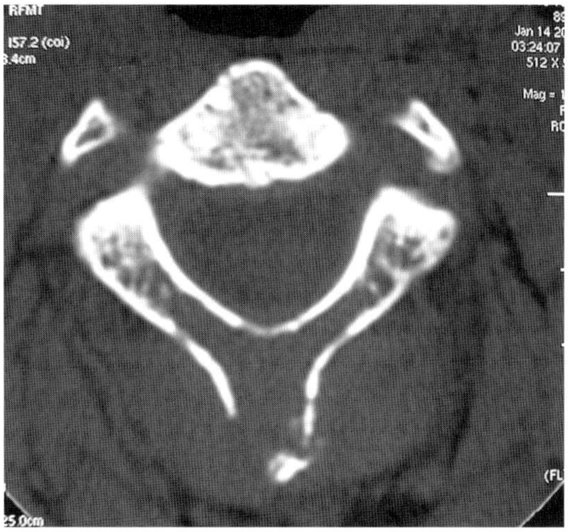

Fig. 2b : coupe axiale de scanner.

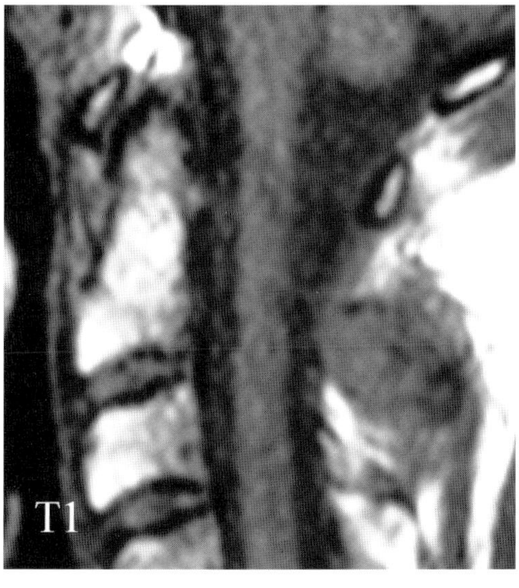

Fig. 2c : IRM en séquence T1.

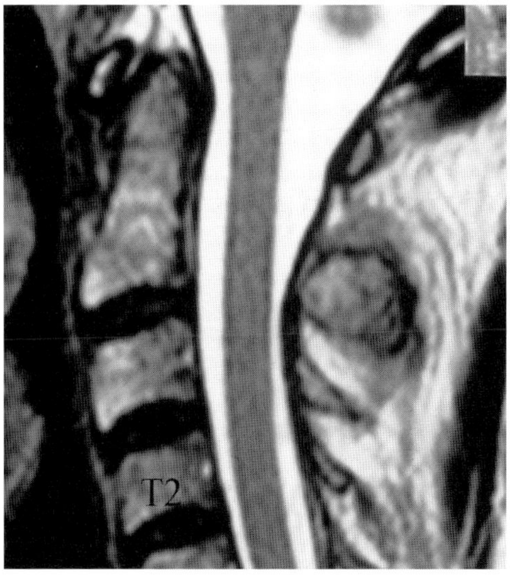

Fig. 2d : IRM en séquence T2.

CAS 2

1. Les radiographies standards montrent une ostéolyse de l'arc postérieur de C2. Le scanner confirme la lésion, qui n'atteint que l'arc postérieur et qui détruit l'os spongieux (aspect d'arc postérieur évidé). En IRM, la lésion présente un signal intermédiaire en T2 et un hyposignal en T1. Elle s'étend dans les parties molles. Il n'y a pas d'extension intra-canalaire et la moelle est parfaitement respectée. Les principales hypothèses diagnostiques pour cette lésion de l'arc postérieur sont la tumeur maligne (métastase surtout rénale ou thyroïdienne, lymphome et myélome) ou une lésion pseudotumorale (histiocytose, infection).
Le contexte et l'aspect de la lyse (aspect d'évidemment osseux) ont fait évoquer le diagnostic de myélome ou de plasmocytome. Ce diagnostic a été confirmé par la biopsie osseuse.
Le myélome multiple (MM) appartient au groupe des proliférations plasmocytaires, qui comporte également le myélome asymptomatique, les gammapathies monoclonales bénignes et le plasmocytome solitaire. Le MM représente 10 % des hémopathies malignes. Il survient le plus souvent après 60 ans, avec une prédominance masculine (2H/1F). Le bilan initial permet d'évaluer la masse tumorale et de rechercher des facteurs de mauvais pronostic. L'évaluation de la masse tumorale repose sur une série de paramètres biologiques, radiologiques et histologiques regroupés dans la classification de Durie et Salmon en trois stades de gravité croissante.

2. Sur les clichés standards, le myélome multiple peut revêtir plusieurs aspects radiographiques. On peut en effet constater :
- des lacunes osseuses, bien limités, à l'emporte pièce,
- une déminéralisation osseuse diffuse,
- des tumeurs plasmocytaires, souvent localisées aux vertèbres, au bassin ou aux côtes et réalisant un aspect de lacune soufflante respectant relativement la corticale osseuse (aspect d'os évidé).

Le scanner, précise les lésions lytiques, soufflantes et montre l'aspect d'os évidé, par atteinte préférentielle de l'os spongieux.

3. L'IRM est l'examen de choix dans l'étude des affections de la moelle osseuse. On réalisera une étude du rachis dorso-lombaire en séquence T1, T2 ou STIR et T1 gadolinium. Plusieurs aspects peuvent être observés :
- L'IRM peut être normale, ce qui est un facteur de bon pronostic.
- Une infiltration diffuse de la moelle se traduit par un hyposignal en T1 et hypersignal en T2, pouvant aller jusqu'à une annulation ou une inversion du gradient disco-vertébral.
- L'aspect "poivre et sel" correspond à une infiltration médullaire diffuse en plages discontinues.
- L'atteinte nodulaire se traduit par des nodules en hyposignal T1 et hypersignal T2, pouvant toucher le corps vertébral ou l'arc postérieur.

L'IRM, est donc souvent utilisée dans le bilan initial du myélome, à titre diagnostique et pronostique.
Le PETscan (ou scintigraphie au 18-FDG) est également utile, en montrant des lésions osseuses non vues sur les clichés standards et en dépistant des atteintes viscérales en plus des lésions osseuses.

Référence

- Chicheportiche et al.
  Myélome et plasmocytome solitaire. Savoir faire en radiologie ostéo-articulaire.
  Sauramps médical. 2006.

CAS 3

Femme de 70 ans, qui consulte pour des lombalgies d'horaire mixte. L'anamnèse retrouve un cancer du sein opéré il y a 3 ans. Le bilan biologique est normal. La scintigraphie montre une hyperfixation en L4-L5.

Décrivez les anomalies.
Quelles sont vos hypothèses diagnostiques ?
Que pouvez-vous proposer ?

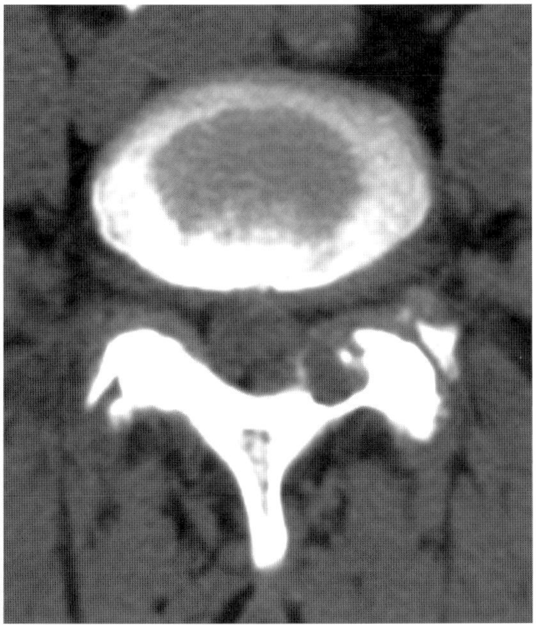

Fig. 3a : coupe axiale de scanner passant par L4-L5.

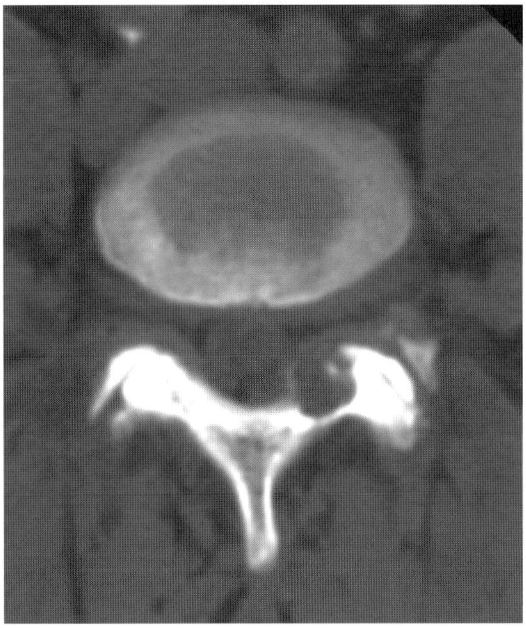

Fig. 3b : coupe axiale de scanner passant par L4-L5.

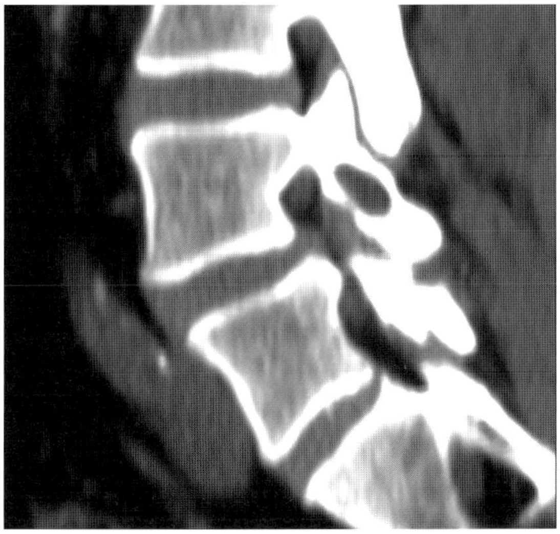

Fig. 3c : coupe sagittale gauche de scanner.

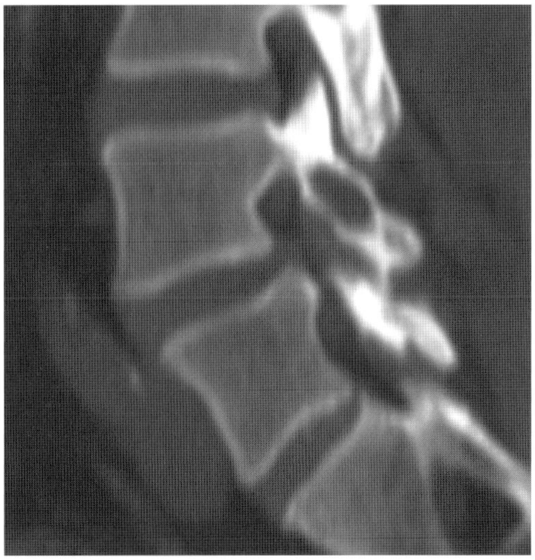

Fig. 3d : coupe sagittale gauche de scanner.

CAS 3

Le scanner met en évidence une masse hypodense, développée contre la lame et l'articulation inter apophysaire postérieure L4-L5 gauche. Cette masse est calcifiée en périphérie, elle soulève le ligament jaune et s'accompagne d'une lyse lamaire à limites nettes. Il y a également une arthrose inter apophysaire postérieure et une ébauche de spondylolisthésis.

Le diagnostic proposé est celui de kyste synovial articulaire postérieur. Le diagnostic sera confirmé par une arthrographie précédant une infiltration locale de corticoïdes. Finalement, après échec des infiltrations, la patiente sera opérée.
Les kystes articulaires postérieurs se développent aux dépens du récessus interne et supérieur de l'articulation inter apophysaire postérieure, le plus souvent en L4-L5. Ils poussent sous le ligament jaune qu'ils refoulent ou perforent.
Cliniquement, ils peuvent être responsables d'une radiculalgie.

Les clichés standards peuvent retrouver une arthrose inter apophysaire postérieure érosive. Dans deux tiers des cas, il existe un spondylolisthésis arthrosique au même étage, voire d'autres signes d'instabilité (vide discal antérieur, ostéophytose de Mac Nab). Les clichés dynamiques sont indispensables pour rechercher cette instabilité.
Le scanner permet de visualiser le kyste, dont la paroi est parfois calcifiée et dont le contenu peut être liquidien ou gazeux. Le cas de notre patiente est un peu particulier dans la mesure où il existe une atteinte osseuse à type d'érosion, dont la littérature ne fait pas état.
En IRM, le kyste est en hyposignal ou en isosignal sur les séquences pondérées en T1. Sur les séquences en T2, il existe souvent un hyposignal annulaire périphérique et un hypersignal central, mais en fait le centre du kyste peut être hétérogène en raison des hémorragies intra-kystiques répétées.
L'arthrographie articulaire postérieure a un double intérêt diagnostique et thérapeutique. Elle permet l'injection intra-articulaire d'un corticoïde (hydrocortancyl). Des infiltrations foraminales ou des ponctions directes du kyste par voie interlamaire, sous fluoroscopie ou sous scanner, avec injection intrakystique directe d'un corticoïde ont également été proposées.
En cas d'échec, le traitement sera chirurgical.
A noter que des régressions spontanées ont également été rapportées dans la littérature.

Références

- Laredo J.D. et al.
  Lombosciatiques et lombocruralgies arthrosiques, sténoses du canal latéral. Imagerie ostéo-articulaire.
  Flammarion médecine sciences. Vol 2 ; p : 887.

- Melfi R.S. et al.
  Percutaneous puncture of zygapophysial joint synovial cyst with fluoroscopic guidance.
  Pain Med. 2005 Mar-Apr; 6(2): 122-128.K

- Lutz G.E. et al.
  Fluoroscopy guided aspiration of a symptomatic lumbar zygapophyseal joint cyst: a case report.
  Arch Phys Med Rehabil; 2002 Dec 83(12) : 1789-91.

- Houten J.K. et al.
  Spontaneous regression of symptomatic lumbar synovial cysts. Report of three cases.
  J Neurosurg. 2003 Sep; 99(2): 235-238.

CAS 4

Monsieur G, âgé de 55 ans se plaint de sa hanche gauche depuis quelques semaines. C'est un patient sportif qui joue régulièrement au tennis. Les clichés simples montent une coxarthrose. Il n'a pas d'antécédent notable. Son bilan biologique est normal. Une infiltration de la hanche gauche avec de la cortisone l'a soulagé pendant 3 jours.

Décrivez les anomalies.
Comment les interprétez-vous ?
Quel est finalement votre diagnostic ?

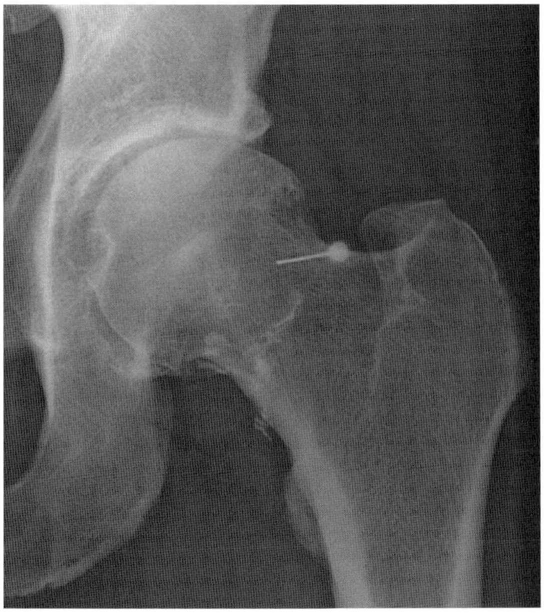

Fig. 4a : cliché de face de la hanche gauche réalisé au cours l'infiltration.

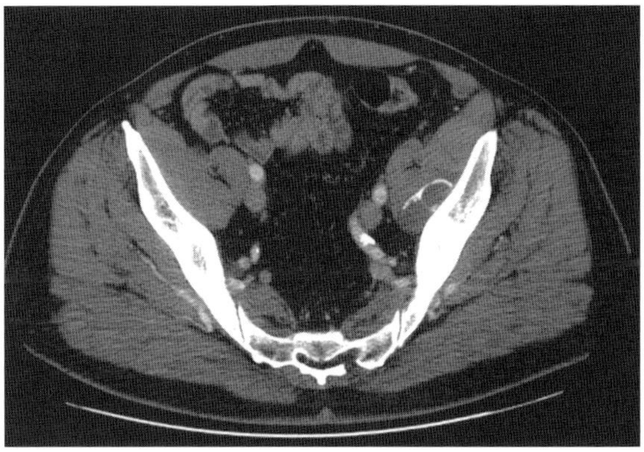

Fig. 4b : coupe axiale de scanner.

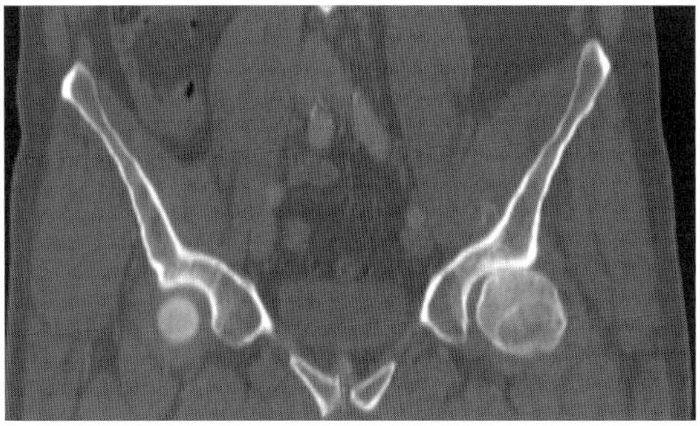

Fig. 4c : coupe frontale de scanner.

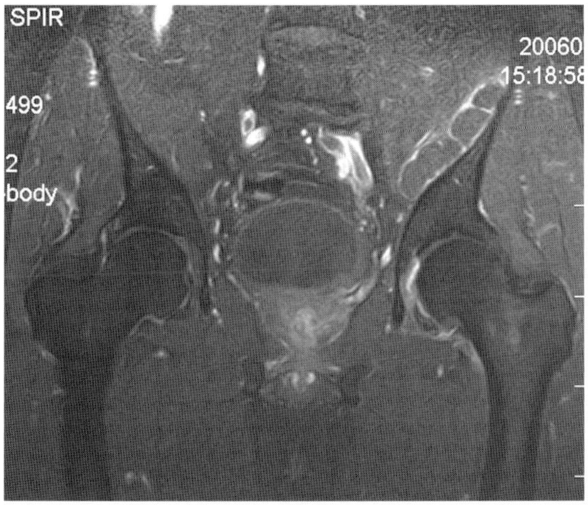

Fig. 4d : coupe frontale d'IRM en T2.

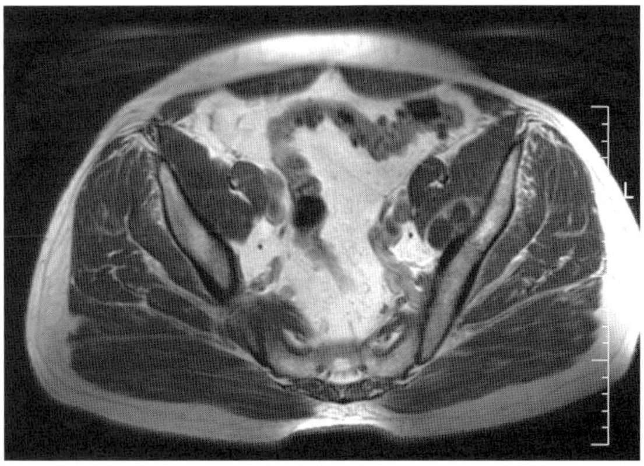

Fig. 4e : coupe axiale d'IRM en T1, après injection de gadolinium.

CAS 4

Le cliché d'arthrographie de la hanche montre une coxarthrose. Le scanner montre également la présence d'une masse hypodense, entourée d'une paroi calcifiée, sous la face profonde du muscle iliopsoas gauche. De plus, on note la présence de calcifications dans la symphyse pubienne, témoignant d'une chondrocalcinose articulaire. En IRM, la masse est en hypersignal T2. Sa paroi prend le contraste et son centre est en hyposignal. Il n'y a pas d'anomalie de l'os iliaque.
Une ponction sous scanner de la masse ramènera un liquide jaune filant.

Le diagnostic évoqué est un kyste mucoïde paracotyloïdien.
Ces kystes sont associés à une arthrose. Ils se développent généralement à travers une fissuration du bourrelet cotyloïdien ou même à travers un réseau de géodes intra osseuses perforant la corticale du toit du cotyle. Ils sont parfois à l'origine d'une compression veineuse iliaque ou fémorale voire nerveuse, en fonction de leur localisation. Chez ce patient, la présence de calcifications sur la paroi kystique s'explique vraisemblablement par la chondrocalcinose articulaire.

RÉFÉRENCE

- Malghem J. et al.
  Les kystes mucoïdes atypiques. Conduite à tenir devant une image osseuse ou des parties molles d'allure tumorale.
  Sauramps médical 2004. page 363.

CAS 5

Sujet jeune, traumatisme récent, douleur et impotence fonctionnelle de l'épaule.

Comment analysez-vous les anomalies osseuses antérieures de la tête humérale ?
Que pensez-vous du bourrelet postérieur et du rebord postérieur de glène ?
Quelles sont vos conclusions concernant le mécanisme traumatique ?
Quels traitements peut-on envisager ?

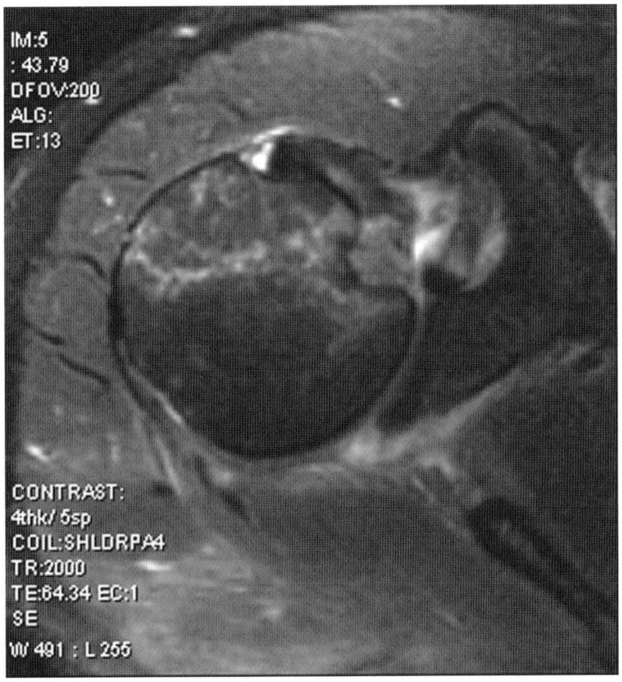

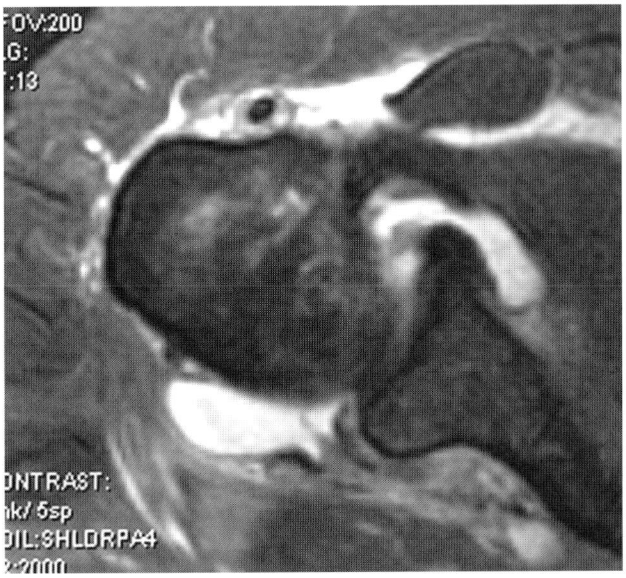

CAS 5 : LUXATION POSTÉRIEURE DE L'ÉPAULE

Fracture-impaction de la tête humérale.

Anomalie morphologique majeure du bourrelet postérieur associée à une fissure et un décollement capsulo-périosté sur une glène éculée.

Luxation postérieure de la tête humérale.

COMMENTAIRE

Les luxations postérieures de l'épaule se produisent lors de traumatisme en extension, adduction et rotation interne. Lors du traumatisme, la région antéro-supérieure de la tête humérale vient s'impacter sur le rebord postérieur de la glène puis se luxe en arrière de l'omoplate. C'est ce processus qui provoque les lésions observées en IRM ou sur l'arthroscanner. Elles sont rares (1 à 4 % des luxations de l'épaule) et s'observent chez les motocyclistes, les boxeurs, ou lors de crises d'épilepsie. Chez les sujets débilités, elles passent souvent inaperçues. Le diagnostic est clinique et radiologique lorsque l'épaule est luxée, avec cliniquement, une rotation interne fixée du bras, un vide antérieur à la place de la tête humérale et radiologiquement une tête humérale trop postérieure sur le profil. Lorsque l'épaule est réduite le diagnostic est plus difficile sur les radiographies simples. On recherche une encoche antérieure, une fracture du rebord postérieur de glène ou une fracture du trochin. L'arthroscanner ou l'arthro-IRM montre alors au mieux les lésions osseuses et les lésions du complexe capsulolabral. Au stade aigu, le traitement dépend de la taille de l'encoche postérieure : si elle représente moins d'un tiers de la surface articulaire de la tête humérale, on propose une immobilisation en rotation neutre puis une rééducation. Si l'encoche est supérieure à un tiers de la surface articulaire de la tête humérale, on réalise un transfert du trochin avec éventuellement une greffe osseuse et un déplacement de l'insertion du subscapularis. Au stade chronique (luxation postérieure récidivante, très rare) le traitement est une capsulorraphie ou une butée osseuse postérieure.

Référence

- Hottya G.A. et al.
  Tear of the posterior shoulder stabilizers after posterior dislocation: MR imaging and MR arthrographic findings with arthroscopic correlation.
  AJR 1998; 171: 763- 768.

CAS 6

Sujet jeune, traumatisme récent, douleur et impotence fonctionnelle de l'épaule.

Comment analysez-vous les anomalies osseuses postérieures de la tête humérale ?
Que pensez-vous du bourrelet antérieur et du rebord antérieur de glène ?
Quelles sont vos conclusions concernant le mécanisme traumatique ?
Quels traitements peut-on envisager ?

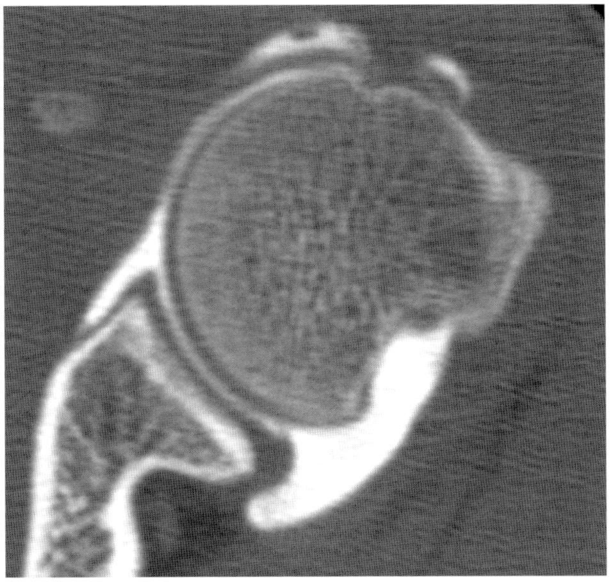

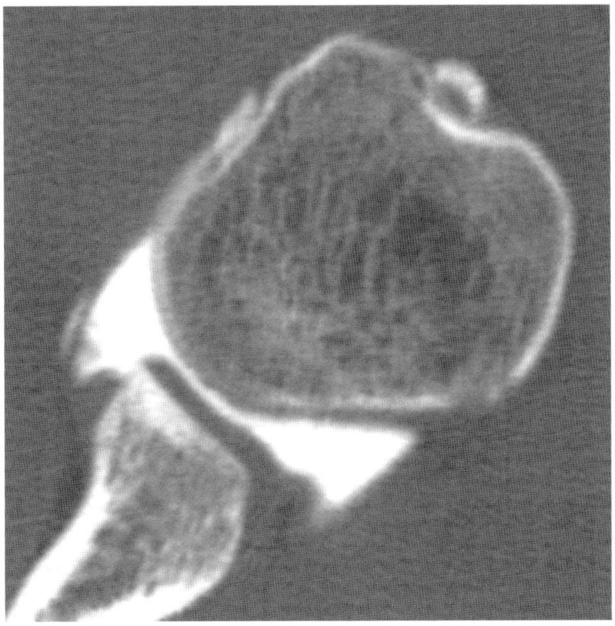

CAS 6 : LUXATION ANTÉRIEURE DE L'ÉPAULE

Fracture-impaction de la tête humérale.

Anomalie morphologique majeure du bourrelet antérieur qui est cicatrisé en position trop médiale par rapport au rebord antérieur de la glène. Cet aspect est caractéristique des lésions en manchon de chemise désignée sous le terme ALPSA (anterior labrum periosteal sleeve avulsion) dans la littérature anglosaxone.

Luxation antérieure de la tête humérale.

Traitement chirurgical, soit une capsulorraphie (opération de Bankart) soit une butée osseuse antérieure.

COMMENTAIRE

Les luxations antérieures de l'épaule se produisent après un traumatisme en abduction et rotation externe. Parfois la luxation est atraumatique et se produit après un geste banal ou un traumatisme minime. Lors du traumatisme, la région postérosupérieure de la tête humérale vient s'impacter sur le rebord antérieur de la glène puis se luxe en avant de l'omoplate. Lorsque la première luxation se produit avant 20 ans, le taux de récidive est de plus de 50 %. Le bilan préthérapeutique comprend des radiographies simples et un arthroscanner ou une arthro-IRM. La fracture impaction de la tête humérale (encoche de Malgaigne ou de Hill-Sachs), est très haute et ne doit pas être confondue avec le col anatomique de la tête humérale. Les lésions les plus fréquentes du bourrelet antéro-inférieur sont les lésions de Bankart (désinsertion capsulopériostée sans ou avec fracture du rebord antéro-inférieur de la glène) et les lésions décrites sous l'acronyme ALPSA (le bourrelet reste solidaire du périoste et cicatrise en position trop médiale). Chez les sujets jeunes (< 30 ans), on propose actuellement lors du premier épisode et dans les quinze jours maximum après le traumatisme un traitement arthroscopique (butée - Bankart ou capsulorraphie - Latarjet).

Références

- Simone Waldt et al.
  Anterior shoulder instability: accuracy of MR arthrography in the classification of anteroinferior labroligamentous injuries.
  Radiology 2005; 237: 578-583.
- Palmer W.E. et al.
  Anterior shoulder instability: diagnostic criteria determined from prospective analysis of 121 MR arthrograms.
  Radiology 1995 ; 197 : 819.

CAS 7

Sur la coupe axiale, quels sont les diagnostics anatomiques différentiels de la structure ronde en hyposignal ?
Quelle est la structure ronde en hyposignal située en avant dans l'articulation glénohumérale ?
Quel tendon est obligatoirement lésé et pourquoi ?
Quel traitement doit-on envisager ?

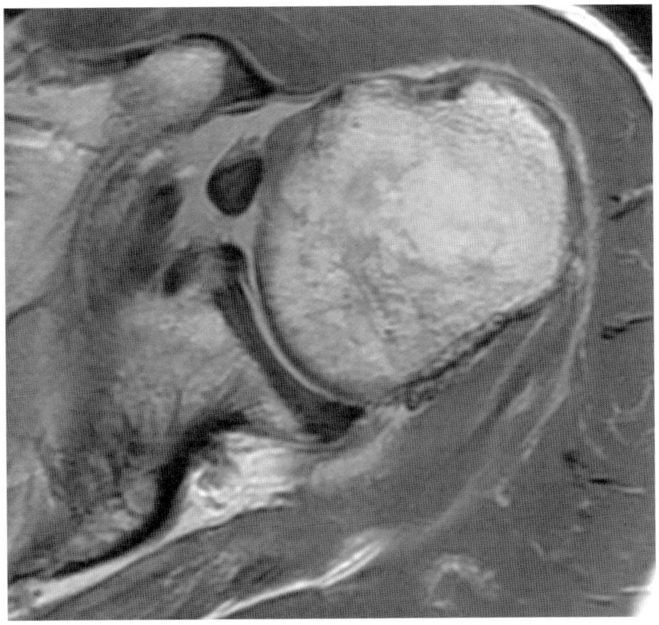

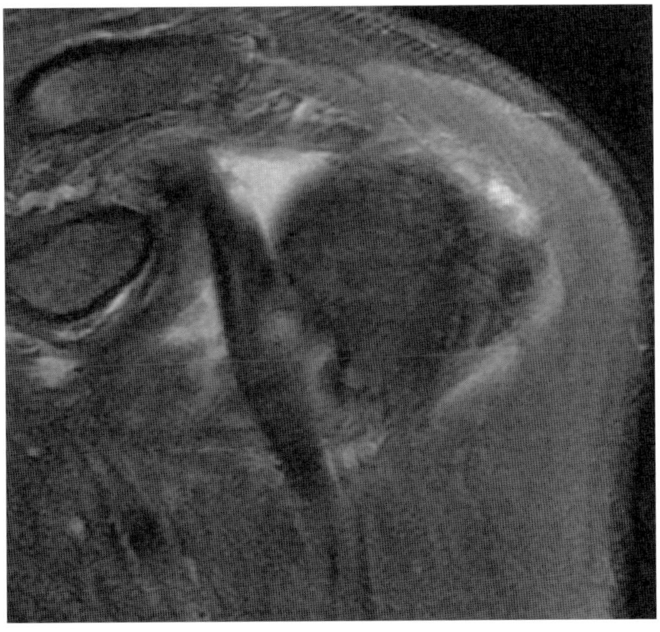

CAS 7 : LUXATION MÉDIALE DE LA LONGUE PORTION DU BICEPS DANS LE CADRE D'UNE RUPTURE DU TENDON DU SUBSCAPULARIS

A) Le tendon de la longue portion du biceps.
B) Le ligament gléno-huméral moyen (LGHM) en particulier lorsqu'il est épais dans le cadre d'une variation anatomique de type complexe de Buford : absence de bourrelet glénoïdien antéro-supérieur et ligament glénohuméral moyen épais “comme une corde”.
C) Il pourrait également s'agir d'un corps étranger ossifié intra-articulaire.

Il s'agit du tendon de la longue portion du biceps qui est luxée dans l'articulation glénohumérale. La coupe frontale permet d'affirmer qu'il s'agit de la longue portion du biceps. La gouttière intertubérositaire est vide. Il faut également regarder les coupes axiales successives pour déterminer le trajet anatomique de la structure visualisée. Le LGHM rejoint en bas la face profonde du subscapularis et le complexe capsulolabral antérieur.

Le tendon du subscapularis est rompu. En effet, il n'y a aucune fibre tendineuse insérée sur le trochin et le tendon du subscapularis est rétracté en avant du rebord antérieur de la glène. Le biceps ne peut être luxé dans l'articulation sans rupture du tendon du subscapularis ou au moins une désinsertion de la face profonde du tendon.

COMMENTAIRE

La longue portion du biceps (LPB) est maintenue dans la gouttière intertubérositaire par, de haut en bas :
- le ligament glénohuméral supérieur.
- le ligament coracohuméral qui présente un faisceau trochitérien et un faisceau trochinien.
- le tendon du subscapularis qui s'insère sur le trochin jusqu'à la berge médiale de la gouttière intertubérositaire et qui se prolonge au-dessus de la gouttière par le ligament annulaire transverse.

Les luxations de la LPB sont associées à une lésion de ses moyens de contention dans la gouttière intertubérositaire. Il peut s'agir d'une luxation en avant du tendon du subscapularis lors de lésion des fibres superficielles du tendon. Ce sont des lésions rares, associées à des lésions du ligament coaco-huméral. La luxation peut s'effectuer dans une fissuration intratendineuse aboutissant à une image “en chas d'aiguille”. Enfin, le plus souvent, il s'agit d'une luxation médiale associée à une rupture complète du subscapularis. Suivant l'extension de la rupture du subscapularis en hauteur, le tendon peut être seulement subluxé (il rejoint la gouttière intertubérositaire dans sa partie basse). La rupture du subscapularis peut être isolée (post-traumatique ou secondaire à un conflit sous-coracoïdien) ou s'intégrer dans une rupture étendue de la coiffe des rotateurs.

Le traitement varie : en cas de luxation antérieure ou interstitielle on propose une tenodèse de la longue portion du biceps avec une réinsertion du tendon du subscapularis ; en cas de rupture du subscapularis on propose une réinsertion, si la qualité des muscles et du tendon restant le permettent (très difficile sous arthroscopie).
Dans les conflits coracoïdo-huméraux on fait parfois une coracoïdoplastie.
S'il existe une rétraction et amyotrophie du subscapularis on fait un lambeau de grand pectoral.

RÉFÉRENCE

- Beall D.P. et al.
  Association of biceps tendon tears with rotator cuff abnormalities: degrees of correlation with tears of the anterior and superior portions of the rotator cuff.
  AJR 2003 ; 180 : 633-639.

PATHOLOGIE VISCÉRALE

C. HOEFFEL - H. DAHAN

CAS 1

Homme de 57 ans, opéré d'une amputation abdomino-périnéale (AAP) pour cancer du bas rectum trois ans auparavant. Un examen tomodensitométrique est demandé à la recherche d'une récidive.

1. Décrivez les images.
2. Quelles sont vos hypothèses diagnostiques et quel examen préconisez-vous pour préciser votre idée ?

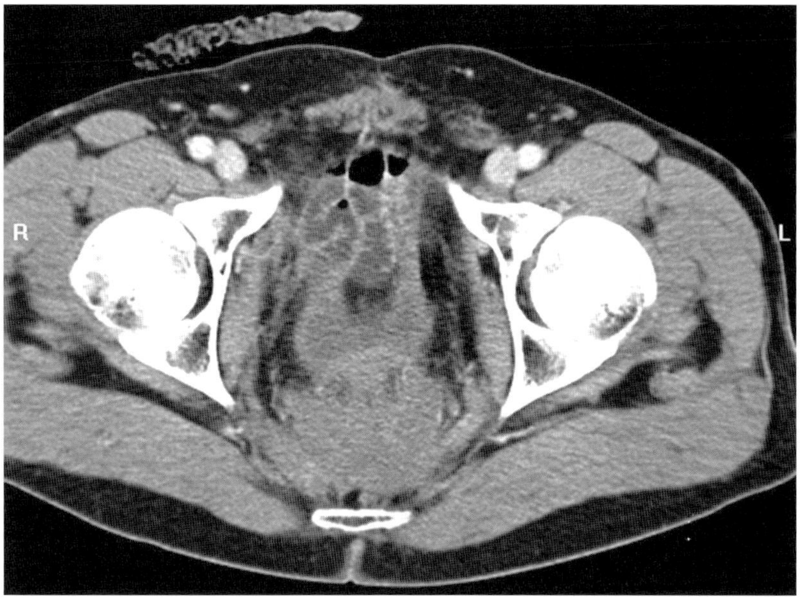

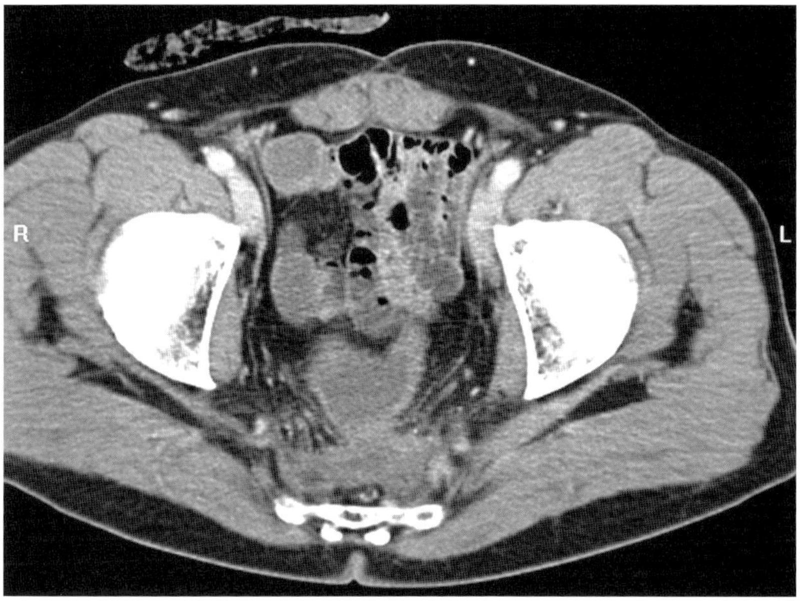

CAS 1 : ASPECT TOMODENSITOMÉTRIQUE POST-AMPUTATION ABDOMINO-PERINÉALE NORMAL

1. Il existe une masse hypodense d'allure tissulaire aux bords nets, rectilignes et plats en avant du sacrum. Elle devient plus globuleuse, arrondie, à contours flous en avant du coccyx, à hauteur de la vessie. Elle est symétrique, sans signe d'atteinte des organes de voisinage. La graisse présacrée est respectée.

2. Il s'agit vraisemblablement d'un aspect post-opératoire normal de fibrose présacrée.
L'aspect habituel de fibrose pré-rachidienne, souvent constatée après intervention sur le rectum se cumule à celui des vésicules séminales qui ont basculé en arrière à la suite de l'AAP, créant cette masse globuleuse pré-rachidienne à contours flous mais symétriques. L'IRM précise au mieux cet aspect et l'absence de récidive locale, en raison de son meilleur contraste tissulaire.

COMMENTAIRE

Après une AAP et en l'absence d'épiploopastie, la vessie bascule en arrière et se plaque en situation présacrée ou pré-coccygienne. Alors que la prostate reste fixe, les vésicules séminales chez l'homme, et l'utérus chez la femme, basculent également en arrière. Quand une épiplooplastie est réalisée, elle s'interpose entre le sacrum et la filière génitale. Des anses grêles peuvent également spontanément combler l'espace rectal resté vacant.
L'IRM est l'examen de choix pour l'évaluation de l'AAP, notamment tardive, à la recherche de récidive. Elle permet, outre l'évaluation de la fibrose présacrée, une meilleure différenciation des structures anatomiques déplacées que la TDM. La zone tissulaire cicatricielle fibreuse présacrée ou pré-coccygienne persiste très longtemps. Elle est d'aspect et d'épaisseur variables. Cette fibrose présente en général une concavité antérieure parallèle à la concavité sacrée, ses bords sont réguliers, symétriques, l'interface avec les tissus périphériques nets. Elle peut contenir du liquide.

RÉFÉRENCES

- Lee J.K. et al.
CT appearance of the pelvis after abdomino-perineal resection for rectal carcinoma.
Radiology 1981, 141 : 737-741.
- Hoeffel C. et al.
Anatomic and pathologic findings at external phased-array pelvic MRI following surgery for anorectal disease.
Radiographics 2006, sous presse.

CAS 2

Homme de 55 ans, opéré deux ans et demi auparavant d'un adénocarcinome du bas rectum avec résection de la partie supérieure du sphincter interne. Une lésion indurée est perçue au toucher rectal.
Une IRM est demandée. Quel est votre diagnostic ?

1. Décrivez les images.
2. Quels types d'anastomose et de chirurgie ont été réalisés ?

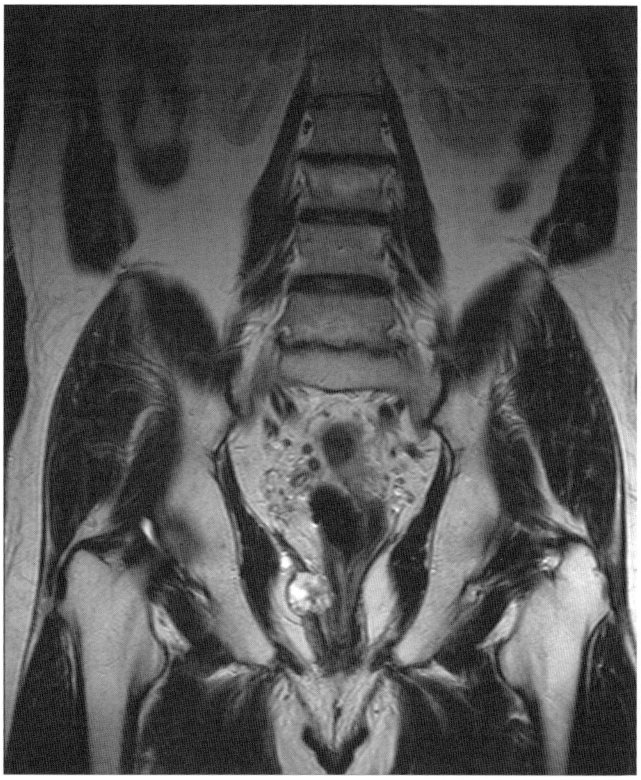

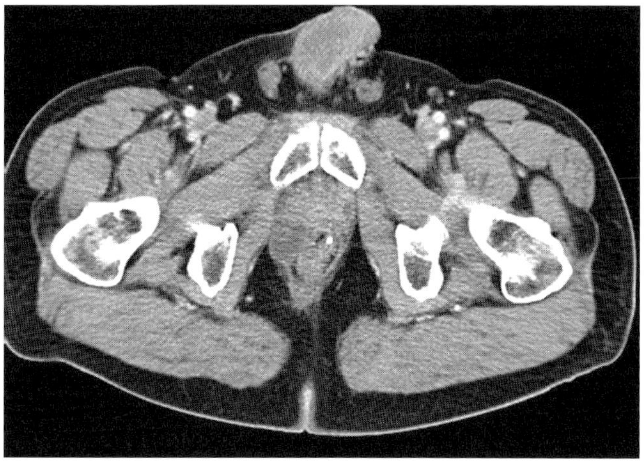

CAS 2 : RÉCIDIVE D'ADÉNOCARCINOME MUCINEUX RECTAL

1. Il existe deux nodules en hypersignal T2 franc, l'un de très petite taille, homogène, de la fosse ischio-anale droite, venant au contact du releveur de l'anus droit, l'autre plus hétérogène, d'environ 2 cm, antéro-latéral droit par rapport à l'anastomose colo-anale, à la partie supérieure du muscle pubo-rectal droit. Le diagnostic évoqué est celui de récidive d'adénocarcinome mucineux, compte tenu de l'hypersignal et de l'aspect multiloculé des nodules.

2. Une anastomose colo-anale a été réalisée (clip en dessous de la jonction anorectale en TDM et notion d'exérèse de la partie supérieure du sphincter interne) avec réservoir colique.

En effet, sur la coupe coronale pondérée T2, on visualise deux jambages coliques séparés dans le pelvis témoignant de la présence d'un réservoir colique.

COMMENTAIRE

Les adénocarcinomes rectaux mucineux ont pour particularité, compte tenu de leur composante en mucine extracellulaire, de présenter un hypersignal en périphérie et parfois au centre de façon hétérogène. Leur pronostic est beaucoup moins bon que celui des adénocarcinomes classiques, avec un envahissement fréquent des organes de voisinage et un taux de récidive locale élevé.

La constatation postopératoire de simples nodules de mucus sans hétérogénéité et/ou prise de contraste est à considérer *a priori* comme une récidive. En effet, l'interprétation de flaques de mucus sans cellules épithéliales tumorales à l'anapath reste discutée (reliquat purement colloïde ou récidive).

Le rétablissement de la continuité digestive en cas d'exérèse d'une tumeur du bas rectum se fait en général par une anastomose colo-anale. De façon relativement récente, un réservoir colique créé à partir du côlon sigmoïde ou iliaque est confectionné audessus de l'anastomose pour améliorer la continence et la fonction réservoir de l'ampoule rectale. Le côlon est replié sur lui-même pour former un U dont les jambages sont suturés entre eux. Au niveau du cul-de-sac du réservoir, un bout de côlon replié, de taille variable n'est pas complètement incorporé dans le réservoir, créant une anse borgne.

RÉFÉRENCES

- Hussain S.M. et al.
  Mucinous versus non mucinous rectal carcinomas: differentiation with MR imaging.
  Radiology 1999 ; 213 : 79-85.
- Hoeffel C. et al.
  Anatomic and pathologic findings at external phased-array pelvic MRI following surgery for anorectal disease.
  Radiographics 2006, sous presse.

CAS 3

Femme de 55 ans, opérée d'une cholécystectomie sous cœlioscopie pour colique hépatique. L'échographie préopératoire ne décrivait pas d'anomalie de calibre des canaux biliaires ou cystique.
Une cholangio-IRM est réalisée sept semaines après l'intervention, avant hépatectomie du lit vésiculaire complémentaire en raison de la découverte sur la pièce anatomopathologique de résection vésiculaire d'un petit carcinome indifférencié à cellules mucipares.

1. Quelle est la complication postopératoire observée sur la bili-IRM ?
2. Quelle variante anatomique pancréatique observez-vous ?

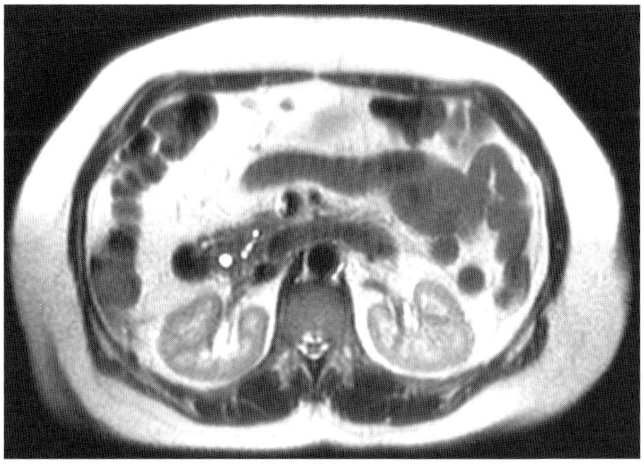

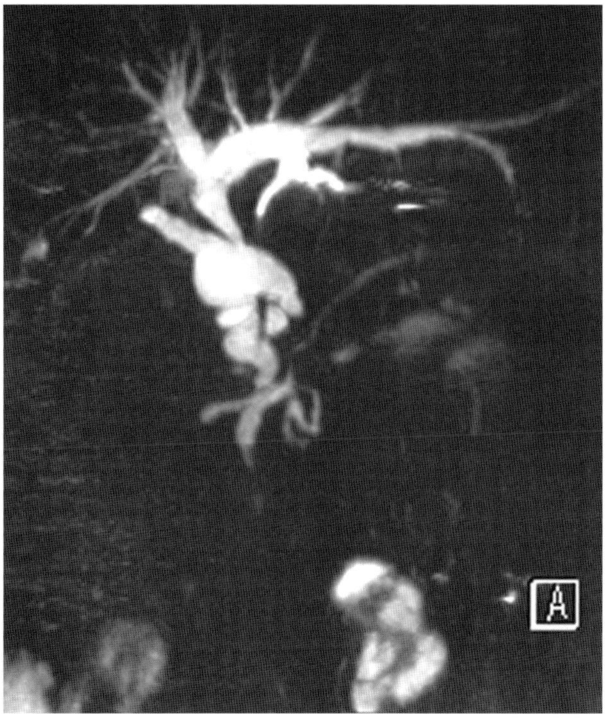

CAS 3 : MUCOCÈLE POST-CHOLECYSTECTOMIE ET PANCRÉAS DIVISUM

1. Il existe une dilatation de forme complexe, tortueuse, sinueuse d'un canal qui semble s'aboucher à la partie terminale de la voie biliaire principale. La voie biliaire principale est masquée par cette dilatation et paraît, de même que les voies biliaires intrahépatiques, modérément dilatée.
   L'hypothèse la plus vraisemblable compte tenu, en outre de l'absence d'anomalie des voies biliaires préopératoires, est celle d'une dilatation du moignon cystique ou mucocèle postopératoire. Le moignon est long et vient s'insérer bas sur la voie biliaire principale, non loin de son abouchement dans la papille.

2. Il existe une anomalie de type pancréas divisum avec un canal dorsal venant s'aboucher dans la voie biliaire principale et un canal pancréatique antérieur principal qui se draine plus haut dans le duodénum.

COMMENTAIRE

La mucocèle est une complication assez rare et surtout très peu décrite de la chirurgie biliaire et consiste en une distension du moignon cystique par du mucus sécrété par la muqueuse canalaire.

Ellel peut se compliquer d'une compression de la voie biliaire principale, comme c'était sans doute le cas dans l'observation rapportée (pas de carcinose du lit vésiculaire ou péricholédocienne à la réintervention avec un canal cystique remontant jusque dans le lit vésiculaire).

RÉFÉRENCES

- Zajko A.B. et al.
  Mucocele of the cystic duct remnant in eight liver transplant recipients: findings at cholangiography, CT and US.
  Radiology 1999; 177: 691-693.
- Fulcher A.S. et al.
  MR pancreatography: a useful tool for evaluating pancreatic disorders.
  Radiographics 1999: 19; 5-20.

CAS 4

Patiente de 57 ans hospitalisée pour douleurs fébriles de la fosse iliaque gauche. Une échographie pelvienne réalisée montre une image kystique tubulée latéro-utérine gauche associée à une masse tissulaire hypoéchogène atténuant partiellement les ultrasons, développée sur l'ovaire gauche. Une IRM pelvienne est réalisée dans le cadre du bilan étiologique.

1. Décrivez les anomalies en insistant sur leur signal spontané.
2. Compte tenu de l'âge de la patiente, quel diagnostic proposez-vous ?
3. Quels sont les principaux diagnostics différentiels ?

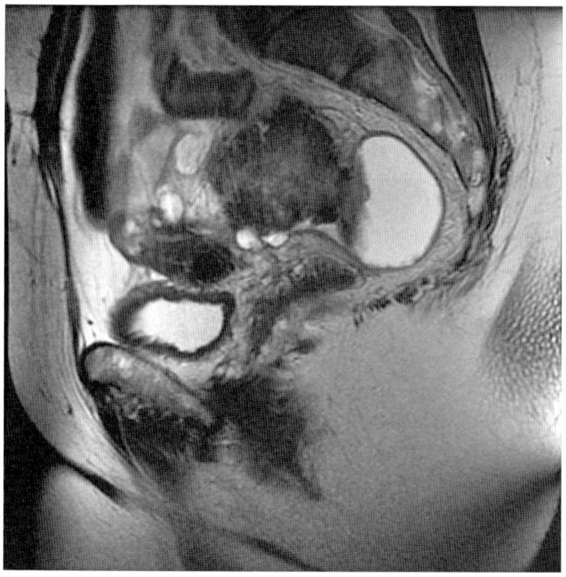

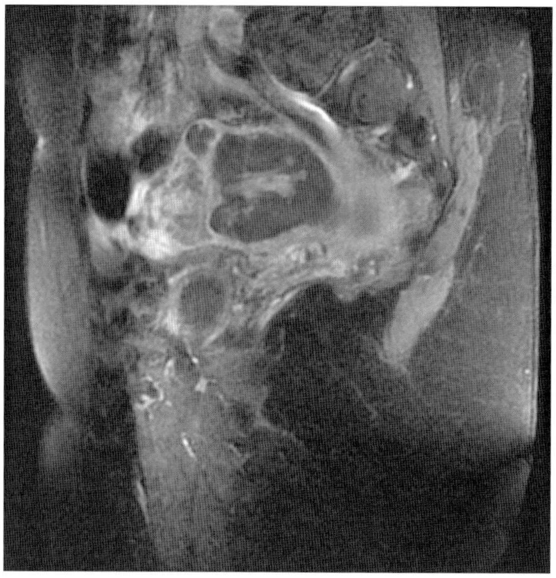

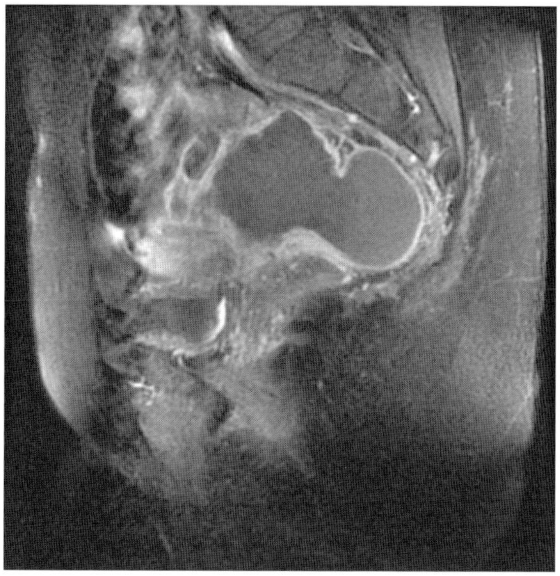

CAS 4 : FIBROTHÉCOME OVARIEN ASSOCIÉ À UN PYOSALPINX

1.

- Formation liquidienne tubulée, latéro-utérine gauche, de signal liquidien pur (franc hypersignal T2, hyposignal T1), homogène, limitée par une paroi épaisse régulière, se rehaussant après injection de gadolinium.
- Masse tissulaire développée sur l'ovaire gauche et au contact de la formation liquidienne, bien limitée, de contours lobulés, apparaissant en franc hyposignal T2 avec une composante centrale en discret hypersignal T2. Elle présente un rehaussement progressif central après injection intraveineuse de gadolinium.
- Noter l'augmentation de volume de l'ovaire gauche d'aspect polykystique qui se rehausse intensément après injection de gadolinium traduisant une ovarite associée.

2. Fibrothécome ovarien associé à un pyosalpinx ou abcès tubo-ovarien.

3.

- Gamme des tumeurs ovariennes avec composante fibreuse en hyposignal T2 : tumeur de Brenner, cystadénofibrome, fibrome.
- Léiomyome utérin pédiculé.

COMMENTAIRE

Le fibrothécome appartient avec le fibrome aux tumeurs du groupe fibrothécal, tumeurs bénignes dérivant du stroma conjonctif ovarien. C'est la tumeur solide primitive de l'ovaire la plus fréquente, représentant 2-4 % de l'ensemble des tumeurs ovariennes et 50 % des tumeurs issues du stroma ovarien.

Histologiquement, le fibrothécome est composé de l'entrecroisement de cellules fusiformes produisant des fibres de collagène et de cellules thécales riches en graisse intracellulaire ayant une activité œstrogénique.

Cette tumeur est le plus souvent asymptomatique, découverte fortuitement à l'échographie chez la femme d'âge moyen (péri ou post-ménopause) associée ou non à une hyperplasie de l'endomètre.

L'aspect échographique est variable bien qu'il s'agisse le plus souvent d'une masse hypoéchogène homogène bien limitée, atténuant partiellement les ultrasons.

En TDM, le fibrothécome est homogène, de densité tissulaire se rehaussant tardivement après injection de produit de contraste. Des calcifications amorphes sont parfois visibles.

En IRM, le fibrothécome est une tumeur solide, à limites nettes, de signal intermédiaire en T1 et ayant comme principale caractéristique une forte composante en hyposignal T2 (critère de bénignité). Des foyers de dégénérescence kystique en franc hypersignal T2 sont parfois visibles ainsi que des plages d'œdème en discret hypersignal T2.

Le fibrome utérin pédiculé représente le principal diagnostic différentiel extra-ovarien, diagnostic évoqué lorsque des structures vasculaires avec "flow void" en IRM sont visibles entre l'utérus et la tumeur.

RÉFÉRENCES

- Rouanet J.P. et al.
  L'imagerie des tumeurs bénignes de l'ovaire.
  J Radiol 2000, 81 : 1823-1830.
- Jung S.E. et al.
  CT and MR imaging of ovarian tumors with emphasis on differential diagnosis.
  RadioGraphics 2002: 22: 1305-1325.

CAS 5

Patiente de 74 ans explorée à l'échographie, dans le cadre du bilan de métrorragies abondantes. L'échographie révèle un épaississement de l'endomètre associé à une masse pelvienne d'échostructure mixte. Une IRM pelvienne est réalisée dans le cadre du bilan étiologique.

1. Décrivez les principales caractéristiques de la masse pelvienne.
2. Décrivez les anomalies utérines associées
3. Comment expliquez-vous les métrorragies ?
4. Qu'en déduisez-vous quant au diagnostic de la masse pelvienne ?
5. Rappelez les principaux critères de malignité d'une tumeur ovarienne.

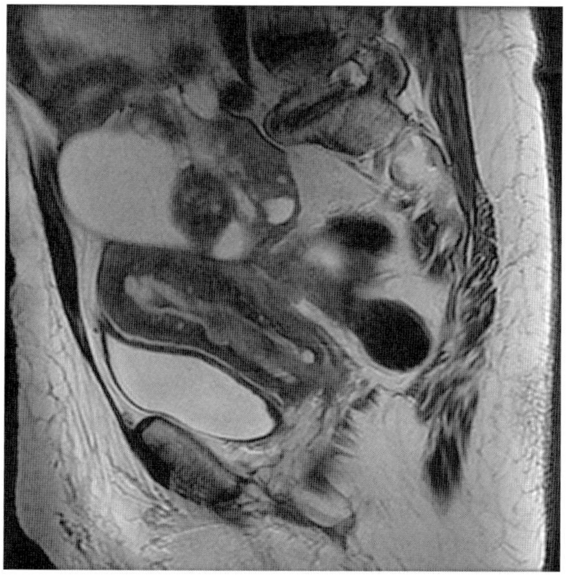

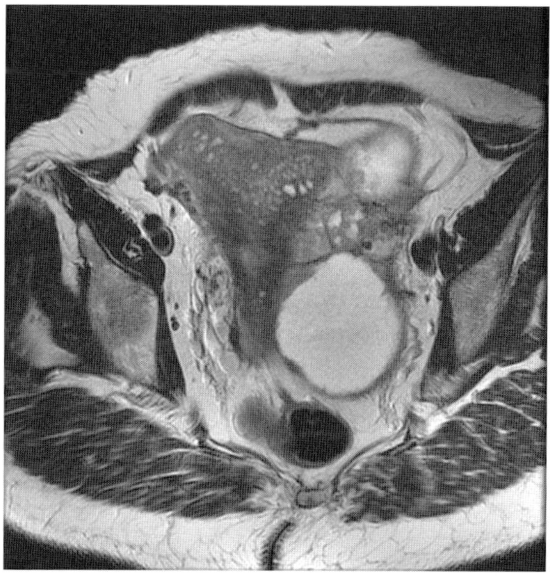

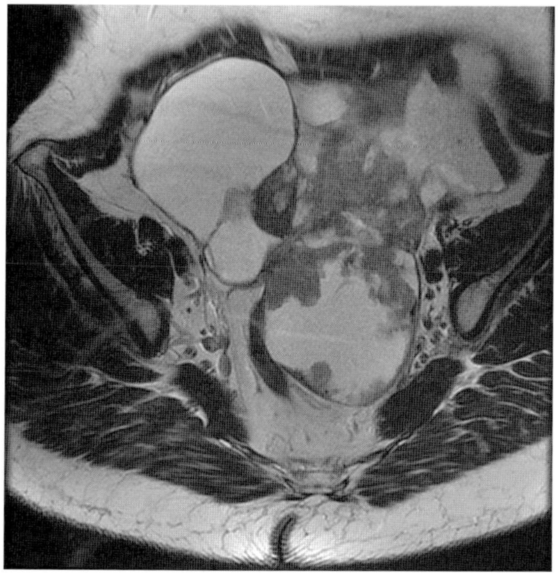

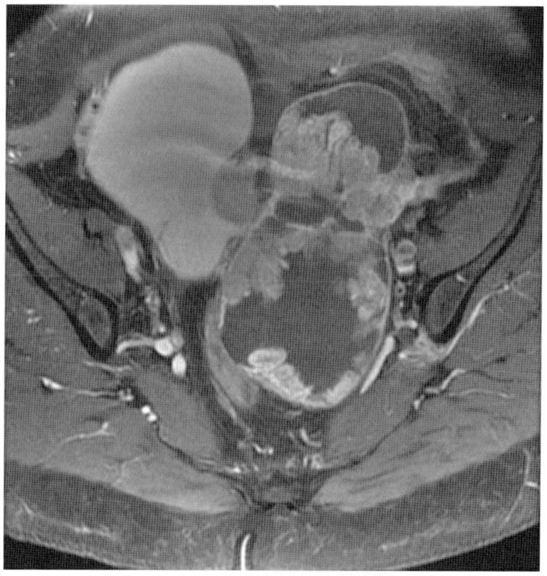

CAS 5 : CARCINOME ENDOMÉTRIOIDE DE L'OVAIRE

1.
- Grande taille
- Développée dans le cul-de-sac récto-utérin
- Effet de masse sur la vessie, l'utérus et la jonction recto-sigmoïdienne
- Composante kystique multiloculaire, certains locules ayant un signal liquidien pur (hypo T1, hyper T2), d'autres locules ayant un signal liquidien impur (hyper T1, et T2),
- Composante solide constituée de végétations et de masses endokystiques, de signal intermédiaire en T1, en discret hypersignal T2, se rehaussant intensément après injection de gadolinium
- Extension péritonéale se traduisant par des végétations exokystiques et des nodules péritonéaux en fosse iliaque gauche.

2.
- Hématométrie en hyposignal T2
- Epaississement diffus de l'endomètre se rehaussant intensément après injection de gadolinium
- Adénomyose floride (épaississement diffus de la zone jonctionnelle, multiples spots sous endométriaux en hypersignal T2)

3. Hypersécrétion œstrogénique d'origine tumorale ayant une action sur l'endomètre et l'adénomyose.

4. Carcinome endométrioïde de l'ovaire

5.
- Composante solide prédominante.
- Paroi kystique épaisse > 3 mm
- Septas épais > 3 mm
- Végétations/nodules endokystiques
- Nécrose
- Signes d'extension extra-ovarienne (ganglions, péritoine)

COMMENTAIRE

Le carcinome endométrioïde de l'ovaire appartient au groupe des tumeurs épithéliales malignes de l'ovaire. C'est une tumeur rare, fréquemment associée à l'endométriose (25 % des cas) comme le carcinome à cellules claires.
Il est associé dans 15 à 30 % des cas à une hyperplasie ou un cancer de l'endomètre (hypersécrétion œstrogénique).

En IRM, la tumeur présente une composante kystique de signal variable et une composante solide à type de végétations endokystiques fortement rehaussées après injection intraveineuse de gadolinium.

Les autres tumeurs ovariennes qui sont responsables d'une hypersécrétion œstrogénique sont la tumeur à cellules de la granulosa et plus rarement le fibrothécome, tumeurs solides présentant parfois des foyers de dégénérescence kystique sans végétations.

RÉFÉRENCES

• Imaoka I et al.
Developing an MR imaging strategy for diagnosis of ovarian masses.
RadioGraphics 2006 ; 26 : 1431-1448.

CAS 6

Patiente de 73 ans, consulte pour des troubles mictionnels d'aggravation progressive à type de dysurie et de mictions impérieuses. Une IRM pelvienne avec étude dynamique de la statique pelvienne est réalisée (fig. 6a, 6b).

Patiente de 65 ans, consulte pour une constipation chronique associée à un ténesme et à des épisodes d'incontinence fécale. Une IRM pelvienne avec étude dynamique de la statique pelvienne est réalisée (fig. 6c, 6d).

1. Quels repères anatomiques doivent être précisés avant l'interprétation de ce type d'examen ?
2. Décrivez les anomalies et préciser les différents diagnostics.
3. Quelles structures anatomiques doivent être systématiquement analysées ? Que doit-on rechercher ?

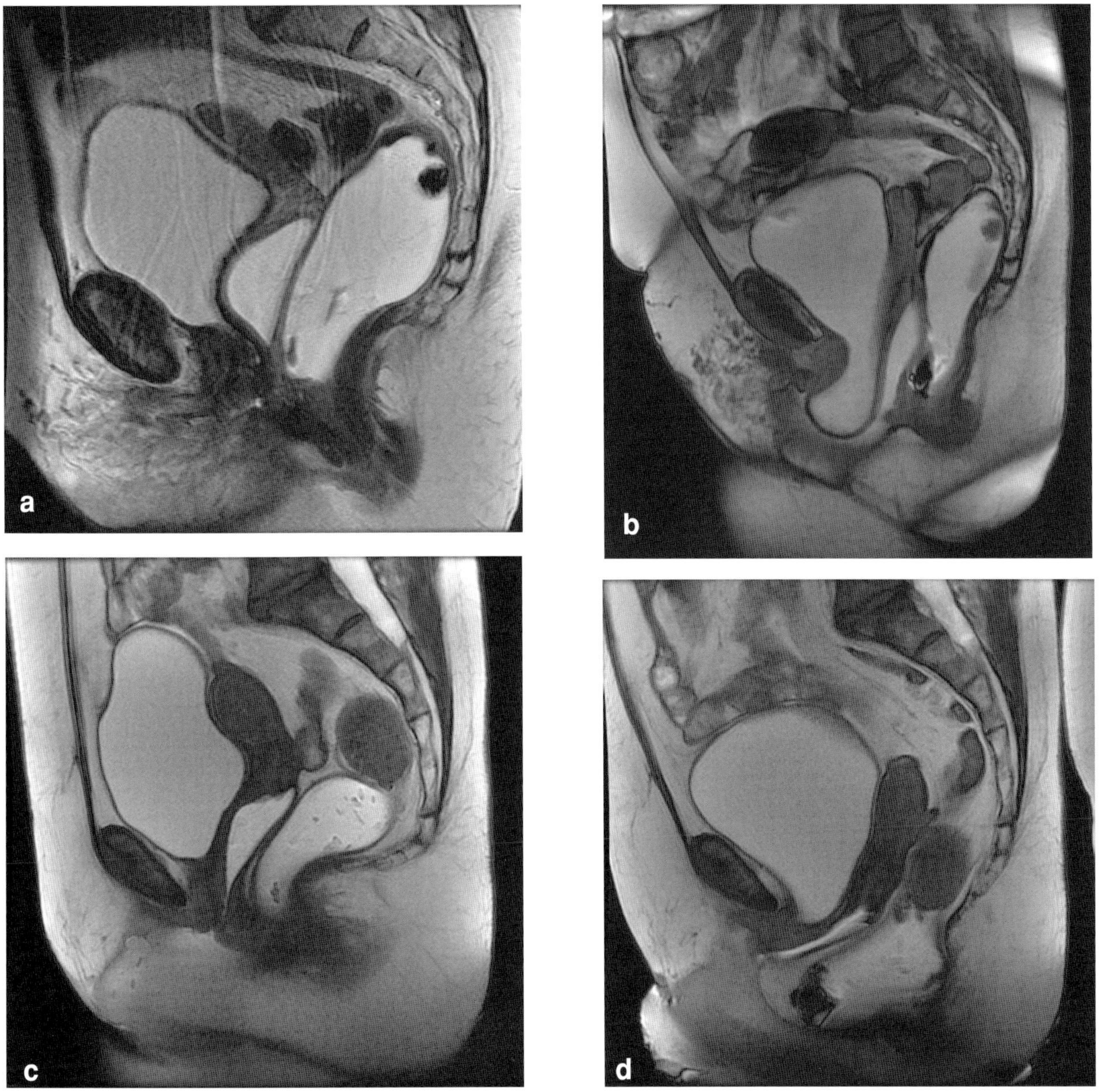

CAS 6 : TROUBLES DE LA STATIQUE PELVIENNE

1.

- *Ligne pubo-coccygienne inférieure* tracée entre le bord inférieur de la symphyse pubienne et l'articulation sacro-coccygienne ou la jonction C2-C3.
- *Jonction anorectale* (intersection entre la tangente à la paroi postérieure du bas rectum et l'axe du canal anal) avec détermination de l'angle anorectal (75-113°).
- *Col vésical ou jonction uréthro vésicale* avec étude de l'angle uréthro vésical postérieur
- *Apex ou cap vaginal* (sommet du cul-de-sac vaginal postérieur)
- *Col utérin*
- *Cul-de-sac de Douglas*

La position de ces différents repères est étudiée (au repos, en retenue, en poussée croissante et répétée, lors de la défécation) par rapport à la ligne pubo-coccygienne inférieure.

2.

Figures 6a, 6b

- Au repos : pas de ptose viscérale
- En poussée :
  * discrète rectoptose (périnée descendant)
  * colpocèle antérieure (bombement vers la vulve de la paroi vaginale antérieure)
  * cystocèle (bombement et descente de la paroi vésicale postérieure)
  * hypermobilité urétrale (horizontalisation de l'urètre)

Figures 6c, 6d

- Au repos : pas de ptose viscérale
- En poussée :
  * ébauche de cystocèle
  * discrète hystéroptose
  * colpocèle postérieure
  * périnée descendant associé à une importante rectocèle antérieure (protrusion de la paroi rectale antérieure en avant de l'axe du canal anal) avec rétention intrarectale du gel
  * entérocèle dans l'espace rectovaginal (descente du Douglas habité par une anse grêle).

3. Etude morphologique et du comportement dynamique des muscles du plancher pelvien (muscles puborectal et élévateur de l'anus).
Au repos, il faut rechercher une amyotrophie, une involution graisseuse souvent asymétrique, une rupture partielle.
En poussée, il faut rechercher une ballonnisation des muscles puborectaux, une concavité anormale des muscles élévateurs de l'anus avec augmentation de la surface du hiatus lévatorien.

COMMENTAIRE

La déféco-IRM est devenue un examen de référence, non invasif, dans le bilan des troubles de la statique pelvienne liés à l'altération des éléments de suspension et de soutènement du plancher pelvien. Elle offre une excellente résolution en contraste, montrant les rapports des différents compartiments (urinaire, génital, digestif), leur contenu et les structures musculaires adjacentes.
Sur le plan technique, pour sensibiliser l'examen et améliorer la visualisation des différents repères, le vagin est balisé par du gel d'échographie, l'ampoule rectale est opacifiée par 150 ml de gel d'échographie, la vessie est en semi-réplétion.
L'étude morphologique repose sur la réalisation de séquences en pondération T2 (FSE ou TSE) dans les trois plans de l'espace.
L'étude dynamique repose sur la réalisation de coupes sagittales médianes et paramédianes en mode ciné utilisant des séquences en écho de gradient rapide de type Fiesta multiphase ou Truefisp, complétées par des coupes axiales et/ou coronales, au repos, en retenue pour apprécier la compétence musculaire et en poussée croissante jusqu'à la défécation.

RÉFÉRENCES

- Hetzer F.H. et al.
  MR defecography in patients with fecal incontinence: imaging findings and their effect on surgical management.
  Radiology 2006 ; 240 : 449-457.
- Roos J.E. et al.
  Experience of 4 years with open MR defecography: pictorial review of anorectal anatomy and disease.
  RadioGraphics 2002 ; 22 : 817-832.

BIBLIOGRAPHIE

L. ARRIVE

VASCULAIRE

Rao Q.A., Newhouse J.H. Risk of nephropathy after intravenous administration of contrast material: a critical literature analysis. Radiology 2006 ; 239.

Selon moi, s'il n'y a qu'un article à lire dans le domaine radiologique cette année, c'est cet article. Cet article est extrêmement stimulant. En effet, il n'a pas d'autre propos que de remettre en cause le dogme unanimement accepté du risque rénal de l'injection de produit de contraste iodé.
Les auteurs de cet article reprennent l'historique de ces assertions. Ils montrent ainsi qu'il y a eu au départ quelques cas cliniques d'accidents type insuffisance rénale chez des malades après injection intraveineuse de produit de contraste. L'ensemble des cas rapportés concernait au départ des malades porteurs de myélome multiple.
Ensuite, ils analysent l'ensemble de la littérature. Ils montrent que sur les 3 081 publications analysées, seulement 40 se rapportaient spécifiquement à l'injection intraveineuse d'un produit de contraste iodé et sur ces 40 publications, seulement 2 avaient un groupe contrôle, c'est-à-dire un groupe de malades chez lesquels on n'avait pas injecté de produit de contraste.
Ainsi, ces deux études contrôlées, mais non randomisées, ne montraient pas de différence significative et ne permettaient donc en aucun cas d'alléguer la responsabilité de l'injection de produit de contraste dans la survenue d'une insuffisance rénale. Evidemment, les auteurs insistent sur les célèbres "confounding factors", ces fameux facteurs de confusion qui font que, si l'on ne réalise pas une étude de bonne qualité, et bien on peut attribuer l'aggravation d'une fonction rénale à l'injection du produit de contraste alors qu'elle est simplement due au fait que le malade qui a eu une injection de produit de contraste est un malade qui a présenté une maladie ou une aggravation de sa maladie. Quelqu'un de bien-portant n'a pas de scanner avec injection de produit de contraste.
Ainsi, cet article ne nous dit pas : "les produits de contraste n'ont aucun effet sur la fonction rénale", il nous dit simplement que d'un point de vue scientifique cette responsabilité n'a jamais été établie et qu'elle est colportée sur des bases scientifiquement peu crédibles.
C'est exactement ce sur quoi repose ce qu'on appelle l'"evidence-based medicine", c'est-à-dire la médecine fondée sur les niveaux de preuve.
Je recommande avec la plus grande chaleur la lecture de cet article extraordinairement stimulant.

Adam D.J. *et al.* Bypass versus angioplasty in severe ischaemia of the leg (BASIL): multicentre, randomised controlled trial. Lancet 2005, Dec 3 ; 366 (9501): 1925-1934.

Là encore, on aborde des questions médicales importantes pour lesquelles on ne dispose guère d'études de qualité.
Les auteurs ont donc voulu comparer par une étude randomisée bien menée l'angioplastie percutanée et la chirurgie chez des malades présentant une ischémie grave des membres inférieurs.
Il s'agissait d'une étude multicentrique ayant concerné environ 500 patients. Les résultats mon-

trent que la chirurgie présente plus de complications précoces, mais qu'au long terme ses résultats sont meilleurs que ceux de l'angioplastie percutanée.
Cet article incite donc à proposer aux malades des thérapeutiques différentes en fonction de leur pronostic. Lorsque le pronostic à court est altéré par une co-morbidité importante, il est vraisemblablement plus raisonnable de leur proposer une angioplastie percutanée. Au contraire, lorsqu'une survie prolongée peut être espérée, il est vraisemblable qu'il faille proposer à ces malades un pontage chirurgical.

Stein P.D. *et al.* Multidetector computed tomography for the diagnosis of coronary artery disease: a systematic review. JAMA 2006; 119 : 203-216.

En 2001, le nombre de coronarographies à visée diagnostique a été estimé à environ 1.8 million aux Etats-Unis, le challenge à l'heure actuelle est de savoir si l'on peut remplacer ces coronarographies diagnostiques par un scanner multibarrettes.
Il s'agit donc d'une volumineuse revue des données publiées dans la littérature internationale qui inclut donc des résultats obtenus avec des scanners 4, 16 et 64 barrettes.
Ainsi, la sensibilité moyenne dans la détection des sténoses coronaires jugées significatives est de 95 % avec 4 ou 16 barrettes et de 100 % avec 64 barrettes.
Les valeurs correspondantes de la spécificité sont de 84 % avec 4 ou 16 barrettes et 100 % avec 64 barrettes.
Tous les segments coronaires sont jugés évaluables dans 100 % des cas avec 64 barrettes.
Ces résultats soulignent donc le potentiel très important du scanner multibarrettes surtout lorsqu'on se sert de scanner 64 barrettes.
Ces scanners 64 barrettes devraient progressivement remplacer la coronarographie diagnostique qui ne devrait plus être pratiquée que lorsqu'il existe une importante probabilité *a priori* qu'elle soit suivie d'un geste de dilatation.

C. LACOMBE

THORAX

Revel M.P. *et al.* Software volumetric evaluation of doubling time for differentiting benign versus malignant pulmonary nodules. AJR 2006; 187: 135-142.

Le but
Le but des auteurs était d'évaluer l'intérêt d'un logiciel de calcul du temps de doublement de nodules pulmonaires pour la différenciation des nodules pulmonaires malins et bénins.

Matériels et méthodes
Un logiciel de mesure volumique de nodules pulmonaires a été utilisé rétrospectivement pour calculer le temps de doublement de 63 nodules non calcifiés inférieurs à 2 cm en comparant leur volume de base à celui obtenu lors du scanner de contrôle, réalisé en moyenne 3,7 mois plus tard. Un diagnostic final histologique a été obtenu pour chacun des nodules. Les auteurs ont cherché à évaluer s'ils pouvaient distinguer les nodules pulmonaires malins des nodules pulmonaires bénins en prenant un temps de doublement de 500 jours comme temps de doublement maximum pour une lésion maligne.

Résultats
Parmi les 63 nodules, 52 étaient bénins, et 11 malins. Les nodules bénins avaient un temps de doublement moyen de 947 jours et une variation relative moyenne de leur volume de – 4,4 % (écart-types de – 50 % à + 38 %). Les nodules malins avaient un temps de doublement moyen de 117 jours et une variation relative moyenne de leur volume de 102 % (écart-types de 22 à 462 %). Les sensibilités, spécificités, valeurs prédictives négative et positive pour le diagnostic de malignité du logiciel de volumétrie étaient respectivement de 91 %, 90 %, 98 %, et 67 %.

Conclusion
Un temps de doublement calculé par le logiciel de volumétrie supérieur à 500 jours a une valeur prédictive négative de 98 % pour le diagnostic de nodule pulmonaire tissulaire malin. Cette méthode peut donc être très utile pour le diagnostic de malignité des nodules pulmonaires suivis en scanner

Souza C.A. *et al.* Idiopathic interstitial pneumonias: prevalence of mediastinal lymph node elargement in 206 patients. AJR 2006; 186: 995-999.

Le but

Le but de cette étude est de déterminer la prévalence des adénopathies médiastinales dans les différentes pneumopathies interstitielles idiopathiques.

Matériel et méthodes

206 patients issus de 3 centres médicaux différents, porteurs d'une pneumopathie interstitielle idiopathique (PII) prouvée histologiquement ont été inclus. Les 206 PII se décomposaient en 136 fibroses pulmonaires idiopathiques, 47 pneumonies interstitielles non spécifiques (NSIP), 16 pneumopathies organisées cryptogéniques (COP, dont l'ancienne dénomination est la bronchiolite oblitérante avec pneumopathie en voie d'organisation ou BOOP), 5 bronchiolites respiratoires avec maladie interstitielle pulmonaire (RB-ILD) et 2 pneumonies interstitielles desquamatives (DIP). Les scanners en haute résolution ont été revus rétrospectivement à la recherche d'adénopathies médiastinales (ganglion dont le plus petit axe est supérieur à 10 mm), et pour l'évaluation du type d'anomalie parenchymateuse et de l'extension de la maladie.

Résultats

Des adénopathies médiastinales ont été retrouvées chez 139 (67 %) des 206 patients, 66 % des fibroses pulmonaires idiopathiques, 81 % des NSIP, 38 % des COP et 71 % des RB-ILD ou DIP. La présence d'adénopathies médiastinales était significativement moins fréquente dans les COP que dans les autres PII (p = 0,04).
Il n'y avait pas de différence significative quant à la présence ou non d'adénopathies médiastinales chez les patients porteurs d'images de verre dépoli prédominant (témoignant habituellement de la phase active de la maladie) plutôt que chez les patients porteurs d'images réticulées prédominantes. Il n'existait de corrélation positive entre l'extension de la maladie et la présence d'adénopathies médiastinales que chez les patients porteurs d'une NSIP.

Conclusion

La présence d'adénopathies médiastinales est habituelle dans les pneumopathies interstitielles idiopathiques. Elles sont un peu plus fréquentes dans les COP, mais n'ont pas vraiment de valeur diagnostique dans le diagnostic différentiel entre les différentes PII. Chez les patients porteurs d'une fibrose pulmonaire idiopathique, la présence d'adénopathies médiastinales ne peut être corrélée au degré d'extension de la maladie ou au type d'image prédominant.

L. MONNIER-CHOLLEY

THORAX

Kluge A. *et al.* Acute pulmonary embolism to the subsegmental level: diagnostic accuracy of three MRI techniques compared with 16-MDCT. AJR 2006; 187: W7-W14.

But

Le but de cet article était d'évaluer trois techniques d'IRM individuellement et en combinaison dans le diagnostic d'embolie pulmonaire et de les comparer au scanner 16 barrettes.
Les auteurs ont évalué la robustesse et le temps des différentes séquences d'IRM, l'avantage d'une approche multiséquentielle sur une approche séquentielle unique et enfin la performance de l'IRM pour le diagnostic de l'embolie pulmonaire sous-segmentaire.

Matériel et méthodes

62 patients ayant des symptômes d'embolie pulmonaire ont été évalués en scanner et en IRM. Le protocole ne différenciait pas les patients ayant une probabilité faible et une forte probabilité.
Les critères d'inclusion étaient des contre-indications au scanner (réaction au produit de contraste, taux de créatininémie élevé) et contre-indications à l'IRM habituelles, ainsi que les patients instables.
Le scanner et l'IRM étaient réalisés dans les 24 heures, le délai entre le scanner et l'IRM ne dépassant pas 1 heure. Le scanner était un scanner 16 barrettes comprenant des coupes millimétriques et 80 ml de produit de contraste injecté à 4 ml/sec. L'IRM était réalisée à l'aide d'une IRM 1.5 Tesla.

Trois types de séquences étaient réalisés :

- Des séquences d'IRM en temps réel à l'aide de séquences d'imagerie rapide, balayaient le thorax en coupes axiales, coronales et sagittales. Cette séquence était réalisée sans injection de produit de contraste et sans gating cardiaque ou respiratoire.
- Une séquence de perfusion était réalisée à l'aide d'une séquence FLASH 3D répétée 25 fois, permettant de visualiser le premier passage du bolus de produit de contraste. Cette séquence était réalisée avec une apnée la plus longue possible, puis une respiration libre.
- Enfin, une séquence d'angiographie-IRM était réalisée à l'aide d'une séquence FLASH 3D. Pour 45 patients, une ARM veineuse était également réalisée.

La lecture des scanners et des IRM était réalisée par examens et non par patients pour éviter le biais de reconnaissance. Les examens étaient relus par deux radiologues qui n'avaient pas connaissance des données cliniques et les discordances étaient revues par consensus.

Le scanner était pris comme examen de référence. Le diagnostic d'embolie pulmonaire a été posé chez 19 patients au scanner (90 embolies pulmonaires lobaires, 245 segmentaires et 434 sous-segmentaires). Les séquences d'IRM rapides et d'angio-IRM étaient hautement spécifiques pour le diagnostic d'embolie pulmonaire (98 et 100 % respectivement), leur sensibilité était de 89 et 77 % respectivement.

A l'inverse, l'IRM de perfusion était très sensible (100 %) et avait une spécificité moindre de 91 %.

Les trois méthodes combinées permettaient un diagnostic d'embolie pulmonaire avec une sensibilité de 100 % et une spécificité de 93 %.

Le diagnostic d'embolie pulmonaire sous-segmentaire était possible avec l'IRM de perfusion avec une sensibilité de 93 % alors que la sensibilité de l'angio-IRM pour les embolies sous-segmentaires n'était que de 55 %.

En ce qui concerne les incidentalomes, 8/9 étaient visibles en IRM, un cas d'emphysème qui avait été vu au scanner n'a pas été diagnostiqué en IRM.

Le temps moyen de l'examen IRM était d'environ 10 minutes.

Conclusion

Il s'avère que le protocole de séquences d'IRM combinées est une technique fiable pour le diagnostic d'embolie pulmonaire comparé au scanner 16 barrettes.

Kluge A. *et al.* Experience in 207 combined MRI examinations or acute pulmonary embolism and deep vein thrombosis. AJR 2006; 186: 1686-1696.

But

Le but de cet article était d'évaluer la faisabilité et la qualité d'un protocole combiné d'IRM thoracique et veineuse pour le diagnostic de maladie thromboembolique et de le comparer aux deux imageries réalisées seules. Enfin, d'évaluer la concordance entre l'IRM veineuse et l'écho-Doppler des membres inférieurs.

Matériels et méthodes

221 patients consécutifs ayant des signes cliniques d'embolie pulmonaire ont été examinés dans le protocole d'IRM thoracique et veineuse. Les critères d'exclusion étaient des bas débits et la présence d'un pace-maker.

207 patients ont eu une IRM veineuse. Parmi les 207 examens combinés (thoraciques et membres inférieurs), 76 avaient une embolie pulmonaire et 78 une thrombose veineuse profonde, 13 patients n'ayant pas d'embolie pulmonaire avaient une thrombose veineuse profonde. L'IRM veineuse des membres inférieurs détectait ainsi 17 % de maladies thrombo-emboliques supplémentaires par rapport à l'IRM thoracique.

La concordance entre l'IRM veineuse et l'échoDoppler des membres inférieurs était bonne pour la partie sus-poplitée (Kappa entre 0.87 et 0.89) et modérée au niveau du pelvis (Kappa entre 0.59 et 0.65).

La comparaison au niveau sous-poplité n'a pas été réalisée, l'échoDoppler des membres inférieurs n'étudiant pour la plupart des patients que la région sus-poplitée.

Le temps total d'examen était inférieur à 20 minutes. Les avantages par rapport au scanner étaient l'absence d'irradiation, l'évaluation de la perfusion pulmonaire et une meilleure couverture pour l'étude des membres inférieurs.

Le Pioufle-Perez N. *et al.* Surveillance par IRM des dissections aortiques : impact thérapeutique à propos du suivi de 56 patients. J Radiol 2006 ; 87 : 1073-1077.

But

Le but de cet article était d'évaluer rétrospectivement l'intérêt de l'IRM dans la surveillance à long terme des dissections aortiques en recherchant des complications souvent silencieuses mais graves et d'analyser son impact sur la prise en charge thérapeutique.

Cette étude rétrospective portait sur 215 IRM réalisées chez 56 patients, donc une moyenne de 4 explorations par patient (avec une fourchette allant de 2 à 12).

Ces 56 patients étaient répartis en deux groupes : le premier groupe ayant une prise en charge initiale chirurgicale, et le deuxième groupe une prise en charge initiale médicale.

L'examen de référence était réalisé dans l'année suivant la prise en charge initiale, la fréquence des contrôles était annuelle en cas de progression de la maladie ou biennale en l'absence de signe d'évolutivité.

L'IRM était réalisée sur un appareil 1 Tesla. L'aorte était explorée dans le plan axial transverse, sagittal oblique et coronal oblique perpendiculaire à l'axe de la crosse de l'aorte. Les mesures des diamètres aortiques étaient réalisées à chaque contrôle, perpendiculaires à l'axe du vaisseau à des niveaux prédéfinis. Les patients étaient alors répartis en deux groupes en fonction de l'évolution radiologique de la dissection : ceux n'ayant aucune anomalie radiologique ou des modifications de diamètre inférieur ou égal à 3 mm étaient considérés comme stables, les autres étaient considérés comme radiologiquement évolutifs.

Ces données radiologiques ont été confrontées au suivi clinique avec un recul allant de 1 à 17 ans.

Résultats

26 patients étaient considérés comme radiologiquement évolutifs, 14 d'entre eux étaient cliniquement asymptomatiques ; 8 de ces patients relevaient d'un traitement chirurgical et parmi ces 8 patients, 5 étaient asymptomatiques. Le délai entre l'épisode initial et le traitement chirurgical secondaire était de moins de cinq ans pour 5 de ces 8 patients, et de plus de dix ans pour les 3 autres.

Les 30 autres patients étaient radiologiquement stables.

Les auteurs concluent sur le fait que le suivi radio-clinique régulier à long terme des dissections aortiques chroniques, en particulier opérées est important puisque 26 de leurs patients représentant 46 % de la population avaient une évolution cliniquement silencieuse.

L'IRM du fait de son caractère non invasif rapide et reproductible apparaît la méthode de choix. Ils conseillent donc une surveillance entre trois et six mois après le diagnostic initial, surtout en période postopératoire, puis un contrôle annuel en cas d'évolution stationnaire, qui peut être réduit en cas de progression de la maladie.

M. LEWIN

DIGESTIF – FOIE – PANCREAS

Aguirre D.A, Behling C.A., Alpert E. *et al.* Liver fibrosis: noninvasive diagnosis with double contrast material-enhanced MR Imaging. Radiology 2006; 239: 425-437.

Malgré ses nombreuses limitations, la biopsie hépatique reste encore actuellement le "gold standard" pour l'évaluation de la fibrose hépatique. A côté des nombreux scores biologiques décrits, des techniques d'imagerie non-invasive dont l'IRM se sont développées ces dernières années pour surseoir à la PBH.

Le but de cette étude rétrospective est d'évaluer l'apport de deux agents de contraste en IRM (un chélate de gadolinium associé à un oxyde de fer) dans le diagnostic de la fibrose hépatique en comparaison au score de fibrose METAVIR histologique (F0 : pas de fibrose ; F1 : fibrose portale ; F2 : fibrose portale avec quelques septa ; F3 : nombreux septa ; F4 : cirrhose). L'idée est qu'il existe un effet synergique entre : *1)* l'absence de captation des oxydes de fer par les fibres de collagène dans un foie cirrhotique avec apparition sur les séquences pondérées en T2 de bandes en hypersignal contrastant par rapport au parenchyme adjacent en hyposignal et *2)* le rehaussement tardif de ces mêmes bandes de fibrose après injection d'un chélate de gadolinium sur les séquences pondérées en T1.

Matériels et méthodes

101 patients (58 hommes, 43 femmes, d'âge moyen de 52 ans) ayant une IRM hépatique avec injection de deux produits de contraste en IRM et une biop-

sie hépatique (F0 : 20, F1 : 7, F2 : 2, F3 : 3, F4 : 68) ont été inclus. Les séquences réalisées en IRM comportaient des séquences en pondération T2 réalisées 30 minutes après injection des oxydes de fer puis des séquences en EchoGradient après injection de gadolinium. La fibrose hépatique a été évaluée : *1)* de façon qualitative par un score évaluant la présence de bandes de fibrose ou "réticulation" et la présence de nodules ainsi que *2)* de façon quantitative par la mesure de ROI au niveau des bandes de fibrose et dans des zones de foie d'apparence normale. Les tests statistiques ont comparé les données d'imagerie au score histologique METAVIR de fibrose.

Résultats

Les scores obtenues pour l'évaluation qualitative et quantitative étaient significativement différents entre le groupe de patients qui avaient une fibrose peu significative ($F \leq 2$) que pour les patients ayant une fibrose sévère ($F \geq 3$). La précision diagnostique était meilleure après injection des deux agents de contraste qu'après l'injection unique d'oxyde de fer. Le score établit par les critères qualitatifs était plus performant que le score quantitatif.

Conclusion

L'utilisation conjointe en IRM d'un oxyde de fer et d'un chélate de gadolinium a une sensibilité, spécificité et précision diagnostique de plus de 90 % pour la détection de la fibrose hépatique

Sahani D.V., Saokar A., Hahn P.F., Brugge W.R. *et al.* Pancreatic cysts 3 cm or smaller: how aggressive should treatment be? Radiology 2006; 238: 912-919.

Devant une lésion kystique du pancréas de petite taille (< 2,5 cm) de nature indéterminée après la réalisation des différentes techniques d'imagerie connues, on peut proposer au patient une abstention thérapeutique avec surveillance.

Le but

Le but de cette étude rétrospective est de rechercher des signes radiologiques prédictifs de malignité et de donner un aperçu de l'histoire naturelle de ces lésions kystiques de petites tailles en confrontant les données radiologiques et anatomopathologiques.

Matériels et méthodes

86 patients (31 hommes, 55 femmes, d'âge compris entre 24 et 89 ans) ayant eu une lésion kystique du pancréas de moins de 3 cm de diamètre détectée en scanner ou en IRM ont été inclus. Parmi ces patients, 48 avaient été opérés, et 36 surveillés par imagerie avec échoendoscopie et analyse des marqueurs intra-kystiques.

Résultats

Parmi les 48 patients opérés, 16 patients avaient une lésion kystique uniloculaire correspondant en histologie à 15 kystes bénins et une TIPMP ; et 32 patients avaient une lésion kystique comportant des cloisons correspondant en histologie à 22 kystes bénins et 10 kystes malins. Chez les 36 patients surveillés, 20 patients avaient un kyste uniloculaire et 18 patients avaient un kyste comportant des cloisons. Le suivi moyen de 21 mois a retrouvé une diminution en taille des lésions chez 5 patients sans modification morphologique des lésions kystiques. Dans cette série, 75 patients (soit 87 %) avaient une lésion kystique bénigne, 8 patients (soit 9 %) une lésion kystique à malignité intermédiaire, et 3 patients (soit 4 %) une lésion kystique maligne avec carcinome *in situ*. Une lésion kystique uniloculaire avait une valeur prédictive positive de 97 % pour la bénignité. La présence de cloisons avait une valeur prédictive positive de 20 % pour la malignité.

Conclusion

Les lésions kystiques de moins de 3 cm de diamètre sont bénignes dans 87 % des cas. Les kystes uniloculaires sont presque toujours bénins, alors que la présence de cloisons ou de végétations doit faire suspecter une lésion à potentiel malin mais la valeur prédictive de ce signe reste faible en cas de kyste de petite taille.

Chen C.Y., Li C.W., Kuo Y.T. *et al.* Early response of hepatocellular carcinoma to transcatheter arterial chemoembolization: choline levels and MR diffusion constants-initial experience. Radiology 2006; 239: 448-456.

Le but

Le but de ce papier est d'évaluer la réponse thérapeutique des carcinomes hépatocellulaires (CHC) après chimioembolisation par la quantification d'une part du pic de choline en spectroscopie du proton et d'autre part du coefficient apparent de diffusion (ADC) en IRM de diffusion. En effet, toutes les cellules de l'organisme utilisent la choline comme précurseur pour la biosynthèse des phospholipides qui sont des composants essentiels des membranes cellulaires. Une augmentation de son pic (métabolites) représente donc un marqueur de la prolifération cellulaire. Par ailleurs, en IRM de diffusion, les valeurs de l'ADC peuvent aider à la différenciation des lésions bénignes comme les kystes avec un ADC élevé, des lésions malignes comme les CHC qui ont un ADC bas.

Matériels et méthodes

Vingt patients ayant un CHC (taille > 3 cm) prouvé histologiquement ont été inclus ainsi qu'un groupe témoin de 8 patients. Toutes les mesures ont été réalisées sur une IRM à 3 Tesla avant et 2-3 jours après la chimioembolisation. Les mesures ont été faites dans le foie droit en évitant les gros vaisseaux.

Résultats

Le pic de la choline était significativement plus élevé dans les CHC que dans le foie normal : 4 mmol/l en moyenne (entre 0,0-17) versus 1,6 mmol/l (entre 0,0-2,1). Le pic de choline des CHC diminuait de façon significative après chimioembolisation (4 versus 0,4 mmol/l). Les valeurs de l'ADC augmentaient de façon significative après chimioembolisation en raison de la nécrose (1,56 versus 2,09 mm^2/sec).

Conclusion

Le pic de choline hépatique associé aux valeurs de l'ADC permet d'évaluer de façon précoce la réponse des CHC à la chimioembolisation. L'amélioration future des techniques d'IRM devrait permettre d'étendre l'indication aux petites tumeurs.

Nasu K., Kuroki Y., Nawano S. *et al.* Hepatic metastases: Diffusion-weighted sensitivity-encoding versus SPIO-enhanced MR Imaging. Radiology 2006; 239: 122-130.

Le but

Le but de cette étude rétrospective est d'évaluer le bilan d'extension des localisations secondaires hépatiques en comparant les données de l'IRM de diffusion aux données de l'IRM après injection d'oxyde de fer.

Matériels et méthodes

24 patients (16 hommes et 8 femmes d'âge moyen de 61,9 ans) ayant eu une résection hépatique avec localisations secondaires prouvées histologiquement (n = 40 nodules, taille : 1,9 cm en moyenne) ont été inclus. Le protocole IRM comportait avant injection d'oxyde de fer, une séquence de diffusion acquise en imagerie parallèle (SENSE), une séquence en FSE T2 et une séquence T1 en phase et en opposition de phase. Après injection d'oxyde de fer, le protocole comportait une séquence FSE T2, une séquence en phase et en opposition de phase et une séquence FFE T2*. Les images étaient divisées en deux groupes, le premier avant injection d'oxyde de fer et le second après injection d'oxyde de fer en incluant une séquence FSE T2 avant injection. Le niveau de confiance pour la détection de localisations secondaires hépatiques a été évalué après lecture des images par trois radiologues indépendants.

Résultats

Les localisations secondaires hépatiques avaient un signal plus marqué sur les séquences de diffusion que sur les séquences FSE T2 alors que le signal des lésions kystiques et des vaisseaux chutait. L'analyse statistique a montré une AUROC de 0.90 pour le premier groupe basé sur la séquence de diffusion et de 0,81 pour le second groupe basé sur les séquences après injection d'oxyde de fer. La sensibilité et spécificité étaient respectivement de 0,66 et 0,90 pour les séquences rehaussées par les oxydes de fer et de 0,82 et 0,94 pour l'IRM de diffusion. Sur les séquences T2 rehaussées par les oxydes de fer, les lésions hépatiques de moins de 1 cm avaient une sensibilité plus faible que les lésions hépatiques > 1 cm. La sensibilité était également plus faible pour les lésions du lobe gauche que pour les lésions du lobe droit quelle que soit la séquence IRM utilisée.

Conclusion

L'interprétation combinée des séquences de diffusion, T2, et T1 en phase et en opposition de phase a une meilleure précision diagnostique que l'interprétation des séquences réalisées après injection d'oxyde de fer.

M. BALU

TUBE DIGESTIF

Woong Yoon *et al.* Hémorragie aiguë gastro-intestinale massive : diagnostic en scanner multibarrettes à la phase artérielle de l'injection. Radiology 2006; 239: 160-7.

But

Evaluer l'efficacité du scanner multibarrettes à la phase artérielle après injection intraveineuse de produit de contraste iodé pour le diagnostic et la localisation d'une hémorragie gastro-intestinale massive, en comparaison avec l'artériographie digestive qui est la méthode de référence.

Matériels et méthodes

26 patients âgés de 18 à 89 ans ayant une hémorragie digestive aiguë massive, définie par la transfusion d'au moins 4 culots globulaires de moins de 24 heures et/ou PA inférieure à 90 mmHg, ont été inclus.
Un scanner abdomino-pelvien était réalisé ainsi : coupes de 2,5 mm d'épaisseur, pitch 1,5, reconstructions de 2 mm ; première acquisition sans injection, puis seconde acquisition après injection IV de 140 ml d'Omnipaque 350 avec la méthode du "care bolus" (ROI dans l'aorte abdominale).
Les critères diagnostics d'hémorragie active étaient : extravasation de produit de contraste dans la lumière digestive, et extravasation de densité supérieure à 90 HU.
L'artériographie abdominale avait lieu moins de 24 heures après le scanner, avec cathétérisme du tronc cœliaque, de l'artère mésentérique supérieure, de l'artère mésentérique inférieure. Les critères de saignement actif étaient : extravasation de produit de contraste, pseudo-anévrisme.
La sensibilité, la spécificité, la valeur prédictive positive (VPP), la valeur prédictive négative du scanner pour la détection et la localisation du saignement étaient calculées en comparaison avec les résultats de l'artériographie.

Résultats

Pour le diagnostic de saignement actif au scanner, la sensibilité est de 91 %, la spécificité de 99 %, la VPP 95 %, la VPN de 98 %.
Pour la localisation du saignement, le scanner est efficace à 100 %.

Conclusion

L'acquisition en phase artérielle après injection IV de produit de contraste iodé en scanner permet le diagnostic positif et la localisation d'un saignement actif chez les patients ayant une hémorragie digestive aiguë massive.

Iafrate F. *et al.* Staging préopératoire du cancer colorectal en IRM: corrélation avec la chirurgie et l'anatomie pathologique. Radiographics 2006; 26: 701-14.

Cet article fait une revue de la littérature et une synthèse de l'intérêt de l'IRM pelvienne pour le staging préopératoire du cancer du rectum.
L'adénocarcinome du rectum a une incidence annuelle de 40 pour 100 000 habitants dans les pays industrialisés. Le risque de récurrence est directement lié à la qualité de l'exérèse chirurgicale, elle-même déterminée par le staging préopératoire, en particulier l'extension de la tumeur dans le mésorectum et au fascia périrectal.

Technique de l'IRM

L'utilisation d'une antenne endorectale n'a pas montré de supériorité par rapport à l'utilisation d'une antenne de surface phased array.
L'antenne de surface permet l'analyse des différentes couches de la paroi rectale, et de toutes les structures pelviennes.
Les séquences sont réalisées avec ou sans gel dans le rectum : 3 plans en T2 TSE (coupes de 3 à 5 mm, FOV 240-250 mm), un plan de coupes en T1 sans et après injection IV de gadolinium. L'injection n'est pas obligatoire.

Anatomie normale du rectum

La muqueuse et la sous-muqueuse sont en hypersignal T2, la musculeuse est hypointense, la graisse mésorectale est hyperintense. La graisse mésorectale contient les vaisseaux et les lymphatiques.

Corrélations radio-anatomiques

Le stade T1 correspond à l'infiltration de la sous-muqueuse avec respect de la musculeuse.
Le stade T2 correspond à l'envahissement de la musculeuse. La résolution spatiale de l'IRM ne permet pas de différencier ces 2 stades.
Le stade T3 correspond à l'envahissement de la

graisse périrectale qui apparaît en hyposignal T2, avec perte de la distinction entre la musculeuse et la graisse mésorectale. La distance entre la tumeur et le fascia périrectal est importante : un envahissement ou une distance inférieure à 6 mm augmente le risque de récidive postopératoire.
Le stade T4 correspond à l'envahissement des structures musculaires et/ou des organes pelviens.
L'envahissement ganglionnaire n'est pas évaluable en IRM : ni la taille ni les modifications de signal ne sont significatives.

Impact clinique
La distinction entre les stades T2 et T3 est parfois difficile, l'hyposignal de la graisse mésorectale en T2 est parfois en rapport avec une réaction inflammatoire. Le traitement chirurgical est néanmoins le même.
En cas de suspicion d'envahissement du fascia périrectal, un traitement néoadjuvant est réalisé avant la chirurgie.
L'extension au canal anal est importante à déterminer, car si les sphincters sont envahis, la technique chirurgicale diffère.

Conclusion
L'IRM pelvienne est un outil important pour le staging préopératoire des cancers du rectum, afin de déterminer le traitement le plus efficace, avec le moins de risques de récidive.

Levy A.-D. *et al.* Tumeurs fibreuses bénignes et lésions pseudo-tumorales mésentériques : corrélation radio pathologique. Radiographics 2006 ; 26 : 245-264.

Le but
Le but de cet article est de faire une synthèse des tumeurs fibreuses bénignes et des lésions pseudo-tumorales mésentériques, en décrivant ces lésions en pathologie et en imagerie, et en donnant leurs diagnostics différentiels.
Il s'agit des tumeurs desmoïdes mésentériques, de la sclérose mésentérique, des pseudo-tumeurs inflammatoires et des tumeurs solitaires fibreuses extra-pleurales.
Sur le plan histologique, elles sont faites de fibroblastes et/ou des plages de fibrose.
Radiologiquement, elles sont distinctes.
Les tumeurs desmoïdes mésentériques sont localement agressives bien qu'histologiquement bénignes, elles apparaissent dans un contexte de polyadénomatose familiale ou isolément. En imagerie, elles sont bien ou mal limitées, hétérogènes ou homogènes, et sont source de complications locorégionales. Les diagnostics différentiels sont le lymphome et le sarcome des tissus mous.
La sclérose mésentérique est idiopathique, constituée microscopiquement d'inflammation non spécifique, de nécrose graisseuse et de fibrose. En imagerie, il s'agit d'une lésion stellaire entraînant une rétraction et un raccourcissement du grêle. Le diagnostic différentiel et la métastase d'une tumeur carcinoïde.
La pseudo-tumeur inflammatoire naît d'un processus inflammatoire chronique sans cause. Radiologiquement, il s'agit d'une masse le plus souvent bien limitée, hétérogène avec des zones de nécrose et des calcifications. Les diagnostics différentiels sont les tumeurs desmoïdes, le lymphome, les métastases, le sarcome des tissus mous.
La tumeur fibreuse extra-pleurale est une lésion rare, d'origine sous-mésothéliale, identique à la tumeur fibreuse pleurale. Elle apparaît bien limitée, hétérogène avec des zones solides et kystiques.

En conclusion
La connaissance des lésions fibreuses bénignes tumorales et pseudo-tumorales mésentériques permet d'en faire le diagnostic et le bilan avant une éventuelle intervention chirurgicale.

Florie J. *et al.* Injection dynamique de produit de contraste en IRM du grêle pour le diagnostic d'une maladie de Crohn active. AJR 2006 ; 186 : 1384-92.

But
Evaluer le rôle de l'injection dynamique de gadolinium pour le diagnostic de maladie de Crohn active.

Matériel et méthode
48 patients de 18 à 68 ans ayant une maladie de Crohn connue, en poussée clinique, ont été inclus. Une IRM du grêle était réalisée ainsi : préparation orale (ingestion de 400 à 800 ml d'Abdoscan en une à deux heures), injection intramusculaire de Buscopan, puis acquisition des images. Une

séquence de repérage en coupes axiales sur tout l'abdomen en T2TSE permettait de choisir 3 niveaux de coupes centrés sur les anses grêles à paroi la plus épaissie, acquisition de coupes axiales et coronales T1 sans injection sur tout l'abdomen, puis acquisition répétée en T1 pendant l'injection de coupes axiales aux trois niveaux repérés, enfin coupes axiales et coronales sur tout l'abdomen après injection.
Les paramètres analysés étaient d'une part des critères cliniques (évaluation clinique, biologique, index de sévérité), d'autre part des critères radiologiques : épaississement de la paroi intestinale? 3 mm, mesure de l'intensité du rehaussement et de son délai à son maximum aux endroits les plus épaissis.
Les résultats radiologiques étaient corrélés statistiquement aux critères cliniques.

Résultats
9 sur 48 patients avaient une maladie peu active ; 37 sur 48 patients avaient des anses grêles à paroi épaissie, dont 5 avaient une maladie peu active.
Il y a une relation positive significative entre l'épaississement pariétal, le rehaussement pariétal et l'activité de la maladie.
Il n'y a pas de relation significative entre le délai et l'intensité du rehaussement et l'activité clinique.

Conclusion
L'épaississement pariétal et le rehaussement pariétal sont des paramètres indiquant une maladie de Crohn active. L'injection dynamique n'apporte pas d'information supplémentaire.

E. BRIDEL

OSTÉOARTICULAIRE

Blum A. Pathologic conditions of the hypothenar eminence: evaluation with multidetector CT and MR Imaging. Radiographics 2006; 26: 1021-1044.

L'éminence hypothénar correspond à une partie anatomique proéminente de la face palmaire de la main sur son versant ulnaire, localisée au-dessus des os pisiformes, hamatum et base du cinquième métacarpien.
Les douleurs, une faiblesse musculaire, une perte de sensibilité en projection de cette zone anatomique sont des motifs fréquents de consultation, que ce soit dans un contexte aigu ou chronique.
Les différentes modalités d'imagerie à notre disposition, que ce soient les radiographies standards, l'échographie, le scanner, l'imagerie par résonance magnétique, ont différent degré d'intérêt dans ce contexte. Elles ont pour but de préciser l'anatomie de cette région, comprenant des structures osseuses, le canal de Guyon (artère et nerf ulnaire), des structures tendineuses et ligamentaires, ainsi que de déterminer une étiologie à ces symptômes.
L'objectif de cet article est d'une part de rappeler l'anatomie de l'éminence hypothénar, et d'autre part de décrire les différentes entités pathologiques qui peuvent l'affecter, et les modalités d'imagerie les plus utiles pour les mettre en évidence.

Hughes R.J., Saifuddin A. Numbering of lumbosacral transitional vertebrae on MRI: role of the iliiolumbar ligaments. AJR 2006; 187: 59-66.

Objectif
L'objectif de cette étude était de déterminer l'utilité à identifier les ligaments iliolombaires afin de dénommer les vertèbres lorsqu'il existe une anomalie de la charnière lombosacrée.

Matériels et méthodes
500 études consécutives du rachis lombaire en IRM ont été revues. Chaque étude comprenait des coupes sagittales spin écho (SE) T1 et T2, ainsi que des coupes axiales en pondération SE T1. Le but des coupes sagittales était d'identifier la présence d'une anomalie de la charnière lombosacrée, alors que celui des coupes axiales était de déterminer le niveau d'origine des ligaments iliolombaires.

Résultats
Sur 500 patients, 433 (soit 86,6 %) avaient une segmentation lombosacrée normale et 67 (soit 13,4 %) avaient une anomalie de la charnière lombosacrée. Le ligament iliolombaire a été identifié en L5 chez les 433 patients sans anomalie de charnière. En utilisant ce repère comme "marqueur" de la vertèbre L5, il a été possible de dénommer chez 46 des

patients sur les 67 ayant une anomalie de charnière, comme une anomalie de transition L5 et chez les 21 restants comme une anomalie de transition S1.

Conclusion

Le ligament iliolombaire est facilement identifiable sur les coupes axiales et a son origine en regard de L5. Ce repère peut être utilisé pour dénombrer les vertèbres en cas d'anomalie de la charnière lombo-sacrée.

C. PRADEL

OSTÉOARTICULAIRE

Memarsadeghi M. et al. Occult scaphoid fractures: comparison of multidetector CT and MR Imaging- Initial experience. Radiology 2006; 240: 169-176.

65 % des fractures du scaphoïde sont initialement radiologiquement occultes. Cette insuffisance des radiographies initiales impose dans l'attitude classique, en cas de suspicion clinique forte, une immobilisation plâtrée avec des contrôles radiologiques itératifs. Pour éviter des immobilisations inutiles, ou des retards diagnostiques et thérapeutiques, un diagnostic exact précoce serait très utile. L'objectif de cette étude prospective était de comparer les performances diagnostiques du scanner multibarrettes et de l'IRM chez des patients ayant une suspicion clinique de fracture du scaphoïde avec des radiographies initiales normales, l'examen de référence étant les radiographies standards réalisées 6 semaines après le traumatisme.

29 patients ayant des radios initiales normales ont donc eu un scanner (4 barrettes, acquisition en 0,5 mm tous les 0,3 mm, reconstructions secondaires MPR en 0,7 mm dans les trois plans) et une IRM (1 Tesla, antenne poignet, séquences coronales et axiales STIR et T1 et coronale 3D T2) dans les 6 jours suivants le traumatisme, puis une surveillance radiologique à 2, 4 et 6 semaines.

20 patients avaient une fracture d'au moins un os du poignet à 6 semaines, dont 11 fractures du scaphoïde et 13 d'autres os (6 radius, 2 triquetrums, 2 lunatums, 1 capitatum, 1 hamatum et 1 pisiforme).

Sur les 11 fractures scaphoïdiennes les auteurs distinguaient 3 fractures uniquement trabéculaires et 8 corticales.

L'IRM visualisait toutes les fractures, sans aucun faux positif (Se et Spé de 100 % !), avec cependant un défaut de mise en évidence de l'atteinte corticale dans 6 cas sur 8. Chez 3 patients l'IRM montrait seulement une contusion osseuse sans trait de fracture. 11 des 13 autres fractures étaient correctement visualisées. Le scanner détectait les 8 fractures dites corticales mais ratait les 3 fractures trabéculaires. 5 des 13 autres fractures étaient correctement visualisées. Il n'y avait aucun faux positif du scanner.

Les auteurs en concluaient que l'IRM était globalement supérieure au scanner mais que le scanner était meilleur pour détecter les fractures corticales. On peut surtout retenir de cette étude préliminaire qu'il existe effectivement des fractures occultes au scanner mais qu'il ne s'agit que de fractures uniquement spongieuses qui n'ont vraisemblablement pas la même signification clinique et pronostique. Il est peut probable, en particulier, que ces fractures exclusivement trabéculaires évoluent vers la pseudarthrose. Le scanner garde donc sûrement une place dans cette indication, ce qui est plutôt une bonne nouvelle compte tenu des difficultés d'accès en urgence à l'IRM et de son coût.

Gaskin C.M. et al. Parsonage-Turner syndrome: MR Imaging findings and clinical information of 27 patients. Radiology 2006; 240: 501-507.

Le syndrome de Parsonage-Turner (SPT) est une neuropathie d'origine inconnue, touchant un ou plusieurs nerfs originaires du plexus brachial, décrite initialement en 1943. Il se traduit cliniquement par une scapulalgie intense de survenue brutale suivie d'une faiblesse d'un ou plusieurs muscles de l'épaule. La douleur persiste habituellement plusieurs semaines voire plusieurs mois mais le pronostic à long terme est bon avec un excellent rétablissement de 80 % des patients à 2 ans et 90 % à 3 ans.

L'objectif de cette étude était de rapporter rétrospectivement l'aspect en IRM et les données cliniques de 30 cas de SPT chez 27 patients (3 patients ayant une atteinte bilatérale). Le diagnostic était porté lorsque 4 conditions étaient remplies :

Présence d'un hypersignal T2 diffus touchant un ou plusieurs muscles avec une distribution concordante avec une atteinte nerveuse périphérique.

Clinique suggestive d'un SPT avec en particulier absence de notion de traumatisme ou d'activité physique intense récente.

Absence de cause morphologique de dénervation à l'IRM (compression nerveuse par une masse par exemple).

Absence d'autre diagnostic proposé par les cliniciens.

Sur les 30 cas, 29 (97 %) avaient des signes d'atteinte du nerf supra-scapulaire (hypersignaux T2 des muscles supra et infra-épineux), dont 15 (50 %) sans autre nerf touché. Le nerf axillaire (muscles deltoïde et teres minor) était touché dans 15 cas (50 %) avec seulement un seul cas d'atteinte isolée de ce nerf. Le nerf sub-scapulaire (muscle sub-scapulaire) était atteint dans un seul cas, en association avec des atteintes des 2 nerfs précédents. Il y avait 59 % des atteintes à droite, 30 % à gauche et 11 % bilatérales. Une atrophie musculaire était visible dans le même territoire que l'hypersignal T2 dans 30 % des cas. Un électromyogramme avait été pratiqué chez 11 patients et montrait dans tous les cas des signes d'atteinte nerveuse concordants avec les données de l'IRM.

Les auteurs insistent, par ailleurs, sur le fait que l'hypersignal T2 diffus intramusculaire visible dans ce syndrome n'est pas spécifique de ce syndrome et traduit seulement une dénervation musculaire. Le diagnostic final de SPT nécessite donc la présence de ces anomalies de signal systématisées à un territoire nerveux et l'absence de cause traumatique ou morphologique (compression nerveuse). Les auteurs concluent en soulignant l'importance du rôle du radiologue dans le diagnostic de cette pathologie rare qui peut cliniquement être confondue avec des pathologies plus courantes, telle que, par exemple, une lésion tendineuse de la coiffe des rotateurs. Le radiologue peut ainsi être le premier à évoquer cette maladie.

louisjean
IMPRIMEUR
59, Av. Émile Didier
05003 Gap Cedex
Tél. 04 92 53 17 00
Dépôt légal : 781
Décembre 2006
Imprimé en France